全国高等卫生职业教育临床医学专业
（3+2）"十三五"规划教材

供临床医学、预防医学、康复治疗技术、口腔医学、护理、中医学、健康管理等专业使用

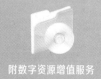

附数字资源增值服务

全科医学导论

QUANKE YIXUE DAOLUN

主　编　肖文冲

副主编　王永红　黎逢保　余耀平　王进文

编　委　（以姓氏笔画为序）

王永红　邢台医学高等专科学校

王进文　内蒙古医科大学

肖文冲　铜仁职业技术学院

余耀平　湖北职业技术学院

陈万松　重庆三峡医药高等专科学校

崔　燕　内蒙古医科大学

樊天倚　沈阳医学院附属中心医院

黎逢保　岳阳职业技术学院

华中科技大学出版社
http://www.hustp.com
中国·武汉

内 容 简 介

本书是全国高等卫生职业教育临床医学专业(3+2)"十三五"规划教材。

本书共八章,包括绪论、医患关系、以社区为范围的健康照顾、以人为中心的健康照顾、以家庭为单位的健康照顾、以预防为导向的健康照顾、社区慢性病管理、健康档案的建立与管理。本书配套网络增值服务。

本书适用于临床医学、预防医学、康复治疗技术、口腔医学、护理、中医学、健康管理等专业。

图书在版编目(CIP)数据

全科医学导论/肖文冲主编. —武汉:华中科技大学出版社,2018.9(2020.7 重印)

全国高等卫生职业教育临床医学专业(3+2)"十三五"规划教材

ISBN 978-7-5680-4135-5

Ⅰ.①全… Ⅱ.①肖… Ⅲ.①家庭医学-高等职业教育-教材 Ⅳ.①R499

中国版本图书馆 CIP 数据核字(2018)第 216158 号

全科医学导论   肖文冲 主编
Quanke Yixue Daolun

策划编辑:蔡秀芳
责任编辑:张 琴 余 琼
封面设计:原色设计
责任校对:杜梦雅
责任监印:周治超
出版发行:华中科技大学出版社(中国·武汉)   电话:(027)81321913
         武汉市东湖新技术开发区华工科技园   邮编:430223
录 排:华中科技大学惠友文印中心
印 刷:武汉科源印刷设计有限公司
开 本:889mm×1194mm 1/16
印 张:11
字 数:305 千字
版 次:2020 年 7 月第 1 版第 2 次印刷
定 价:38.00 元

全国高等卫生职业教育
临床医学专业(3+2)"十三五"规划教材

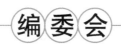编委会

丛书学术顾问 文历阳

委员(按姓氏笔画排序)

马宁生	金华职业技术学院	王进文	内蒙古医科大学
白志峰	邢台医学高等专科学校	汤之明	肇庆医学高等专科学校
李海峰	太和医院	李朝鹏	邢台医学高等专科学校
杨立明	湖北职业技术学院	杨美玲	宁夏医科大学
肖文冲	铜仁职业技术学院	吴一玲	金华职业技术学院
张少华	肇庆医学高等专科学校	邵广宇	首都医科大学燕京医学院
武玉清	青海卫生职业技术学院	周建军	重庆三峡医药高等专科学校
周建林	泉州医学高等专科学校	秦啸龙	上海健康医学院
袁 宁	青海卫生职业技术学院	桑艳军	阜阳职业技术学院
黄 涛	黄河科技学院	谭 工	重庆三峡医药高等专科学校
黎逢保	岳阳职业技术学院	潘 翠	湘潭医卫职业技术学院

编写秘书 蔡秀芳 陆修文

网络增值服务使用说明

欢迎使用华中科技大学出版社医学资源服务网yixue.hustp.com

1.教师使用流程

（1）登录网址：http://yixue.hustp.com（注册时请选择教师用户）

（2）审核通过后，您可以在网站使用以下功能：

管理学生

建立课程　　　　　　布置作业

下载教学　　　　　　　　　　查询学生学习
资源　　　　　　教师　　　　　记录等

2.学员使用流程

建议学员在PC端完成注册、登录、完善个人信息的操作。

（1）PC端学员操作步骤

①登录网址：http://yixue.hustp.com（注册时请选择普通用户）

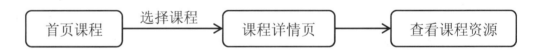

②查看课程资源

如有学习码，请在个人中心-学习码验证中先验证，再进行操作。

首页课程　——选择课程——>　课程详情页　——>　查看课程资源

（2）手机端扫码操作步骤

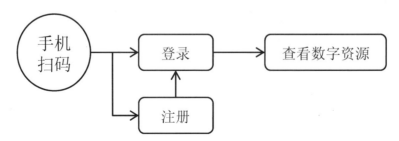

总 序

2017年国务院办公厅印发《关于深化医教协同进一步推进医学教育改革与发展的意见》，就推动医学教育改革发展做出部署，明确了以"5＋3"为主体、"3＋2"（3年临床医学专科教育＋2年助理全科医生培训）为补充的临床医学人才培养体系，对医学教育改革与发展提出了新的要求，提供了新的机遇。

为了进一步贯彻落实文件精神，适应临床医学高职教育改革发展的需要，服务"健康中国"对高素质创新技能型人才培养的需求，促进教育教学内容与临床技术技能同步更新，充分发挥教材建设在提高人才培养质量中的基础性作用，华中科技大学出版社经调研后，在教育部高职高专医学类专业教学指导委员会专家和部分高职高专示范院校领导的指导下，组织了全国近40所高职高专医药院校的近200位老师编写了这套全国高等卫生职业教育临床医学专业(3＋2)"十三五"规划教材。

本套教材积极贯彻教育部《教育信息化"十三五"规划》要求，推进教材的信息化建设水平，打造具有时代特色的"融合教材"，服务并推动教育信息化。此外，本套教材充分反映了各院校的教学改革成果和研究成果，教材编写体系和内容均有所创新，在编写过程中重点突出以下特点：

（1）紧跟医学教育改革的发展趋势和"十三五"教材建设工作，具有鲜明的高等卫生职业教育特色。

（2）紧密联系最新的教学大纲、助理医师执业资格考试的要求，整合和优化课程体系和内容，贴近岗位的实际需要。

（3）突出体现"医教协同"的人才培养体系，以及医学教育教学改革的最新成果。

（4）教材融传授知识、培养能力、提高技能、提高素质为一体，注重职业教育人才德能并重、知行合一和崇高职业精神的培养。

（5）大量应用案例导入、探究教学等编写理念，以提高学生的学习兴趣和学习效果。

本套教材得到了专家和领导的大力支持与高度关注，我们衷心希望这套教材能在相关课程的教学中发挥积极作用，并得到读者的青睐。我们也相信这套教材在使用过程中，通过教学实践的检验和实际问题的解决，能不断得到改进、完善和提高。

全国高等卫生职业教育临床医学专业(3＋2)
"十三五"规划教材编写委员会

　　全科医学是面向健康人群、亚健康人群和已患病者的临床学科。它把服务对象个人、家庭和社区看作是一个有机统一体，又把人的生理、心理及社会适应状态看作一个整体，同时为服务对象提供可及的、连续的、综合的健康照顾。这有利于新时代全科医生解决人们对美好健康生活需要与医疗卫生资源不平衡、不充分发展之间的矛盾，也是促进乡村医疗卫生事业供给侧结构性改革的重点。在全国上下掀起学习贯彻中国共产党第十九次全国代表大会精神的热潮和贯彻落实《中共中央 国务院关于实施乡村振兴战略的意见》(2018 年中央一号文件)之际，编写《全科医学导论》这部教材，有着特殊的情怀和意义。

　　自从全科医学引入中国，国家开始重视全科医学的发展，出台了一系列政策文件，促进了全科医学的大发展、大提升，特别是中国共产党第十八次全国代表大会以来，全科医学的发展进入了新阶段，呈现出新气象，展现了新作为。2015 年，《国务院办公厅关于推进分级诊疗制度建设的指导意见》印发，明确提出"基层首诊、双向转诊、急慢分治、上下联动"的基本原则。习近平总书记在 2016 年全国卫生与健康大会和党的十九大报告中都强调了人民健康是民族昌盛和国家富强的重要标志和为人民群众提供全方位、全周期健康服务。党的十九大报告在"实施健康中国战略"中指出"加强基层医疗卫生服务体系和全科医生队伍建设""坚持预防为主……倡导健康文明生活方式，预防控制重大疾病"等；中央一号文件明确提出"推进健康乡村建设"，内容涵盖"四个加强、两个开展、一个倡导"，这些为新时期发展全科医学指明了方向、明确了重点、谋划了蓝图。

　　本书除了让学生掌握全科医学的基本知识、基本理论、基本技能外，还重视几个方面的内容：一是习惯用语与新表述相结合，即把新时代中国特色基层医疗卫生服务体系一些新词纳入教材；二是注重学科接轨与文化自信结合，必须接轨国际的地方，依然按照惯例表述；三是传统书稿与数字教材相结合，文中相应内容匹配二维码。

　　本书在编写过程中，得到了各兄弟院校和出版社的大力支持，在此表示诚挚的谢意！

　　由于编写时间紧、任务重，加上编写经验不足，书中难免有不足之处，敬请各位老师和同学们将书中存在的问题及时反馈，以便再版时修正。

肖文冲

目 录

MULU

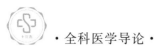

第一章　绪　论

学习目标

1. 知识目标：熟记全科医学、全科医疗、全科医生的概念；了解全科医学的发展简史和国内外全科医学教育发展概况。

2. 能力目标：理解全科医疗的基本特征，领会全科医学发展的四大原因。

3. 素质目标：树立社区卫生服务理念；培养以人为中心、以家庭为单位、以社区为范围、以预防为导向的全科医学理念；培养热爱基层、对照顾对象负责的人文关怀意识。

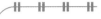

教学 PPT

案例导入

王某，男，44 岁，建筑工人。患者一年来，总是入睡困难或醒后再难入睡，每晚睡眠仅有 3～4 h，导致白天工作时精神倦怠，时常感觉力不从心。患者在多家西医诊所、专科医院间断就诊，服用镇静、安眠药物（具体不详）效果不好。经熟人介绍，患者来全科医学门诊就诊。全科医生通过仔细询问，得知其家中大女儿正读高三，小儿子正读九年级，都处于升学关键时期。每天工作一停下来，患者就对孩子的前途忧虑，不同意子女想报考职业院校的想法。长此以往，患者的睡眠更加不理想，精神状态更加颓废。

讨论：

1. 临床上该患者应诊断为什么？

2. 作为全科医生，你能为患者做些什么？

3. 没病是不是就意味着健康？

第一节　全科医学及其发展简史

全科医学（general practice），又称为家庭医学（family medicine），它起源于 18 世纪，诞生于 20 世纪 60 年代。自 20 世纪 80 年代末引入中国以来，得到了党和各级政府的高度重视，在首都医科大学等高等院校的积极推动和国际组织（如 WONCA）的支持下，我国全科医学取得了快速发展。发展全科医学已成为深化医疗卫生体制改革的重要举措，是为人民提供全方位、全周期健康服务的重要保障，是推进"健康乡村建设"和实现人民美好生活的重要法宝。

本节将从全科医学、全科医疗、全科医生的基本概念，全科医疗的基本特征，全科医学产生与发展的原因，以及学习方法等方面进行介绍。

Note

知识链接 1-1

一、概述

全科医学是一个面向个人、家庭和社区,整合了临床医学、预防医学、康复医学及人文社会科学于一体的综合性临床医学二级学科。其范围涵盖了各种年龄、性别、各个器官系统以及各类健康问题和疾病;其主旨是强调以人为中心、以家庭为单位、以整体健康的维护与促进为方向的长期负责式照顾,并将个体与群体健康照顾融为一体。

全科医学诞生于 20 世纪 60 年代,在经济发达的国家和地区得到了长足发展。全科医学学科体系的形成条件,主要有三个方面:一是长期通科医疗实践积累的经验;二是从其他医学学科中整合而来的知识与技能;三是通过全科医学的专业研究而发展起来的属于本学科独特的观念与态度、知识和技术。

关于全科医学的定义,不同国家对其表述的形式不同,不同学者也有着不同的界定,但对全科医学定义的内涵和本质的认识却是相同的。它是在通科医疗的基础上,综合了现代生物医学、临床医学、行为科学和社会科学的学科发展成果,用以指导全科医生从事基层医疗保健服务的知识与技能体系。

二、全科医学的学科特点

全科医学具有独特的学科知识、专业技能、职业态度和职业价值观。全科医学的学科特点可归纳如下。

1. 服务内容较广泛 全科医学是一门综合性的临床医学二级学科,它包括临床内科、外科、妇科、儿科等专科的服务内容,还涉及心理学、行为科学、预防医学、医学哲学等学科领域的服务内容。相对其他临床专科而言,全科医学的学科范围较宽,并根据服务对象的健康需求,将各门相关知识和技能有机整合,向患者提供全面的、综合性的服务;而其他临床专科是在一定的领域范围内向纵深方向发展,向患者提供独特的专科服务。

2. 学科的知识体系较全面 全科医学的知识体系包括导论和各论两个部分。导论部分主要介绍全科医学的基本知识和基本理论,比如:全科医学相关的基本概念,以人为中心、以社区为范围、以家庭为单位、以预防为导向的健康照顾理论与方法,以及全科医学临床服务的基本技能和服务工具等。各论部分主要介绍全科诊疗中常见健康问题的诊断、处理与评价的方法和技术等,常见健康问题包括生理疾病、心理问题和影响健康的社会问题等。

3. 临床思维方法独特 全科医学是以现代医学的研究成果来解释发生在患者身上的局部和整体变化,它的哲学方法是整体论和系统论,同时注重将循证医学的研究结果应用于诊疗实践。它注重医疗服务的综合性、整体性、协调性,以提高服务的针对性和有效性。

三、全科医学的基本原则

全科医学作为当代医学的重要组成部分,对促进人类健康有十分重要的作用。

(一) 以生物-心理-社会医学模式为基础

全科医学所特有的整体论、系统论思维,强调把患者看作是社会与自然系统中的一部分,强调从生理、心理、社会等方面来全面观察、认识和处理健康问题,为服务对象提供"以人为中心"的整体性健康照顾。基层医疗中所面临的精神问题和身心疾病日益增多,全科医生经常使用各种生活压力量表检测和评价患者的心理与社会问题,并全面了解其家庭和社会方面的支持力量,以便从整体上给予协调性照顾。因此,生物-心理-社会医学模式是全科医生诊治患者的指导性思维模式和必须遵循的工作程序。

(二) 以个人-家庭-社区为整体的健康照顾

以人为中心的健康照顾和以生物医学模式为指导、以疾病为中心的专科医疗服务有很大的区别。以人为中心的健康照顾要求全科医生遵循生物-心理-社会医学模式,在理解、尊重和关心服务对象(包括患者、亚健康者、健康者)的基础上去正确认识、分析和评价服务对象的健康问题。这就要求医生须与服务对象及其家属共同协商确定处理方案,动员、筹集并充分利用各种资源为服务对象提供连续性、综合性、整体性、协调性、可及性以及人性化、个体化的全科医疗服务。因此,全科医生不仅需要具备精湛的医术、崇高的医德,还要有深厚的人文素养以及较强的医患沟通能力。

家庭是全科医生工作的重要场所和可利用的有效资源,以家庭为单位的健康照顾是全科医学的主要原则之一。全科/家庭医学对家庭与健康之间的关系和相互影响给予了格外的关注和重视,它吸收了社会学关于家庭的理论与方法,发展了一整套家庭医疗的知识和技能。在实际工作中,以家庭为单位的健康照顾主要涉及两方面的内容:一是家庭的结构与功能会直接或间接影响家庭成员的健康,同时家庭成员的健康或疾病状况也会影响家庭的结构与功能;二是利用家庭动力学理论,针对家庭生活周期不同阶段所存在的危险因素、压力事件,及时发现可能对家庭成员健康存在的潜在威胁,帮助家庭预测可能出现的健康问题或家庭危机,并通过适当的咨询干预、家庭资源的有效合理利用使之及时化解,改善其家庭功能。

全科医学是立足于社区的卫生服务,它以社区为基础和服务范围,为辖区居民提供基层医疗服务。以社区为范围的健康照顾包括两个方面的含义:一是全科医生以一定的社区地域为基础,以辖区人群的卫生需求为导向,充分利用社区资源,为社区居民提供与之相适应的卫生保健服务;二是全科医生在诊疗服务中,将个体和群体健康照顾紧密结合,使其互相促进,既要利用其对社区背景比较熟悉的优势去把握个别患者的相关问题,又要对个体患者身上反映出来的群体问题有足够的敏感性。这样既可以提高基层医疗的质量与针对性,又能够强化流行病学在全科医疗中的作用,从而提高全科医疗的整体防治水平。

(三)以预防(治未病)-医疗-康复为主线

实施以预防为导向的健康照顾是因为全科医学对个人、家庭和社区健康的整体负责与全程控制,真正体现了"坚持以预防为主"的卫生与健康工作方针。全科医学坚持以预防为导向,注重并实施全方位、全生命周期的健康服务,根据服务对象生命周期的不同阶段中可能存在的危险因素和健康问题,提供相应的预防措施。同时,全科医生要根据患者疾病所处的阶段,采取积极、有效的临床治疗或康复,以最大限度减轻患者痛苦,促进功能恢复,使其早日回归社会和回归家庭。

(四)医学技术与医学人文知识交叉渗透

全科医疗是提供面向个人、家庭和社区的可及性、连续性、综合性、协调性的负责任的医疗保健服务,这要求全科医生在执行全科医疗的全过程中,既要有扎实的医学基础知识与精准的诊断、治疗技术;又要具备医学伦理、卫生法规、医患沟通、健康教育与健康促进等医学人文知识。因此,全科医生在与服务对象接触过程中,要认真思考几个问题:患者就诊的原因是什么?我认真倾听了患者想告诉我的事情吗?疾病对患者的影响是什么?疾病对家庭的影响是什么?能为该患者提供的合适的服务范围是什么?可以利用什么资源来帮助处理这种疾病?可见,全科医生提供服务的范围十分广泛,这体现了医学技术与医学人文知识的交叉融合。

全科医学处理的多数是早期的、未分化的、自限的和更多心理社会层面的疾病,也包括康复期的和需要终生医学照顾的疾病。全科医生在治疗某一患者时,除充分应用最佳临床证据外,还应结合现有医疗资源,并在全面考虑患者的具体情况及其意愿的基础上,根据自己的知识和经验,制订合理的诊疗方案,以充分满足患者的治疗需要与心理需求。所以,全科医学坚持科学技术、人文的统一,使其具有区别于其他临床学科的鲜明特色。

四、全科医学的发展简史

【国外全科医学的发展概况】

（一）国外全科医学发展历程

在古代,医生的工作基本上不分科,他们根据对患者的了解和观察、自己的经验及书本上的个案记载对病情做出判断,对患者的整体状态及其与环境的相互关系进行描述和解释,采用相应的疗法,促进疾病康复。医生往往需要在患者家中和床边守候较长的时间,以便仔细观察病情;而患者及其家属则通过叙述病史、体验症状及提供各种支持性的照顾等方式,在诊治过程中积极参与,扮演着重要角色。从历史上看,国外的全科医学发展大致经历了近代的通科医疗的兴起、通科医疗的衰落与医学专科化发展、全科医学学科规范发展三个阶段。

1. 近代的通科医疗的兴起 全科医学是在通科医疗的基础上发展起来的。在 18 世纪,兴起了由欧洲向北美大陆的"移民热",部分医生也随之迁移到了美洲,但由于医生数量少,人手紧缺,无法满足移民的医疗需求,给富人或贵族服务的内科医生在美洲就打破了原有的界限,像外科医生、药剂师及其他医治者一样,以各种可能的方式为求医者提供服务。随着时间的推移,绝大多数执业医生都不得不按通科医生的方式进行工作,以满足当时社区居民对各种医疗服务的迫切需求。此时,通科医生就在 18 世纪的美洲诞生了。

在 18 世纪末与 19 世纪初的英国也发生了类似的过程。工作在社区的"多功能"医生逐渐取得了与内科医生相似的社会地位。19 世纪初,英国的 The Lancet 首次将这类具有多种技能的医生称为"general practitioner"(通科医生)。如果医学毕业生通过了医疗、药物、外科及接生技术的考试,即可获得"通科医生"的执业资格。由于这一名称是 19 世纪首先在欧洲(英国)使用的,所以说,通科医生诞生于 18 世纪的美洲,而命名于 19 世纪的欧洲。直到 19 世纪末,通科医生一直占据着西方医学的主导地位,80% 左右的医生都是通科医生。这些医生在社区独立或联合执业,通过长期良好的医患关系,对患者及其家庭情况有较为全面的了解,在疾病照顾中提供周到细致且经济有效的医疗服务。他们在提供医疗服务的同时,也成为服务对象的亲密朋友,承担着医疗者、照顾者和咨询者的角色,在社会上备受尊敬。

2. 通科医疗的衰落与医学专科化发展 19 世纪,基础医学的大发展奠定了现代医学的科学基础,新技术的使用和发展,促进了临床医疗实践的分化。1910 年,美国教育家 A. Flexner 对 100 多所医学院校进行了调查,发表了医学教育史上著名的 Flexner 报告。该报告赞扬了 Johns Hopkins 医学院将临床医疗、教学和科研融为一体的新型教育模式,极力主张加强生物医学的教育和研究。他的报告引起了人们对发展专科医学的重视,加速了医学专科化的发展趋势。1917 年眼科专科学会首先成立,在后来的 1930—1940 年这 10 年间,先后成立了 14 个专科医学学会及相应的住院医师训练项目。此后,欧美各医学院校便按照不同专业的要求重新组织教学,医学科学研究逐渐在以医院为主体的临床活动中占据了中心地位,从此医学便开始了意义深远的专科化进程。

20 世纪以来,科学技术的进步促使医学迅猛发展,加之专科医生地位的提高,促使医学生在毕业后优先选择了专科训练,此时专科医疗进入了兴盛时期。医学领域的研究逐渐从对人体系统、器官、组织、细胞的研究发展到对亚细胞、生物分子等微观世界的深入研究,使某些疾病在生物学上得到了精确的定位,形成了众多的二级学科。它们对疾病进行了详尽的分类和研究,发展了许多高新技术手段,并找到了一系列行之有效的治疗方法。综合性医院遍布各大城市,医院里由于装备了各种诊疗设备,又集中了一批掌握着现代医学知识和技能的专科医生,造成人们对综合医院和专科医生的崇拜,通科医生无论是作为教师还是临床医师,都受到冷落,通科医生的人数锐减。如在 1900 年,美国每 600 位居民中就有 1 位通科医生,而到了 1960 年,每 3000 位居民中才有 1 位通科医生。

3. 全科医学学科规范发展 随着专科化医疗的高度发展,其服务模式的弊端也日渐凸显。自 20 世纪 50 年代起,由于人口老龄化进程加快和大量慢性病、退行性疾病的发病率快速增长,基层医疗保健的重要性又逐渐受到重视。长期治疗和照顾慢性病、退行性疾病患者的医疗费用不断增高,群众感受到了综合性医院就医不便、专科化服务的照顾不周、医疗费用过高等诸多问题。人们对通科医疗阶段的医疗服务提供的方便性、全面性与经济性再次认可,同时也指出了通科医疗服务科学性不足的问题。最终使得通科医疗的重要性又重新受到重视,并被赋予新的内涵和使命。

1947 年,美国成立通科医疗学会,后更名为美国家庭医师学会(American Academy of Family Physicians,AAFP),旨在保持和促进家庭医学的科学性和艺术性,确保家庭医学为社区中所有年龄的患者提供优质高效的卫生保健服务。1968 年,美国家庭医学委员会(American Board of Family Practice,ABFP)成立,并于 1969 年成为美国第 20 个医学专科委员会,这意味着家庭医学作为一门专业学科正式诞生,这在家庭医学发展的历史上具有里程碑意义。全科医学专业委员会成立后,还将其提供的服务由传统的通科医疗改称为"家庭医疗",将通科医生改称为"家庭医生",将其赖以实践的知识基础称为"家庭医学"。ABFP 于 2005 年已更名为美国家庭医学专科委员会(American Board of Family Medicine,ABFM)。在此期间,英国、加拿大、澳大利亚等国家也相继建立了全国性家庭/全科医生学会。

(二) 全科/家庭医学教育发展

全科/家庭医学教育在国外起步较早,欧美等国家全科/家庭医学教育培训体系的存在已有近 40 年的历史。目前,大多数国家都建立了国家级的全科医生规范化培训项目,并有严格的导师带教制度与考核制度,形成了全科医学本科生教育、毕业后教育和继续教育"三位一体"的全科医学教育与培训体系。

1. 医学本科生的全科医学教育 在美国、英国、澳大利亚、加拿大、日本、新加坡等许多国家,几乎所有的医学院校都设有各种形式的全科/家庭医学教学部门,并在医学生中开设全科/家庭医学的课程,带动了全科/家庭医学住院医师培训项目的发展,从而也增加了进入社区执业的全科/家庭医生数量,促进了社区卫生服务和全科医疗的发展。

(1) 全科医学教育的目标:医学本科生全科/家庭医学教育的目标,是让医学生掌握和了解全科/家庭医学的基本知识、基本理论和基本技能,培养他们对全科/家庭医学的兴趣,希望他们毕业后能选择全科/家庭医学作为自己的终身职业。即使医学生毕业后选择其他专科的住院医师培训项目,本科阶段对全科/家庭医学的学习也仍可使其受益。

(2) 开展全科医学教育的时限及形式:不同国家医学院校在开展全科医学教育时其时限不尽相同,一般在 4~10 周。开设的形式各异,有的国家(如澳大利亚)将全科医学教育作为连续性的课程对本科生开设,学生在不同的学期内可以去城市全科医学诊所见习,可以去农村医院了解常见健康问题诊疗情况或在大学课堂听取理论课程讲授等。

(3) 教学内容与方式:不同国家在医学生中开展的全科医学教育其内容不尽相同,但大多集中在全科医学的基本概念与基本理论、全科医疗的诊疗模式、全科医疗服务对象及特点、全科医生临床思维、医患关系与人际沟通技巧等方面。对医学生开展全科医学教育的形式分为必修课程和选修课程,多数国家是在临床实习阶段开设。教学的方式多选择在全科医疗诊所见习或实习,以便使学生实际体会到全科医学学科的真正内涵。

2. 全科医学住院医师培训 为了保证和提高服务的质量,一些国家开始对在基层执业的住院医师进行再培训。全科医学住院医师培训又称全科医学的毕业后教育,或全科医学的专业培训,主要是指医学生完成高等医学院校的本科教育后,再接受全科医学专业培训。建立全科医学住院医师培训项目,目的是培养具备全科医生专业素质的、在国家卫生服务系统中起着守门作用的合格的全科医生。从 20 世纪 60 年代末到 1995 年,全世界至少有 56 个国家已建立了家庭医学住院医师培训项目。该项目多由大学的全科医学系负责组织实施,也有一些国家的住院医师培训项目由医院独立承担。培训场所包括大型综合性医院和社区全科医疗诊所,本阶段教育是全科医学教育的重要部分,也是国外全科医生培养的关键环节。

(1)培训目标:全科医学住院医师培训的主要目的是为解决居民大部分的健康问题,满足其医疗保健需求。因此,培训目标主要集中在以下五个领域:①与疾病诊疗相关的知识、技能与态度;②与服务的具体环境相关的知识与技能(如个人及社区环境、医疗资源、服务体系的利用等);③与服务的组织管理相关的知识与技能;④与职业价值观相关的知识与技能(如医生的人生观、价值观、责任感等);⑤与自身和团队业务发展相关的目标(如形成终身学习的观念、自我评价和质量保证、适当的教学和研究、将研究结果用于服务等)。

(2)培训时间:一般持续 3～6 年。不同国家全科医学住院医师培训时间、培训方式见表1-1。

(3)培训方式:一般为医院各科室轮转、社区全科/家庭医疗诊所实习和长期穿插式小组讨论或学习三种方式。"医院各科室轮转"培训一般占总学时的 2/3;"社区全科/家庭医疗诊所实习"占总学时的 1/3,多安排在医院各科室轮转之后,也可与医院各科室轮转交叉进行。例如,以色列的培训安排,将全科医疗诊所实习的 21 个月分为两段,一是项目开始的前 9 个月,二是医院各科室轮转完毕后的 12 个月。"长期穿插式小组讨论或学习"常贯穿在住院医师培训的全过程中,通常每周安排 1～2 个半天,在社区诊所由全科/家庭医生主持学习。

表 1-1　不同国家全科医学住院医师培训时间、培训方式

国　　家	时限/年	时间分配/月	培 训 方 式
美国	3	24	医院各科室轮转
		12	全科医疗诊所实习
英国	3	24	医院各科室轮转
		12	全科医疗诊所实习
澳大利亚	3(农村为 4 年)	12	医院各科室轮转
		24	全科医疗诊所实习
加拿大	2	15	医院各科室轮转
		8	全科医疗诊所实习
		2	自选科目
以色列	4	21	全科医疗诊所实习
		27	医院各科室轮转

在全科医生的住院医师培训中,行为科学、人文社会科学内容所占的比例一般大于其他专科医生培训,流行病学的理论与方法也会特别强调。某些特定专业知识,如老年医学、精神医学、急诊医学、临床营养学、运动医学、皮肤科学、康复医学、替代医学等,由于在全科医疗和社区卫生服务中发挥重要作用,往往成为许多全科医生的热门选修科目。

(4)考核:培训的各个阶段对学员都有一定的目标和要求,并进行相应的考试;在培训结束时各国均安排学员参加由专科学会举办的专业资格考试,通过该考试者可获得全科专科医师资格证书。获得全科专科医师资格证书的全科医生才能受雇于医疗保险公司或医疗机构,注册后方可执业。

3. 全科医生的继续教育 为了自我成长与发展,以及能够更好地担负起照顾居民健康的责任,全科医生把继续教育作为其终身学习的主要方式。继续教育的内容可依照需要及全科医生的兴趣来选择。全科医生的继续医学教育一般是由全科/家庭医生学会等负责组织实施,其形式和内容包括参加国内外学术会议、专题讲座、短期特定技能培训、科研项目、阅读文献报告、发表论文、自学由专业学会出版的刊物上的继续医学教育课程等。

根据美国家庭医疗专科委员会的规定,要获得家庭医疗专科医师资格证书,则必须通过严格的考试,为了保持全科医生的学术水平和先进性,全科医生的专业资格每 6 年认定一次。全科医生须在 6 年期间修满至少 300 个学时被认可的继续教育学分,并通过严格的笔试和病历审查。

4. 专科会员资格教育 美国家庭医师学会将专科会员资格教育定位于住院医师训练和继续教育之间的一种特殊专业化教育,其目的是培养学员特殊的专业能力,以利于从事特殊医疗照顾或成为称职的家庭医学教师。训练内容各国不一,但以老年医学、运动医学、科学研究项目设计及实施、师资的基本技能培训等为最多见。此训练项目的时限一般为 1~2 年,经费多来自大学、政府、基金会或医生个人。参训学员多为有意成为全科医学教师的全科医生。有的国家在学员完成训练项目并考核合格后,颁发家庭医学、社区医学或流行病学的硕士学位证书。

5. 硕士学位教育 早在 20 世纪 70 年代,英国和加拿大就开始尝试针对工作在基层的全科医生开设研究生课程。目前,美国、加拿大、新加坡、马来西亚等国家,已经开展了全科医学专业研究生教育,且多数高校将全科医学研究生教育目标定位于培训师资、学科骨干/领导者和提高科研能力,而且硕士学位教育并不要求所有的学生都做科研课题,项目中强调最多的是教学能力和团队领导能力。

【中国全科医学的发展概况】

(一) 全科医学在中国的引进与发展

20 世纪 80 年代后期,中国正式从国外引进全科医学概念。1986—1988 年,当时的世界家庭医生组织(WONCA)主席 Rajakumar(1986—1989 年间担任主席)和 Peter Lee(李仲贤医生,1992—1995 年间担任主席)多次到北京,建议中国发展全科医学。

1989 年,首都医科大学成立了全国第一家全科医学培训机构——全科医学培训中心,开始将全科医学的基本概念和基本理论向全国范围内传播;1989 年 11 月,在国际友人的积极帮助下,第一届国际全科医学学术会议在北京召开,这些都促进了全科医学概念在我国的传播,对我国全科医学的发展起到了重要推动作用。1991 年 6~11 月,受 WONCA 委托,由加拿大国际发展署(CIDA)资助,加拿大家庭医生学会派全科医生 Brain Cornelson 到首都医科大学全科医学培训中心指导工作。1992 年首都医科大学率先在临床医学专业中开设全科医学方向的试点班。

1993 年 11 月,中华医学会全科医学分会成立,标志着我国全科医学学科的诞生;同年《中国全科医学杂志》试刊,编辑部设在北京朝阳医院。1994 年,上海医科大学附属中山医院成立了全科医学科,1995 年 8 月 10 日,中华医学会全科医学分会正式成为世界家庭医生组织成员。1996 年,首都医科大学成立了全科医学教研室。

1997 年 1 月,中共中央、国务院发布《关于卫生改革与发展的决定》,明确提出要加快发展全科医学、培养全科医生。这一政策的出台,使全科医学在中国的发展进入到一个崭新的阶段。各地开始尝试开展全科医疗的试点工作,国内外的学术交流日渐增多。

1999 年 12 月,原卫生部召开了"全国全科医学教育工作会议",标志着全科医学教育工作

Note

正式启动。2000 年原卫生部颁发了《关于发展全科医学教育的意见》《全科医生岗位培训大纲》《全科医生规范化培训试行办法》《全科医生规范化培训大纲(试行)》,提出了我国全科医学教育的发展目标,全科医生的培养开始进入规范化的发展阶段。北京、浙江、上海等地开始尝试开展四年制的毕业后全科医生规范化培训项目。

2006 年 2 月,国务院召开全国城市社区卫生工作会议,并下发了《国务院关于发展城市社区卫生服务的指导意见》,要求教育部门负责全科医学和社区护理学科教育,将培养社区卫生服务技能作为医学教育的重要内容。2006 年 6 月,由人社部、原卫生部、教育部、财政部、国家中医药管理局联合颁发的《关于加强城市社区卫生人才队伍建设的指导意见》,要求医学院校开设全科医学课程;有条件的医学院校要成立全科医学系,将该类学科纳入学校重点建设学科整体规划之中,加强全科医学教材建设;组织医学生到社区卫生服务中心(站)进行见习或实习等。

2007 年,原卫生部颁布了《全科专科医师培训细则》《全科专科医师培训基地评估指标体系》《全科医生骨干培训大纲》。这一系列配套文件,极大地改善了全科医学发展的政策环境,为全科医学教育和全科医生培训的规范化发展从政策上铺平了道路。

2009 年 3 月,《中共中央国务院关于深化医药卫生体制改革的意见》提出:调整高等医学教育结构和规模。加强全科医学教育,完善标准化、规范化的临床医学教育,提高医学教育质量。加强基层医疗卫生人才队伍建设,特别是全科医生的培养培训,着力提高基层医疗卫生机构服务水平和质量。转变基层医疗卫生机构运行机制和服务模式,完善补偿机制。逐步建立分级诊疗和双向转诊制度,为群众提供便捷、低成本的基本医疗卫生服务。

2011 年 7 月,《国务院关于建立全科医生制度的指导意见》,明确提出建立全科医生培养制度,是保障和改善城乡居民健康的迫切需要,是保障和改善城乡居民健康的迫切需要,是促进医疗卫生服务模式转变的重要举措。

2012 年,原卫生部、教育部、财政部和国家中医药管理局联合印发了《全科医学师资培训实施意见(试行)》,对全科医学师资培训提出了具体要求。

2015 年 9 月,《国务院办公厅关于推进分级诊疗制度建设的指导意见》明确提出:到 2020 年,分级诊疗服务能力全面提升,保障机制逐步健全,布局合理、规模适当、层级优化、职责明晰、功能完善、富有效率的医疗服务体系基本构建,基层首诊、双向转诊、急慢分治、上下联动的分级诊疗模式逐步形成,基本建立符合国情的分级诊疗制度。

2017 年 7 月,国务院办公厅印发的《关于深化医教协同进一步推进医学教育改革与发展的意见》提出:到 2020 年,医学教育管理体制机制改革取得突破,医学人才使用激励机制得到完善,以"5+3"为主体、"3+2"为补充的临床医学人才培养体系基本建立。加强以全科医生为重点的基层医疗卫生人才培养,完善定向医学生培养政策。

2018 年 1 月,《国务院办公厅关于改革完善全科医生培养与使用激励机制的意见》(国办发[2018]3 号)(以下简称"国办发[2018]3 号")明确提出:到 2020 年,适应行业特点的全科医生培养制度基本建立,适应全科医学人才发展的激励机制基本健全,全科医生职业吸引力显著提高,城乡分布趋于合理,服务能力显著增强,全科医生与城乡居民基本建立比较稳定的服务关系,城乡每万名居民拥有 2~3 名合格的全科医生。到 2030 年,适应行业特点的全科医生培养制度更加健全,使用激励机制更加完善,城乡每万名居民拥有 5 名合格的全科医生,全科医生队伍基本满足健康中国建设需求。这为新时期我国发展全科医学指明了方向。

(二)全科医学在中国台湾、香港、澳门地区的发展

1. 中国台湾地区的全科医学 全科医学在我国台湾地区称为家庭医学。台湾地区的家庭医学教育培训始于 1977 年。当时,由台湾大学医学院开办两年制的"一般科医师训练项

目"。1979年,台湾大学医学院又在台北县澳底村建立了第一家社区医疗保健站,随后在台大医院成立了"一般科(即全科医学科)",接着在各医学院校都成立了家庭医学科。1986年3月,台湾地区成立家庭医学会,设立了执业医生继续教育课程以及家庭医学专科医生继续教育课程,该学会目前已经成为岛内最大的专科学会。1995年3月,台湾地区实行"全民健康保险"制度,赋予基层医疗医师部分"守门人"的职责与功能,同时将预防服务(尤其是周期性健康检查)列入健康保险的必要内容。2005年,台湾地区全面实施家庭医生制度,全面推行社区医疗与保健照顾。

台湾地区家庭医学学科建设的重点在于家庭医疗、预防医学、行为医学和社区医学四个方面。在家庭医学学科发展过程中,为适应卫生改革的需要,其研究重点除了临床外,还有公共卫生,如青少年保健、老年保健等。台湾地区家庭医学住院医师培训年限为3年。要想成为合格的家庭医生:一是医学生通过学制三年的家庭医学住院医师训练项目;二是一般的执业医生通过在职培训修满学分。两者在完成学习后均需要通过家庭医生鉴定考试,才能获得家庭医生资格。

2. 中国香港地区的家庭医学 香港地区的家庭医学发展可以分为三个阶段:①创始期:主要目标是培养家庭医学人才。1977年,香港地区创立了香港全科学院,香港回归祖国后,更名为香港家庭医生学院,在学院内设立了家庭医学系,为在岗执业医生开设了家庭医学培训课程,开发了家庭医学专科(住院)医师培训课程,并开办了家庭医学继续教育项目。1984年,香港中文大学开始向学生开设全科医学基本理论和社区见习课程,香港大学在1985年也开设了全科医学课程。1985年底,香港家庭医生学院创立了全科医学住院医师培训项目,培训时限为4年,项目的内容、考试考核和证书发放均由香港全科学院的专门委员会负责。②成长期:其主要目标是巩固全科医生的专业形象。此时,香港开始定期举办家庭医学院士(专科会员资格)考试,得到了香港医务委员会的认可。同时,澳洲皇家全科医学院也承认香港家庭医学院士考试,确立了香港家庭医学继续医学进修质量审核制度;香港家庭医生学院成为香港医学专科学院中的一个独立学院,被WONCA批准成为正式的独立会员。③成熟期:其主要目标是推广家庭医疗制度。主要是向媒体和社区居民宣传家庭医学概念,不断提高现有在岗全科医生的素质,鼓励全科医生进行学术研究,完善家庭医学继续教育项目和服务规范,引导社区居民选择合适的全科医生,配合医管局所属医院,实现患者的连续性服务,开展家庭医学咨询网上服务,并支持中国全科医学的建设。

3. 中国澳门地区的家庭医学 澳门地区正式的初级卫生保健服务开始于1985年。由于发展初级卫生保健的要求迫切,当时澳门地区又没有医学院校,故澳门卫生机构安排多位葡萄牙籍医生在葡萄牙参加了全科/家庭医学的专科培训,他们回到澳门后,成为澳门全科/家庭医学发展的骨干力量。他们除推动全科医学的发展外,还参与了政府的初级卫生保健系统的决策与管理工作,并着手培训全科医生。1989年,"澳门全科医生学会"成立,并于1993年成为WONCA的正式会员。1993—1999年期间,澳门全科医学的发展逐渐趋于成熟。在此期间,澳门全面建立了以初级卫生保健为重点,覆盖全澳门包括初级卫生保健和专科卫生保健两级医疗服务的网络,确立了英式"国家卫生服务(national health service,NHS)"模式。政府负责为所有市民提供全面的免费的医疗卫生服务;整个地区均遵守总的运作规则;医生及其他专业人员成为政府员工;政府经营的公立卫生服务中心和私营的卫生机构并存。与此同时,澳门全科医生学会协助当地政府为重点社区制订了卫生规划;进一步规范了双向转诊制度;加强了本地全科医生及有关专业人员的培训;增强了与社区的联系和互动;将中医服务纳入全科医疗范畴,并将其作为新的全科医疗服务模式进行尝试;对公共卫生职能单位进行细分等。在21世纪,澳门地区的全科医学也迈入了新的持续发展阶段,澳门全科医生学会把进一步提高全科医生的服务水平,增加全科医生的培训数量和提高培训的质量,加强社区卫生服务管理,重视预

9

防性服务的提供等作为新时期的主要任务。

（三）我国全科医学教育的主要形式

我国全科医学教育的主要形式有：在校全科医学教育、毕业后全科医学教育（全科医学住院医师培训或称为规范化培训）、全科医生继续医学教育、全科医生岗位培训及各种全科医疗技能短期培训等。

1. 医学院校在校生的全科医学教育 医学院校在校生的全科医学教育包括本专科医学生的全科医学教育和全科医学研究生教育。"国办发〔2018〕3 号"指出：高等医学院校要高度重视全科医学学科建设，面向全体医学类专业学生开展全科医学教育和全科临床见习实习。鼓励有条件的高校成立全科医学教研室、全科医学系或全科医学学院，开设全科医学概论等必修课程。改革完善高职临床医学、中医学等相关专业人才培养模式，推进教育教学标准与助理全科医生培训标准有机衔接。

医学本专科生的全科医学教学目标多定位于传授全科医学的基本知识、基本理论和基本技能；培养学生对全科医疗的职业兴趣，为毕业后接受全科医学规范化培训奠定基础；使学生了解和认识全科医学这一新学科的特点，以便毕业后能够很好地与全科医生沟通以及进行业务上的合作。教学方式包括理论教学、临床及社区见习或实践等。

我国的全科医学专业研究生教育起始于 2004 年。2004 年复旦大学医学院正式设立全科医学硕士学位授予点。2005 年首都医科大学在国家批准的临床医学一级博士学位授权学科内自主设置了全科医学硕士和博士学位授权学科，并于当年开始招收全科医学硕士、博士研究生。目前，国内许多大学已经开始招收全科医学专业研究生。我国全科医学专业研究生培养项目分为专业学位和科学学位两种类型，学制一般为 3 年。"国办发〔2018〕3 号"指出：2018 年起，新增临床医学、中医硕士专业学位研究生招生计划重点向全科等紧缺专业倾斜。该指导意见的颁布大大规范并促进了我国全科医学专业研究生教育的发展。截至 2018 年 1 月，我国已有 800 多名全科医学研究生毕业，有 76 所高校招收全科医学研究生。

2. 全科医学住院医师规范化培训 全科医学住院医师规范化培训属于毕业后全科医学教育，是我国全科医学教育体系的核心，也是培养合格全科医生的主要形式。2014 年，国家卫生计生委发布《住院医师规范化培训内容与标准（试行）》，主要是加强职业道德、专业能力、人际沟通与团队合作能力和教学与科研能力的培训。

知识链接 1-2

（1）培训对象：高等院校医学专业本科毕业后准备从事社区卫生服务工作的医生。

（2）培训目标：主要为基层培养具有高尚职业道德和良好专业素质，掌握专业知识和技能，能独立开展工作，以人为中心、以维护和促进健康为目标，向个人、家庭与社区居民提供综合性、协调性、连续性的基本医疗卫生服务的合格全科医生。

（3）培训年限及方式：全科医生规范化培训年限为 3 年（实际培训时间不少于 33 个月）。全科医生规范化培训以提高临床和公共卫生实践能力为主，以住院医师的身份在全科医生规范化培训专业基地的各相关临床科室和基层实践基地进行培训。

（4）培训内容：①临床科室 27 个月，包括内科 12 个月，神经内科 2 个月，儿科 2 个月，外科 2 个月，妇产科 1 个月，急诊医学科 3.5 个月，皮肤科 0.5 个月，眼科 0.5 个月，耳鼻咽喉科 0.5 个月，感染疾病科 0.5 个月，精神科 1 个月，康复医学科 0.5 个月，中医科 0.5 个月，选修科室 0.5 个月。轮转期间，内科和神经内科病种及其例数的要求主要在病房完成，不足部分在门诊补充，内科安排病房时间不少于 8 个月，管理床位数不少于 5 张；神经内科安排病房时间不少于 1 个月，管理床位数不少于 3 张；儿科轮转可安排在门诊或病房完成；其他科室轮转可安排在门诊完成；部分科室（如康复科、中医科）轮转可在基层实践基地完成；少见病种、地方病、传染病及季节性较强的病种，可采用病例分析、讲座等形式进行学习。临床科室轮转期间每周

Note

安排不少于半天时间学习相关学科知识。对于轮转时间较长的内科等科室,可结合实际情况分段进行安排,以促进学员的消化和理解。②基层实践6个月。主要在基层医疗卫生机构与专业公共卫生机构完成,接受全科医疗服务、预防保健与公共卫生服务、基层医疗卫生管理等技能训练。具体时间安排可根据实际情况集中或与临床科室轮转部分穿插进行。

3. 助理全科医生培训

(1)培训对象:临床医学、中医学类专业三年全日制高职(专科)毕业,拟在或已在乡镇卫生院、村卫生室等农村基层医疗机构从事全科医疗工作的人员,包括应届毕业生以及有培训需求的往届毕业生。

(2)培训模式:"3+2"是助理全科医生培训的主要模式,即完成3年医学类专业高职(专科)教育的毕业生,在培训基地接受2年助理全科医生培训。

(3)培训内容:严格按照《助理全科医生培训标准(试行)》和《中医类别助理全科医生培训标准(试行)》开展培训。各地可结合实际,在此基础上适当增加培训内容。其中,《助理全科医生培训标准(试行)》规定的"培训内容及要求"如下:

培训内容由三部分组成,即临床培训、基层实践、全科医学基本理论与职业理念和综合素质课程培训。①临床科室轮转时间为82周,轮转期间,学员在具有带教资格的执业医师指导下参与临床基地中相关临床科室的医疗工作,临床轮转科室及时间分配详见表1-2。基地可根据实际情况在临床科室轮转中安排地方病的学习。对于少见病种和季节性较强病种,可采用病例分析、讲座等形式进行学习。轮转期间,每周安排不少于半天的集中学习,可采用单独开设的综合课程、系列讲座、案例讨论、技能模块训练等方式,学习临床诊疗和全科医学相关知识及技能。②基层实践:包括全科医疗服务技能培训8周,预防保健与基本公共卫生服务技能培训及专业公共卫生机构实践7周(其中专业公共卫生机构实践4周),社区卫生服务管理技能培训1周,共计16周。③理论培训:共计357学时,其中全科医学基本理论与职业理念和综合素质课程81学时,临床医疗服务相关课程126学时,基层全科医疗与公共卫生服务相关课程105学时,综合系列讲座45学时。

表 1-2 临床轮转科室及时间分配表

内容	科 室	时间分配/周
临床培训	内科(心血管内科8周,呼吸内科6周,消化内科6周,内分泌代谢内科6周,泌尿内科4周,血液内科2周,风湿免疫内科2周;其中内科门诊时间不少于5周)	34
	神经内科(其中门诊不少于2周)	8
	急诊急救(院内急救和院前急救)	10
	外科	6
	妇产科(计划生育咨询1周,妇科门诊2周,产科门诊1周,产房1周,产科病房1周)	6
	儿科(门诊2周、病房2周)	4
	中医科	2
	传染科	2
	皮肤科	2
	眼科	2
	耳鼻咽喉科	2
	精神科	2
	康复医学科	2

（4）培训基地：培训基地由临床培养基地、基层实践基地和专业公共卫生机构组成。省级卫生行政部门应当参照《住院医师规范化培训基地标准（试行）》，并结合本地实际，制订助理全科医生培训基地认定标准，组织遴选认定本地助理全科医生培训基地。

（5）培训招收与考核：省级卫生行政部门负责组织实施本地区的助理全科医生培训招收与考核工作。培训基地依据核定的培训规模和下达的年度招收计划，按照公开公平、双向选择、择优录取的原则，招收符合条件的培训对象参加培训。培训考核实行过程考核与结业考核相结合，过程考核由培训基地负责实施，结业考核由省级卫生行政部门统一组织，省级卫生行政部门对结业考核成绩合格者，颁发统一制式的《助理全科医师培训合格证书》。

4. 全科医生岗位培训项目

（1）培训目标：通过培训使学员掌握全科医学的基本知识、基本理论和基本技能，熟悉全科医疗的诊疗思维模式，提高学员对社区常见健康问题和疾病的防治能力；提高学员为人民健康服务的职业道德素养，使学员能够运用生物-心理-社会医学模式，以维护和促进健康为目标，向个人、家庭、社区提供公共卫生和基本医疗服务，达到全科医生岗位基本要求。

（2）培训对象：从事社区卫生服务的临床类别执业医师。

（3）培训时间和方法：该项目的培训时间为500～600学时，其中理论教学240学时，实践教学260学时（社区实践不少于60学时）；培训内容为全科医学基本理论、全科医疗技能、社区预防、社区保健与康复四个部分；可根据各地区的实际情况采取脱产或半脱产的集中培训方式。

（4）考核与结业：培训结束后参加由省级卫生行政部门举办的统一考核，考核内容分为理论考试和实践技能考核两部分。通过考核后可以获得由各省行政部门颁发的《全科医师岗位培训合格证书》。

5. 全科医生继续医学教育　全科医生的继续医学教育是一种终身教育，目的是使全科医生通过在执业期间不断地学习新理论、新知识、新技术和新方法，以保持其专业水平的先进性和服务的高水平。全科医生的继续医学教育形式可以采取学术讲座、专题研讨会、学术会议、短期培训班、自学、进修、撰写论文和专著等。"国办发〔2018〕3号"指出，要巩固完善全科继续医学教育。制定全科医学继续教育指南，加快网络数字化课程、课件、教材开发，大力发展远程继续教育，普及全科适宜技术，实现全科医生继续医学教育全覆盖。积极开展基层全科医生进修培训和学历提升教育。强化继续医学教育基地建设，充分发挥县级综合医院在农村基层全科医生进修培训中的作用。加强对全科医生的中医药和康复医学知识与技能培训，将中医药作为其继续教育的重要内容，鼓励提供中医诊疗、养生保健康复、健康养老等服务。

总之，我国的全科医学经历了近30年的探索与实践，已初步奠定了坚实的学科基础并显示出良好的发展势头。全国大多数省、直辖市、自治区开展了毕业后全科医学教育，全科医生继续医学教育也逐渐在各省陆续开展。一些医学院校相继建立了全科医学系、院、研究所，开展全科医学硕士研究生培养的医学院校近80所，首都医科大学、复旦大学、重庆医科大学等医学院校已经开展了全科医学博士研究生培养。可见，我国的全科医学教育体系已逐步走向成熟，全科医学人才队伍正在不断成长和壮大。随着我国社区卫生服务的广泛深入开展和全科医学人才发展的需求，部分地区已经制定了全科医生职称晋升标准，全科医疗服务正在逐步规范，全科医学学科建设不断趋于规范。

五、促成全科医学发展的重要条件

（一）人口的老龄化加剧

随着人们生活水平的不断提高，人群的平均预期寿命也在迅速增长，许多国家60岁以上人口占其总人口的比例日趋增大,在发达国家和部分发展中国家超过了10%,或65岁以上的人口超过总人口7%,进入了老年型社会。我国在2000年已正式宣告进入了老龄化社会。老龄人口的医疗卫生服务需求较大,人口老龄化给社会造成了巨大的压力。这种压力主要表现为:一是社会劳动人口比例下降,老年人赡养系数明显增大,社会的经济负担加重;二是老年人的生理功能和行为能力降低,家庭结构和社会地位以及心理、精神方面的变化,使老年人的生活质量全面下降,出现了"长寿"与"健康"两个相互矛盾的目标,而高度专科化的生物医学模式因其医疗服务的狭窄性、片面性、失人性化以及昂贵的费用,无法解决这种矛盾。

(二)疾病谱和死因谱的变化

20世纪40年代以来,抗生素拯救了许多严重感染的濒危患者,给人类带来了巨大的希望。由此开始,各种传染病疫苗、抗生素和维生素类药物,以强有力的疗效使千百年来影响人类健康的传染病得到了控制。然而,进入21世纪以来,慢性退行性疾病、与生活方式及行为有关的疾病等却逐渐成为影响人类健康的主要疾病。与20世纪80年代的死亡谱对照,当前,高血压病、心脑血管疾病、糖尿病、恶性肿瘤和意外伤害死亡已成为世界各国共同的主要死因。由于疾病谱和死因谱的改变,居民的卫生服务需求发生了较大变化。新时期居民的卫生服务需求包括:服务时间要求长期而连续;服务内容要求生物、心理、社会、环境全方位;服务地点要求以家庭和社区为主;服务类型要求综合性的照顾重于单纯的医疗干预;服务方式要求医患双方共同参与,强调患者本身主动和自觉的控制,而不仅是被动地遵从医嘱。

(三)医学模式的转变

所谓医学模式,是指医学整体上的思维方式,即以何种方式解释和处理医学问题。医学模式受到不同历史时期的科学、技术、哲学和生产方式等方面的影响,在历史上曾经有过多种不同内容和形式的医学模式,如古代的神灵主义医学模式、近代的机械论医学模式、现代的生物医学模式及当代的生物-心理-社会医学模式等。

在医学发展史上,生物医学模式曾占据过主导地位。这种模式是把人作为生物机体进行解剖分析,致力于寻找每一种疾病特定的病因和病理生理变化,并研究相应的生物学治疗方法。生物医学模式在特定的历史阶段对挽救生命、防治疾病、维护人类健康做出了巨大贡献,直到今天,生物医学模式也是医学科学界占据统治地位的思维方式,是大多数专科医师观察处理其领域内医学问题的基本方法。但生物医学模式具有很大的局限性,它无法解释某些疾病的心理与社会病因以及疾病造成的种种心身不适,无法解释生物学与行为科学的相关性,更无法解决慢性病患者的心身疾病和生活质量降低等问题。

19世纪末以来,随着预防医学、行为科学、医学哲学等学科的发展,系统论的思维逐渐被接受,美国医学家恩格尔(G. L. Engle)于1977年提出了生物-心理-社会医学模式。该模式是一种多因多果、立体网络式的系统论思维方式。它认为人的生命是一个开放的系统,通过与周围环境的相互作用以及系统内部的调控能力决定健康状况。

(四)医疗费用的高涨和卫生资源分配的不平衡

随着人们健康观念的转变,医疗费用占生活消费的比例不断增大;人口老龄化加剧,老年人医疗费用逐年增长;医学高新技术的发展和新药的开发使得医疗投入急剧增加,而对改善人类总体健康状况所起的作用却收效甚微,即成本与效益相距甚远。20世纪60年代以来,各国都面临医疗费用过高及过快增长的问题。有资料表明,85%以上的卫生资源消耗在15%的危重患者治疗上,而仅有15%的资源用于大多数人的基层医疗和公共卫生服务。这种资源的不合理消耗,不仅使政府不堪重负,而且也使公众十分不满。因此,人们迫切要求改变现行医疗服务模式,合理地利用有限的医疗卫生资源,使其得到及时、方便、价格合理的基层卫生服务。

Note

第二节　全科医疗及其特征

全科医疗是一种高质量的初级卫生保健服务,主要由全科医生提供,是基层医疗的最佳模式。全科医疗和专科医疗是医疗卫生服务的两种不同的模式,两者共同存在,相互补充。

一、定义

全科医疗(general practice)是全科医生将全科医学理论应用于临床实践,为个人、家庭、社区提供集医疗、预防、保健、康复、健康教育和计划生育技术服务为一体的可及、持续、综合、协调的基层医疗保健服务。全科医疗是在通科医疗的基础上发展起来的,是整合多学科领域内容于一体的临床专科,除了运用宽泛的医学专业知识与技术外,还特别重视运用家庭动力学、人际关系、心理咨询与心理治疗等方面的知识提供服务。

二、全科医疗的基本特征

全科医疗是综合性的基层医疗卫生服务,是生物-心理-社会医学模式的体现,能够对每一位居民生命活动进行整体性的全程服务。全科医疗强调早期发现并处理疾病,强调预防疾病和维持健康,强调持续性、综合性、个体化的照顾,强调在社区场所对患者提供方便可及的服务,必要时协调、利用家庭和社区内、外资源提供服务。现将其基本特征介绍如下。

(一) 基层医疗保健

全科医疗是一种以门诊为主体的健康照顾,是居民在为其健康问题寻求卫生服务时最先接触、最常利用的医疗保健服务,也称为首诊服务(first contact care)。它能够以安全、简便、经济而有效的手段解决社区居民绝大多数的健康问题,并根据需要安排患者及时接受其他级别或类别的医疗保健服务(如向专科医院转诊)。它使人们在追求健康的同时,提高医疗保健资源利用的成本效益。因此,全科医疗成为世界上大多数国家医疗保健和医疗保险这两种体系的基础与"守门人"。

(二) 人性化照顾

人性化照顾即是"以人为中心"的健康照顾。这种人性化照顾不仅重视疾病,更重视患病的人,它将患者看作有情感、有尊严、有个性的人,而不仅是疾病的载体。其照顾目标不仅是寻找有病的器官,更重要的是维护服务对象的生理、心理、社会的整体健康。为实现这一目标,全科医生把服务对象看作重要的合作伙伴,从"整体人"的生活质量的角度全面考虑其生理、心理、社会需求并加以解决;以个性化的服务调动患者的主动性,使之参与健康维护和疾病控制的全过程,从而达到良好的服务效果。

(三) 可及性服务

全科医疗是中国特色医疗卫生服务体系的基础,是与人民群众接触最多的医疗保健服务。它具有地理上接近、关系上固定、使用上方便、经济上实惠、结果上有效等优势。全科医疗能够处理社区居民常见的健康问题,还能为行动不方便的老年人、伤残人或有特殊需要者提供上门访视、开设家庭病床、安排转诊或住院等服务。

(四) 持续性服务

持续性服务是指全科医生与个人及其家庭建立起一种长期、固定、亲密的关系,为居民提

供从出生到死亡的全过程服务。在全科医疗服务中,其连续性一般体现在医患关系的连续性、服务时间的连续性、服务地点的连续性、临床信息的连续性、患者管理的连续性以及对患者照顾责任的连续性五个方面。其持续性服务可以理解如下。

(1) 沿着人的生命周期提供全方位的照顾:人的生命周期从孕育阶段开始,经过孕期、产期、新生儿期、婴幼儿期、少儿期、青春期、中年期、老年期、濒死期直至死亡这些不同的时期。在生命周期的整个过程中,根据不同生命周期的机体在生理、心理与社会方面的特点及健康危险因素与疾病的特征,全科医疗对个体服务对象提供针对性的医疗保健服务,如产前保健、婴幼儿生长发育保健、青少年保健、老年保健与慢性病管理、临终关怀乃至死亡后对家属的支持等。当患者去世后,全科医生还要顾及患者家属居丧期间的保健及某些遗传危险因素的连续性关注等问题。

(2) 沿着疾病周期(健康-疾病-康复)的各个阶段提供照顾:全科医疗对其服务对象负有一、二、三级预防的连续性服务的责任,全科医生按疾病发展的不同阶段或时期提供相应的服务,如危险因素的监测,早期症状与体征的观察和判别,疾病诊断的确立,及时正确的治疗,防治与减少并发症、残疾与残障以及实施必要的康复措施等。此外,还包括患者转诊到专科医院、接受住院诊治或疾病痊愈之后等不同时期的服务。

(3) 无论何时何地,全科医生始终保持与患者的医患关系,并对其负有提供连续性咨询和服务的责任,如患者出差在外地生病,全科医生仍有为患者提供电话咨询和医疗信息的责任。

(五) 综合性服务

综合性服务(comprehensive care)是指跨学科、跨领域,体现"全方位、多角度和立体化"特点的服务。综合性服务的主要特点表现为:服务对象不分年龄、性别和疾病种类;服务内容包括医疗、预防、保健、康复、健康教育与计划生育技术服务;服务层次包括生理、心理和社会文化等各个方面;服务范围涉及个人、家庭和社区等。

(六) 协调性服务

全科医疗并非"全能医疗",全科医生也并非"万能医生",因此,全科医生要充分利用患者家庭资源、医疗机构资源、社区资源等,为患者提供协调性服务。全科医生是居民进入医疗保健系统的"守门人",必须要根据服务对象的不同需要提供适当的卫生保健服务。这种服务如果没有协调性,持续性和综合性服务就很难实现。全科医生是这种协调性服务的主导者,是动员和利用各级、各类医疗资源服务于居民及其家庭的协调者。全科医生的这种特点主要表现在三个方面:一是全科医生掌握各级、各类专科医疗的信息和转、会诊专家的名单,需要时可为患者提供全过程"无缝式"的转、会诊服务;二是全科医生了解社区的健康资源,如社区管理人员、健康促进协会、健康俱乐部、患者小组、志愿者队伍、托幼托老机构、营养食堂、护工队伍等资源,必要时为居民联系提供有效的社区支持;三是全科医生熟悉患者及其家庭情况,能充分调动和利用家庭资源,帮助维护和促进居民及其家庭健康。

(七) 团队合作的工作方式

全科医生往往以团队合作的方式开展工作。全科医疗团队以全科医生为骨干和纽带,以患者的健康问题或疾病为核心,整合社区内外的各级各类医疗保健工作者共同为服务对象提供立体网络式健康照顾。一个全科医生可能会根据患者病情的需要组建不同的健康照顾团队,而一个患者在患病过程中和生命的不同阶段可能会接受多个服务团队的照顾。工作团队在提供基层医疗服务时,构成了一种以全科医生为核心的社区卫生服务网。这个团队由社区护士、公卫护士、康复医师、营养医师、心理医师、口腔医师、中医师、接诊员、社会工作者等与全科医生组成,他们一起协同工作,以便有效地开展全科医疗,改善个体与群体健康状况和提高生命质量。

三、全科医疗的服务内容与方式

全科医疗的服务对象是辖区内的所有人,包括正常人、亚健康群体和疾病患者。服务重点是慢性病患者、妇女、儿童、老年人、残疾人、贫困居民等社会群体。全科医疗服务的场所主要是在门诊,以门诊形式提供服务。根据群体和个体照顾对象的不同以及全科医疗机构设立地点的不同,也可以在社区内各单位、医院内、患者家庭、护理院、养老院、临终关怀病房等场所提供服务。

(一) 全科医疗的服务内容

全科医疗具有明显的民族特征和地域差异,在不同的国家或地区所提供服务的范围和内容会有所不同,但其服务的目的都是为居民提供"安全、有效、便捷、经济"的基本医疗服务。与其他临床专科医疗相比,全科医疗服务的内容较为广泛,一般包括:

(1) 一般常见病、多发病的诊疗、护理和诊断明确的慢性病管理;

(2) 社区现场救治;

(3) 家庭出诊、家庭病床等上门服务;

(4) 转诊服务;

(5) 康复治疗服务;

(6) 中医药和民族医药服务;

(7) 提供政府卫生行政部门批准的其他适宜的医疗服务。

在上述服务内容中提到的社区常见病、多发病,没有严格的定义和范围,通常各社区可以根据本辖区社区卫生诊断的结果来确定该社区常见病、多发病的具体内容和范围。对社区常见病、多发病的诊疗是全科医疗的首要任务和基础性工作。在实际工作中,一般把社区卫生诊断中的居民患病顺位的前10~20位健康问题作为本社区的常见健康问题,如我国原卫生部基层卫生与妇幼保健司于2003年8~9月对全国11个省、自治区和直辖市的卫生行政部门、社区卫生服务中心/站、社区居民进行了抽样调查,其中调查955位就诊的居民,在社区卫生服务机构就诊的前十位疾病或症状是:感冒、高血压、发热、腹泻、冠心病、糖尿病、外伤、咳嗽、胃肠疾病、呼吸系统疾病(表1-3)。

表 1-3　中国社区卫生服务机构就诊的前十位疾病或症状

疾病或症状	频　数	就诊率/(%)
感冒	573	57.59
高血压	281	28.24
发热	196	19.70
腹泻	144	14.47
冠心病	128	12.86
糖尿病	101	10.15
外伤	78	7.84
咳嗽	71	7.14
胃肠疾病	46	4.62
呼吸系统疾病	45	4.52

在不同的国家与地区,因卫生保健系统、卫生体制和人员分工不同,其全科医疗所涉及的

内容也有所区别,但是全科医疗的服务内容都离不开向个人、家庭、社区提供可及性、持续性、综合性、协调性和"六位一体"的基层医疗保健服务范畴。在处理各自社区常见健康问题或疾病的过程中,由于问题涉及内容多而复杂,致使全科医疗服务中用到的知识和服务技能也较为宽广,如在处理健康问题或长期照顾患者的过程中,常常会应用临床医学、预防医学、社会医学、行为医学、医学伦理学、健康教育、营养学、医学心理学等多个方面的知识和技能,并将这些知识和技能进行整合,以生物-心理-社会医学模式为指导,对患者提供综合性的基本医疗保健服务。

(二)全科医疗的服务方式

(1)门诊服务(ambulatory care):门诊服务是以提供基本卫生服务为主的服务方式,它体现了全科医疗的可及性、方便性、经济性等服务特点。一般包括门诊、日间观察,是以社区卫生服务机构的场地、设备、技术和人员为主而开展的诊疗工作,如常见疾病的诊治、慢性病患者的门诊随访等。门诊服务是社区卫生服务机构最主要、最基本、最常见的服务形式。

(2)家庭出诊(home visit)和家庭病床:家庭出诊和家庭病床是全科医疗中一类特定的服务方式。在服务中,全科医生根据患者所患健康问题或疾病的状况以及患者的健康需求,为患者提供在患者家庭中进行诊疗的服务。这种服务根据病情需要,可以是一次性家庭出诊,也可以是多次出诊。家庭内的急诊与急救也是家庭出诊的内容之一。在某些特定情况下,需要在患者家庭中建立家庭病床,提供家庭病床服务。全科医生必须根据患者的病情需要制订具体的家庭病床治疗、护理计划及家庭访视计划,并严格按照一定的格式对家庭病床服务内容进行记录。

(3)急诊:急诊可以在日常门诊、夜间值班和患者家庭中提供。

(4)转诊和会诊:转诊和会诊是全科医疗中比较常见的服务方式,体现了全科医疗的协调性服务的特点。

转诊是指把患者某一健康问题照顾的责任转移给其他医生,可以转移给专科医生,也可以转移给在某个领域富有专长的全科医生。会诊是邀请其他医生与责任全科医生共同讨论疾病诊治或患者的其他健康问题。被邀请会诊或接收转诊患者的医生成为顾问医生,而请求转诊的医生成为转诊医生,后者一般多为负责长期患者照顾的全科医生。

双向转诊(round referrals)是指在两个卫生服务机构之间,将患者转出去和转进来的连续性服务。它是我国开展社区卫生服务和全科医疗服务过程中特别强调的一种服务形式,既可保证居民医疗安全和医疗效果,又能合理使用医疗资源,提高医疗效率,降低医疗成本,是我国实现分级诊疗的具体措施之一。一般来讲,超过全科医疗的执业范围或是社区卫生服务机构无条件诊断和处理的疾病或健康问题,如疑难重症、需要 CT 检查或放射疗法等,需要及时转诊到上级医疗机构(如专科医院、综合医院等)进一步诊治并与转诊患者保持联系,保证患者的医疗安全和诊疗效果。同时,上级医疗中心将需要并适合在社区卫生服务机构治疗或康复的患者转移至社区卫生服务机构进一步治疗和康复。双向转诊可以是横向的,如全科医生根据病情和患者需要将患者转给同一机构或同级别的全科医生,或专科医院与综合医院之间的转诊;也可是纵向的,如社区卫生服务机构与上级医疗机构之间,而我国全科医疗的双向转诊以后者为主。在转诊过程中,全科医生只是暂时地把照顾患者的责任转给其他医生,而在患者转诊期间,全科医生仍然应该与顾问医生及患者保持联系。

如果因各种原因无法转诊,则可请求上级医疗机构的专家来社区会诊。

(5)电话医学或电话咨询:近年来,在国外的基层医疗中,全科医生经常通过开通热线咨询电话来为患者提供健康教育、医疗保健咨询以及就医指南,如联系住院、出诊及会诊、预约、出院后或治疗后随访等服务。这种电话咨询服务对患者及时正确地就医和获得相应的医学信息有一定的帮助,但这种电话咨询服务并不是真正的现场诊疗,有时也会给患者带来不利的影响。

(6)长期照顾:这种照顾主要针对身患多种疾病而需要长期健康照顾的老年人。但是,多数老年人更多地需要长期的居家照顾。此外,稳定期精神病患者和康复期的残疾人也需要长期照顾。家庭病床服务是长期照顾的一种形式。

(7)临终关怀和姑息医学照顾。

(8)健康教育。

(9)巡诊。

知识链接 1-3

四、全科医疗与专科医疗的关系

(一)全科医疗与专科医疗的区别

1. 服务宗旨与责任　全科医疗负责照顾患者在健康时期、疾病早期,常见病、多发病乃至经专科诊疗后无法治愈的各种病患的长期照顾,其关注的中心是人而不仅是疾病,无论其服务对象有无疾病或病患,全科医疗都要为其提供满意的照顾。因此,全科医生类似于"医学服务者"与"健康管理者",其工作遵循"照顾"模式;其责任既涉及医学服务,又包括相关的专业领域(如行为科学、社会学、人类学、伦理学、文学、艺术学等领域);全科医疗的价值既有科学性,又顾及服务对象的满意度,充分体现了医学艺术性的方面。此外,随着社会进步和人民群众健康需求的变化,基层医疗的公平性、经济性与可及性日益显现。由于全科医疗服务注重对健康的整体性照顾,故又将其称为照顾医学(care medicine)。全科医疗对患者的健康管理责任是无止境的,只要患者信任并与医生签约,医生就应在任何时间、地点关照其健康问题。

专科医疗是负责疾病形成以后,根据医学对人体生命与疾病本质的研究成果来认识与治疗疾病,并因此承担深入研究病因、病理等微观机制,以及诊断方法、药物、手术等治疗技术的责任,遵循"科学"模式,其责任局限于生物医学科学认识与实践的范围,充分体现了医学科学性的方面。由于专科医疗强调根除或治愈疾病,可将其称之为治愈医学(care medicine)。其对患者的管理责任仅限于医院或诊室,一旦患者出院或就诊结束,这种管理责任即终止。专科医疗与全科医疗在模式、方法上的区别见表1-4。

表 1-4　专科医疗与全科医疗的区别(一)

栏目	专科医疗	全科医疗
模式	"科学"模式	"照顾"模式
价值	科学性	科学性+艺术性+公益性
证据	科研结果	科研结果+患者体验
方法	还原论	整体综合(还原论基础上)

2. 服务内容与方式　专科医疗处于卫生服务金字塔的上部与顶端,所处理的多为生物医学上的危重疾病,往往需要昂贵的医疗资源(即医疗技术、设备、耗材等),以解决少数人的疑难重症问题;其方式为各个不同专科的高新技术。专科医生是运用越来越复杂的精密仪器设备救治患者的技术权威,而患者是"听凭医生处置"的高技术手段的被动受体。

全科医疗处于卫生服务的金字塔底层,处理的多为常见健康问题,其利用最多的是社区和家庭的卫生资源,以低廉的成本维护大多数民众的健康,并干预各种无法被专科医疗治愈的慢性病及其导致的功能性问题。由于这些问题往往涉及服务对象的生活方式、社会角色和健康信念等,全科医生手中没有包医百病的"万灵药",其服务方式是通过团队合作进行"一体化"的全方位管理与照顾。这种团队合作式管理与照顾的依据既包括现代医学各学科的新成果,又有多年积累的实践经验,还包括各种行之有效的心理学、行为科学及传统医学手段。在全科医疗服务团队中,患者(个体或群体)应是医护人员得力的合作伙伴,是社区/家庭健康管理目标制订与实施的积极主体之一(表1-5)。

表 1-5 专科医疗与全科医疗的区别(二)

特性	全 科 医 疗	专 科 医 疗
服务人口	较少而稳定	多而流动性大
医患关系	较融洽	较疏远
照顾范围	宽(生物-心理-社会功能)	窄(某系统/器官/细胞)
疾病类型	常见问题	疑难重症
技术	基本技术、不昂贵	高新技术、昂贵
责任	持续性,从出生前直到死后	间断性服务
服务内容	"医、防、保、康、教、计"六位一体	医疗为主
态度/宗旨	以健康为中心,全面管理; 以人为中心,患者主动参与	以疾病为中心,救死扶伤; 以医师为中心,患者被动服从
预防	一、二、三级预防	三级预防

(二) 全科医疗与专科医疗的联系

2015 年 9 月,《国务院办公厅关于推进分级诊疗制度建设的指导意见》明确了各级各类医疗机构诊疗服务功能定位。在整个医疗卫生服务体系中,全科医疗与专科医疗各司其职、相互补充、缺一不可,表现如下。

1. 各司其职,合理分工 大医院将精力集中于疑难问题诊治和高科技研究,成为专科医院,不再需要处理一般常见病;基层卫生机构则应全力提供社区人群的全科医疗式基本医疗保健服务。专科医疗与全科医疗共同存在,合理分工,相互补充,通过双向转诊为居民提供"接力棒"式的服务。

2. 相互依存,密切合作 专科医疗和全科医疗之间建立了双向转诊以及信息共享关系,并形成一种由全科和专科构成的相应的网络,这些关系与网络可保证服务对象获得有效、方便、及时与适宜的服务。同时,通过全科医生和专科医生在信息收集、病情监测、疾病系统管理、行为指导、适宜利用新技术、医学研究等各方面的积极合作,可全面改善国家医疗服务质量,并提高医疗服务效率。

第三节　全科医生及其学术组织

全科医生主要面向社区与家庭,为广大居民提供全科医疗保健服务。全科医生具有独特的知识、态度和技能,并具有特定的素质与能力,因此,可以为居民提供连续性、整体性、协调性的全方位全周期健康服务。

一、定义

全科医生(general practitioner),又称家庭医生(family doctor),是全科医疗服务的提供者,是对个人、家庭和社区提供优质、方便、经济有效的、一体化的基础性医疗保健服务,进行生命周期、疾病周期、全方位负责任式管理的医生。

世界各国对全科医生的定义并不完全相同。英国皇家全科医学院对全科医生的定义是：在患者家里、诊所或医院里向个人和家庭提供人性化、连续性、基层医疗服务的医生。全科医生承担对自己的患者所陈述的任何问题做出初步决定的责任，在适当的时候请专科医生会诊。为了共同的目的，他通常与其他全科医生以团队的形式共同工作，并得到医疗辅助人员、适宜的行政人员和必要设备的支持。其诊断由生物、心理、社会几个方面组成，并为促进患者健康而对患者进行教育性、预防性和治疗性的干预。美国家庭医师学会对家庭医生的定义为：家庭医生是经过家庭医疗这种范围宽广的医学专业教育训练的医生。家庭医生具有独特的态度、技能和知识，使其具有资格向家庭的每个成员提供持续性与综合性的医疗照顾、健康维持和预防服务，而无论其性别、年龄或健康问题类型是生物医学的、行为的或社会的。家庭医生所接受的训练和经验，使他们最具资格服务于每一个患者，并成为所有健康相关事务的组织者，包括适当地利用顾问医生、卫生服务以及社区资源。

不同的国家对于全科医生的培养模式也有差异。许多国家根据全科医学的理念、内容与方式，对医学本科毕业生进行医院各专科轮转与社区全科医疗服务实践的规范化培训，培训时间一般为3~4年，最后通过全科/家庭医学专业学会的考试，从而成为合格的全科/家庭医生。目前我国主要通过全科医生岗位培训和全科医生规范化培训来培养全科医生。

二、全科医生的角色与素质要求

（一）全科医生的角色

1. 居民的首诊医生 通过建立首诊和转诊制度，全科医生成为患者寻求医疗照顾的第一位医生。在健全的医疗保健体系中，全科医生作为法定的首诊医生，是患者进入医疗保健体系的"守门人"。作为首诊医生，全科医生必须为居民的健康和医疗保健系统"守门"，遇到急危重症患者时，能够迅速有效地为患者提供转诊服务。要做好"守门人"角色，一是必须为健康者及患者做好适时的预防保健服务，防患于未然，尽量减少疾病的发生，控制疾病的发展，改善疾病的进程和预后，提高卫生资源的使用效率；二是要用最少的资源尽量地解决最多的健康问题，即要解决日常诊疗中80%~90%的社区常见的健康问题，只把少量的疑难问题转诊给其他的专科医生，降低医疗费用；三是要充分发挥个人和家庭的主观能动性，提高他们的自我保健能力，达到节省卫生资源的目的。

2. 健康的维护者 全科医生在服务中不仅要处理已患的健康问题，而且还负责患者和家庭的健康维护，负责促进居民养成健康文明的生活方式；定期进行健康检查，并对健康危险因素进行干预。全科医生作为患者和家庭的医疗服务"代言人"，维护其当事人的健康利益。

3. 卫生服务的协调者 专科医生只是对患者的部分健康问题和健康问题的某一部分负责，而不顾及患者作为一个完整人的多元化需要。只有全科医生才是居民及患者需要的所有医疗保健服务的协调者。因为全科医生了解患者的健康需求，熟悉专科医生能够为患者提供什么样的服务等。当患者需要时，全科医生还可以帮助协调利用家庭内外、社区内外的医疗资源，以及健康照顾所需的其他相关资源。

4. 健康教育者与咨询者 全科医生在工作中能够利用各种机会和形式，对所服务社区中的患者、健康人、高危险人群等进行详细的健康教育和教育效果评估，并保证健康教育的全面性、科学性和针对性。同时，全科医生有责任为服务对象提供健康与疾病的咨询服务，聆听患者的患病感受，对各种有关问题提供详细的解释和资料，指导服务对象有成效地开展自我保健。

5. 有效的管理者 全科医生作为社区卫生服务团队中的核心与骨干，是服务对象的健康

知识链接 1-4

Note

管理者。全科医生不仅要将健康问题管理好,而且还要将自己负责的社区卫生服务团队管理好、建设好,协调利用各种资源,建设高质量的服务团队。

(二)全科医生的素质要求

1. 树立人文精神 人文精神的本质是以人为中心,以人自身的全面发展为终极目标。医学人文精神的基本内涵是对人的生命神圣、生命质量、生命价值和人类健康与幸福的关注,其核心就是关爱生命。我国传统医学具有丰富的医学人文精神资源。中国自古把医学定义为"仁术",晋代杨泉在《论医》记载,夫医者,非仁爱之士不可托也。唐代孙思邈在《大医精诚》中提出,凡大医治病,必当安定神志,无欲无求,先发大慈恻隐之心,誓愿普救含灵之苦,并要求不分贵贱贫富,长幼妍媸,怨亲善友,华夷愚智,做到普同一等,皆如至亲。全科医疗是"以人为中心"的整体性健康照顾,因此,全科医生必须具有强烈的人文精神,对人类和社会生活怀有诚挚的热爱与持久的兴趣,善于理解和谅解他人。

2. 夯实业务功底 为保持和改善全科医疗服务质量,全科医生必须利用一切可以利用的资源和机会,认真地对待日常工作和自我学习,从而提高自己的业务水平。在日常工作中,全科医生既要具备熟练处理患者常见的暂时性健康问题的能力,也要具有长期管理患者慢性健康问题的能力;不仅要为患者提供优质的全方位健康照顾,也要为健康人和高危人群提供健康照顾;不仅要服务患者个体,还要对社区人群进行管理和必要的干预。因此,全科医生必须对工作过程中所涉及的临床医学、预防医学、流行病学、康复医学、医学心理学、社会医学、伦理学等学科的基本知识和技能有一定了解,才能更好地服务社区居民。

3. 提升管理能力 全科医生在实施健康照顾过程中,常常涉及患者管理及家庭与社区的健康管理,以及社区卫生服务团队管理等。因此,全科医生需要学习掌握一定的管理学知识与能力,并提高实施健康管理的自信心、自控力和决断力。在社区卫生服务团队中,要培养协调意识、合作精神和足够的灵活性、包容性,善于与内外各方面保持良好的人际关系,从而成为团队的核心与领导者。同时,全科医生要随时协调和权衡个人生活与工作的关系,以保障自己的身心健康与服务质量。

4. 培养科学态度 良好的科学态度是全科医生做好业务工作和提升自我发展能力的关键要素之一。一方面,对待本职工作要孜孜不倦、精益求精,对待患者要精心诊查、精准施策,确保每一次诊查和治疗都有规可循、有据可依;另一方面,创新是发展的第一动力,全科医生要学会批判性思维,培养创新精神,开展相关科学研究,不断提高健康服务水平。

三、全科医生与其他专科医生的区别

全科医生与其他专科医生在服务模式、服务对象、服务内容、服务宗旨、服务方式等方面均有区别。

四、全科医生的学术组织

(一)世界家庭医生组织

世界家庭医生组织(World Organization of National Colleges,Academies and Academic Association of General Practitioners/Family Physicians,WONCA)是"世界全科医学/家庭医生国立学院、大学和学会组织"的简称。该组织于 1972 年在澳大利亚的墨尔本成立,是全科医生的最高学术组织。WONCA 目前有亚太、欧洲、北美、非洲、南亚等 7 个区域组织。WONCA 的目标和使命,是通过提倡和保持家庭医学高水平的服务而改善世界人民的生活质量。它通过每 3 年一次的 WONCA 世界大会和每年一次的 WONCA 区域会议,为全科医生提供学术交流和知识更新的平台,以促进世界各地的全科医生在教育、科研和服务方面的交流与合作。

Note

此外，WONCA 还通过其网站(http://www.global family doctor.com/)免费为世界各地的全科医生提供相关的信息服务。

（二）中国全科医学相关组织机构

1. 中华医学会全科医学分会　它是中国第一个全科医学的学术组织，成立于 1993 年 11月。1995 年 8 月，该学会正式成为世界家庭医生组织（WONCA）会员，并于 1996 年、2003 年分别在上海和北京成功举办了"第一届国际农村全科医学会议"和"第 13 届 WONCA 亚太地区会议"。多年来，全科医学分会一直致力于发展国内全科医学事业，开展全科医学人才培训和全科医学（家庭医学）的学术交流工作。

2. 中国医师协会全科医师分会　它是由首都医科大学与中国全科医学杂志社共同发起，成立于 2003 年 11 月。其宗旨是：发挥专科协会的行业指导、服务、自律、协调、监督作用；维护医师的合法权益；努力提高医疗水平和服务质量；全面利用社区内外有限的卫生资源，为患者个体和家庭提供连续性、综合性、协调性、个体化和人性化的医疗保健服务，最大限度地满足广大居民追求健康生活的需求，为提高我国人民的健康水平、社会主义物质文明和精神文明建设服务。该分会自成立至今，一直致力于全科专科医生制度建设和全科医生培养工作；该学会组织全国的专家完成了中国全科专科医生（全科医生规范化）培养方案和基地标准的制订工作，并协助原国家卫生与计划生育委员会（现重新组建为国家卫生健康委员会）在全国进行全科医生培训基地的评审与认定工作。

3. 海峡两岸医药卫生交流协会全科医学专业委员会　海峡两岸医药卫生交流协会成立于 1993 年，是全国性、非营利性的国家一级协会。2014 年 10 月，海峡两岸医药卫生交流协会全科医学专业委员会成立，其宗旨和方向是：积极开展海峡两岸以及国际全科医学科研学术交流，开展全科医学师资、骨干培训，提升全科医疗机构科研学术影响力，全面提升全科医生实际工作能力，完善全科医学学科建设。该专业委员会于 2016 年 8 月正式成为世界家庭医生组织（WONCA）的委员单位。

第四节　全科医学与其他相关学科的关系

全科医学与临床医学、预防医学、社会医学、社区医学、中医学等医学学科，在学科性质、特点及内容等方面既有区别，又有着一定的联系。

一、全科医学与临床医学

在我国，2012 年全科医学被正式列入临床医学二级学科目录。全科医学与内科、外科、妇产科、儿科等学科一样成为临床医学下的二级专业学科。全科医学与其他各二级临床专科在知识和内容上都有一定的交叉和重叠。一般情况下，全科医学的知识在宽度上涵盖了临床所有二级专业学科的内容，包括了其他临床专业二级学科的所有常见健康问题和疾病。从国际上全科医学住院医生培训项目的科室轮转时间来看，内科、儿科、妇科、外科的轮转学习时间较长，而眼科、放射科、耳鼻喉科等学习时间较短，但各国在具体时间安排上略有差异。另外，全科医学在其长期的发展实践中形成了自己独特的知识体系和思维模式。

二、全科医学与预防医学

预防医学是一门研究如何通过采取适当的干预措施来达到防止疾病发生、发展，维护和促进个体和人群健康的医学学科。预防医学特别重视对群体预防的研究,针对人群中疾病的发生规律,运用基础医学、流行病学、医学统计学等方法,研究自然和社会环境因素对健康和疾病的作用规律,分析环境中主要致病因素对人群健康的影响,提出相应的干预措施。近年来,预防医学的研究对象逐渐从以群体预防为主转向个体和群体预防相结合,从被动预防转向主动预防,从生物学预防扩大到心理、行为和社会预防,并强调居民个人的责任和主动参与。

以预防为导向是全科医学健康照顾的基本原则之一。全科医学将预防作为日常工作的重要任务,强调预防为主、防治结合。全科医生立足于社区,对社区居民提供长期负责式照顾,与社区居民关系较密切,能充分了解居民患病危险因素和患病的情境,有利于在与居民的接触过程中实施机会性预防服务。同时,全科医生应根据患者的特定背景,有针对性地提供个体化的预防性服务。

三、全科医学与社会医学

社会医学是一门医学与社会科学相结合的交叉学科,它从不同层次研究人群健康与社会因素、行为的关系,研究具有社会性的医学问题及卫生服务需求问题,为制订卫生事业的方针、政策和发展规划,更新医疗卫生工作的观念提供理论与实践依据。

全科医学与社会医学的关系密切:一是全科医学吸收社会医学的研究成果,以生物-心理-社会医学模式和新型健康观为理论基础;二是全科医学运用社会医学的有关方法,研究如何满足社区群众卫生服务需求等问题;三是全科医学将社会医学的理论、方法和全科医生日常工作相结合,扩大了社会医学的应用范围,丰富了社会医学的内涵。

四、全科医学与社区医学

社区医学是公共卫生和社会医学在 20 世纪中期深入发展的产物。它立足社区,充分挖掘利用社区资源,应用临床医学、流行病学、统计学、社会学、人类学等多学科的观点和方法,通过开展社区调查和人群筛查等活动收集信息和资料,并对此进行统计、分析和评价,然后做出社区诊断,以了解社区的主要健康问题及其特点、社区卫生状况等,并确定优先解决的问题,从而制订社区干预计划,动用社区内、外资源,通过社区卫生服务,促进社区健康,并进行有效评估。

全科医学与社区医学有密切的联系,两者在群体健康的着眼点和目标上都立足社区,为社区居民的健康提供服务。全科医学强调以个体的健康为重点,在服务个体的同时要考虑其家庭、社区因素对健康和疾病的影响。此外,全科医生在服务过程中也参与解决社区中不同人群的健康问题。

五、全科医学与中医学

中医学是中国古代科学的瑰宝,也是打开中华文明宝库的钥匙。中医学是我国人民在长期同疾病做斗争的过程中产生和发展起来的一门学科,在维护和促进、恢复人体健康方面,发挥了举足轻重的作用。中医学强调"天人合一",强调人与环境的统一,认为人自身(身体、心理)是一个有机整体,人与自然、社会环境也是有机统一体,并将整体观念贯穿疾病预防、诊断与治疗全过程。全科医学的生物-心理-社会医学模式与中医学的整体观极其相似。另外,全科医学注重以预防为导向的健康照顾,这与中医学强调"不治已病治未病"、"上医治未病,中医治欲病,下医治已病"的观点是一致的;全科医学注重以人为中心、个体化照顾、人性化照顾,这与中医学强调辨证施治及同病异治、异病同治、三因制宜的观点是一致的。全科医生在全科医疗服务中应注重吸收中医学和民族医学的理念、知识与技能。

第五节　学习全科医学的方法与意义

一、全科医学的学习方法

（1）提高认识，转变观念。2016年全国卫生与健康大会和党的十九大报告均强调，坚持预防为主，加快全科医生培养，培养健康文明的生活方式等；国办发[2018]3号文件指出：高等医学院校要高度重视全科医学学科建设，面向全体医学类专业学生开展全科医学教育和全科临床见习实习。鼓励有条件的高校成立全科医学教研室、开设全科医学概论等必修课程。改革完善高职临床医学、中医学等相关专业人才培养模式，推进教育教学标准与助理全科医生培训标准有机衔接。因此，高职高专临床医学等专业学生，要把学习全科医学课程，看作是大学生涯必备环节，也是走向临床岗位的必备武器。

（2）学生自学为主，教师引导为辅。由于高职高专院校开设全科医学课程的学时普遍不多，教师只能对课程的基本理论和基本技能进行讲解，让学生把握课程的整体脉络，以期让学生树立全科医学理念，难以对所有知识点进行非常详细的讲解，因此，学生要主动预习，认真听讲，善于思考，对遇到的疑难点及时向授课教师请教，加强小组讨论，加深对知识的理解。只有这样，才能更加全面地理解学习本课程的意义，以及更加全面深刻地把握课程的精髓。

（3）理论联系实际，积极参加社会实践。实践出真知，理论只有经过实践的检验，才会变得更有价值。全科医学理论也只有在社会实践和临床中不断的应用，才能真正发挥其指导价值和体现其学科的优越性。因此，学习全科医学课程，要通过临床见习、社区实践等多形式、多途径，实现举一反三、融会贯通。

总之，学习全科医学课程，一是要端正学习态度，正确认识课程对工作岗位的重要指导意义；二是要善于思考，敏于领悟，勤于实践，达到学以致用的目的。

二、学习全科医学的意义

（1）有利于更加准确把握国家的方针、政策。通过学习本课程，尤其是学习了解我国全科医学发展史、全科医学相关方针和政策、促成全科医学发展的重要条件等，从而较全面地了解我国全科医学发展历程、发展现状和发展趋势，把握学习重点和方向。

（2）有利于更快地适应临床工作岗位要求。党的十九大报告指出：加强基层医疗卫生服务体系和全科医生队伍建设。通过学习本课程，掌握基层医疗卫生服务的工作内容、工作流程、工作方法的特殊性，熟悉全科医疗与专科医疗在服务宗旨、服务方式、服务对象上的区别，更加理解医患沟通在社区卫生服务过程中的重要意义。

（3）有利于更好地为人民群众提供全方位健康服务。党的十九大报告指出：人民健康是民族昌盛和国家富强的重要标志。要完善国民健康政策，为人民群众提供全方位全周期健康服务。通过学习本课程，明白全科医生为患者提供的服务是综合性、全方位的健康照顾。不仅关注患者生理问题，还关注患者心理和社会适应问题；不仅关注服务对象个体问题，还要关注其家庭与社区的资源及环境问题；不仅关注患者的疾病治疗，更注重社区居民的健康维护、健康教育与健康促进；不仅关注服务对象的健康照顾问题，还要有为其提供医疗保险的建议。

因此，学习全科医学课程，是基层医疗卫生人才培养的基本需求，是临床医学等专业学生今后从事全科医疗的理论指导，是基层医疗卫生人员助力乡村振兴战略的基础性工程。

本章小结

绪论	学习要点
全科医学	全科医学是一个面向个人、家庭和社区,整合了临床医学、预防医学、康复医学及人文社会科学于一体的综合性临床医学二级学科。它强调以人为中心、以家庭为单位、以整体健康的维护与促进为方向的长期负责式照顾,并将个体与群体健康照顾融为一体。 全科医学诞生于 20 世纪 60 年代,20 世纪 80 年代末引入中国。人口老龄化加剧、疾病谱和死因谱的变化、医学模式的转变、医疗费用的高涨和卫生资源分配的不平衡等原因,加快了全科医学的发展步伐。党中央、国务院对全科医学的发展高度重视,制定出台了一系列方针、政策,引领我国全科医学快速发展,使全科医学在为人民群众提供全方位健康照顾方面,发挥了举足轻重的作用。 全科医学具有服务内容较广泛、学科的知识体系较全面、临床思维方法独特等特点,其基本原则有:以生物-心理-社会医学模式为基础、以个人-家庭-社区为整体的健康照顾、以预防(治未病)-医疗-康复为主线、医学技术与医学人文知识交叉渗透。 我国全科医学教育主要包括在校全科医学教育、毕业后全科医学教育(全科医学住院医师培训或称为规范化培训)、全科医生继续医学教育、全科医生岗位培训及各种全科医疗技能短期培训等
全科医疗	全科医疗是指全科医生将全科医学理论应用于临床实践,为个人、家庭、社区提供集医疗、预防、保健、康复、健康教育和计划生育技术服务为一体的可及、持续、综合、协调的基层医疗保健服务。具有基层医疗保健、人性化照顾、可及性服务、持续性服务、综合性服务、协调性服务、团队合作的工作方式等基本特征。全科医疗在服务宗旨、服务方式、服务内容等方面,与专科医疗有较大的区别
全科医生	全科医生是全科医疗服务的提供者,是对个人、家庭和社区提供优质、方便、经济有效的、一体化的基础性医疗保健服务,进行生命周期、疾病周期、全方位负责任式管理的医生。 不同的国家对于全科医生的培养模式也有差异。许多国家根据全科医学的理念、内容与方式,对医学本科毕业生进行医院各专科轮转与社区全科医疗服务实践的规范化培训,培训时间一般为 3~4 年,最后通过全科/家庭医学专业学会的考试,从而成为合格的全科/家庭医生。我国目前主要通过全科医生岗位培训和全科医生规范化培训等途径培养全科医生

能力检测

一、单项选择题

1. 中华医学会全科医学分会成立于哪一年?(   )

A. 1947 年　　B. 1969 年　　C. 1972 年　　D. 1993 年　　E. 2003 年

2. WONCA 成立于哪一年?(   )

A. 1969 年　　B. 1972 年　　C. 1993 年　　D. 2003 年　　E. 2014 年

3. 海峡两岸医药卫生交流协会全科医学专业委员会于何年正式加入 WONCA?(   )

A. 1989 年　　B. 1992 年　　C. 1993 年　　D. 2014 年　　E. 2016 年

4. 全科医疗的特征不包括(   )。

A. 个性化服务　　　　　　B. 综合性服务　　　　　　C. 协调性服务

D. 免费服务　　　　　　　E. 基层医疗服务

5. 下列除哪一项外,均是全科医生的工作方式?(   )

A. 提供以人为中心的健康照顾　　　　B. 主要提供急诊和住院服务

C. 提供机会性预防服务　　　　　　　D. 提供以家庭为单位的健康照顾

E. 以团队的形式提供健康服务

6. 全科医生为人民提供全方位健康服务,意味着(　　　)。

A. 满足所有患者的需要　　　　　　　B. 满足患者的整体健康需要

C. 满足乡村群众的健康需求　　　　　D. 满足全中国人的健康需求

E. 满足患者生命全程的需要

7. 全科医疗与专科医疗的区别不包括(　　　)。

A. 服务阶段不同　　　　B. 服务内容不同　　　　C. 服务宗旨不同

D. 服务范围大小不同　　E. 服务价值大小不同

8. 影响人类健康的诸多因素中,最重要的影响因素是(　　　)。

A. 生物因素　　B. 生活方式　　C. 遗传因素　　D. 环境污染　　E. 以上均不是

二、简答题

1. 家庭对健康的影响有哪些?

2. 简述各个家庭生活周期的主要家庭问题及全科医生的照顾重点。

3. 请描绘你的家系图和家庭圈。

4. 简述家庭病床的作用。

(肖文冲)

参考答案

Note

第二章 医患关系

教学 PPT

学习目标

1. 知识目标：理解人际关系、人际吸引、医患关系的概念；人际关系规律及其特点。熟悉人际关系的作用、人际关系的原则、医患关系的处理方式。了解医患危机的原因及其处理方法。

2. 能力目标：具有良好的医患沟通技能，能进行家庭咨询，能熟练地使用医患沟通技巧；具有保持良好医患关系的能力。

3. 素质目标：树立正确的医患观念，领悟并培养、维护良好医患关系的人文精神。

案例导入

2016年7月19日上午9时左右，某儿童医院的一名护士在为一位3岁患儿进行静脉穿刺时，因为孩子哭闹不配合，第一次穿刺未成功，护士准备第二次进行穿刺时，等待在外的患儿母亲冲进治疗室，用iPad直接砸向护士额部，造成长达2cm深及骨膜的伤口。

讨论：

1. 此事件主要责任在患者家属，然而医生是否有不当之处？
2. 作为一名医者，我们应该如何避免此类事件的发生？

第一节 人际关系

一、概述

人际关系是人们在工作或生活活动过程中所建立的一种社会关系。简单地说，就是人与人之间的关系。人际关系包括亲属关系、朋友关系、同学关系、师生关系、雇佣关系、同事关系、领导与被领导关系等。

人际交往对任何人都有非常重要的意义，和谐的人际关系是人际交往的润滑剂，有助于减少人际摩擦，有利于人与人之间和睦相处，也有利于个人和集体健康的发展。

人际关系有三个特点：一是在互动中建立和发展。人在社会中不是孤立的，人的存在是各种关系发生作用的结果。而人际关系是在人与人之间的沟通过程中实现的，表现为人与人之间的思想和行为交往互动的过程。二是心理情感的反映。人际关系是由一系列心理成分构成，反映人与人之间在心理上的亲疏远近距离。三是具有社会性。人存在于社会之中，人际关

Note

27

系是一种特殊的社会关系,是社会交往的连接点。人际交往是人类社会中不可缺少的组成部分,人的许多需要都是在人际交往中得到满足的。

二、基本原则

掌握人际交往原则是成功交往的重要保障,人际交往的基本原则如下。

1. 平等原则　平等是社会主义核心价值观的重要组成部分,是人际交往的基本出发点和最低要求。社会主义社会中人与人之间的关系是平等的,无论什么人、地位高低,都是社会中平等的一份子,人们之间只有社会分工和职责范围的差别,而没有高低贵贱之分。

2. 尊重原则　尊重包括自尊和尊重他人两个方面。自尊就是在各种场合自重自爱,维护自己的人格。尊重他人就是重视他人的人格、习惯与评价,保护他人的隐私。若要人敬己,先要己敬人,只有尊重他人才能得到他人的尊重。爱人者,人恒爱之;敬人者,人恒敬之。

3. 真诚原则　真诚是人际交往的基本要求,所有的人际交往的手段、技巧都应该建立在真诚交往的基础之上。在交往中,只有彼此怀着心诚意善的态度,才能够相互理解、接纳、信任,感情上引起共鸣,使交往关系巩固和发展。古人云:以诚感人者,人亦诚而应。

4. 宽容原则　人际交往中,要学会待人以宽,豁达大度,只要不是原则性的问题,就不必过于计较。宽容有助于扩大交往空间,滋润人际关系,消除人际间的紧张和矛盾。中国有句谚语:能忍能让真君子,能屈能伸大丈夫。《尚书·周书·君陈》载:有忍,其乃有济;有容,德乃大。

5. 互助原则　交往双方互相关心、互相帮助、互相支持,既可满足双方各自的需要,又可以促进相互的联系。一人有难,众人相帮;一方有难,八方支援。在最需要的时候,得到朋友的帮助,会使对方铭记于心,加深双方的情谊。

三、人际吸引

(一) 概念

人际吸引,是指人与人之间在交往中形成的在情感方面相互喜欢和愿意亲近的心理现象。每个人都有自己喜欢的人,并愿意与之交往;每个人也都有自己讨厌的人,不愿意和这些人交往。这种现象反映的实际上就是人际吸引。按吸引的程度,人际吸引可分为亲和、喜欢和爱情。亲和是较低层次的人际吸引,喜欢是中等程度的吸引,爱情是最强烈的人际吸引。人际吸引是人与人之间建立交往关系的基础,是人际关系中最关键的核心问题,决定着人际关系的质量和人际交往的成败。对于全科医生来说,增强人际吸引力是改善医患关系和开展团队合作的有效手段。

(二) 影响因素

1. 仪表　仪表是一个人举止风度的外在体现,如容貌、姿态、身材、线条、衣着、发型、眼神、言谈举止等,有"身体的魅力"之称。仪表在一定程度上反映了一个人的精神面貌,对第一印象的形成往往起着先入为主的作用,影响着人们以后的交往水平和认知倾向。在人际交往中,每个人的仪表都会引起交往对象的特别关注,尤其是初次相识时更为明显,这将影响到对方对他的整体评价。美丽的仪容相貌,会令人赏心悦目。一个人的外形美观、表情和善、服装整洁卫生、举止得体,反映出一个人的精神状态和素养,是人们交往中的第一形象,人们也因此更愿意与这一类人交往。亚里士多德曾说过:美丽的仪表是比任何介绍信都更为有效的推荐书。尽管人们常常告诫自己"人不可貌相",但人们却始终无法排除外貌的魅力在交往中的影响,它就像有一种磁力吸引着人们。医务人员若能在服务过程中注意自己的仪表,可以在医患交往过程中产生许多积极的作用。患者总是喜欢那些和蔼可亲、衣着整洁、举止端庄的医生,他们给人一种有责任心和安全感的印象。

2. 能力　每个人来到这个世界，都会以各种方式适应世界，否则将会无法生存，这往往是人的能力作用。人的能力是多层次、多侧面的立体结构，如智力、活动力、组织力、创造力、推理力等。同一件事情，如果你未做好，换一个人却能做得好，有可能是你这方面的能力有问题。但我们也不能简单地肯定或否定一个人的能力，因为同样一个人，可以在这个领域默默无闻，在另一个领域却可以大显身手。同一个人可以有时候具备某种能力，有时候却不具备，而且人与人之间的能力有大小差异。

但不管怎样说，人们总是喜欢有本事的人，羡慕能力大的人，人们总是喜欢与聪明的、有能力、高智能的人在一起，因为他们可以帮忙出谋划策，让生活更有情趣，让问题更容易得到解决，还可以提升自身的能力。说到底，人的能力是由自己决定的，只有不断提升自己的能力、增加人际吸引的指数，才能在激烈的社会竞争中立于不败之地。医生最吸引患者的品质是富有责任心和同情心。如果这样的医生技术精湛、很有能力，又能满足患者的需要，则更具吸引力。

3. 品质　良好的品质有助于增加人际吸引，吸引人们的良好品质有信任、忠诚、热情、乐于助人、幽默、平易见人、尊重他人等。与容貌、能力相比，个人品质具有更大的吸引力，而且更为持久和稳定。一个人的品质善良，他就更可能怜惜生命、热爱世界、扶贫帮困、与人为善和光明磊落。一个人品质宽容，就更容易严于律己、宽以待人。一个人生性乐观，往往激发人的活力和潜力，更容易克服困难。一个人品质淡泊，往往能保持一种崇高的心境，不容易随波逐流。反之，一个不知宽容、只知苛求别人的人，其心理往往处于不安状态。医生要具备真诚、智慧、热情、体贴、善良、理解、友好、负责等优秀的品质，从而更易赢得居民的欢迎和信任。

4. 相似性　相似性包括交往双方的年龄、性别、地位、职业、观点、态度、行为、爱好等相似特点。交往双方的态度、世界观、人生观和价值观越相似，就越容易相互吸引。正所谓"物以类聚，人以群分"。相似的人容易相互喜欢，可能是因为：①具有相似条件的人，趋向于参加类似的社会活动，相似为相近创造了条件；②相似的人容易达成一致的认知和态度，容易取得交往和认识上的平衡；③相似的人容易沟通思想，不易造成误解和冲突；④人们往往夸大那些与自己意见相同的人之间的相似性，同时也夸大那些与自己有不同意见的人之间的差异。医生可以通过寻找自己与患者之间的相似之处而增加人际吸引力，缩短医生与患者之间的心理距离，消除患者就诊时的紧张情绪。医生应该在询问病史前简单地了解一下患者的年龄、籍贯、职业、爱好、家庭情况，并明确将自己与其相似之处告知患者，并对此表示热情或感兴趣，以便让患者觉得医生是可亲可近的。

5. 互补性　互补性是指人们有时喜欢那些同自己有着相反的特点的人。当双方有着不同的角色作用时，互补性就显得很重要。当人们意识到自己有某种不足时，会发自内心地羡慕具有这种特点或能力的人，并愿意与之接近，以便在彼此的交往中取长补短，使双方的需要都得到满足。如夫妻之间在家庭中的角色不同，家庭分工也不同，他们的性格和能力方面就常以互补而相互欣赏。全科医生与患者因对医疗信息掌握的不对称而产生了互补性。因此，全科医生为社区居民提供健康服务，故受到居民的欢迎。

6. 邻近性　邻近性是指人与人之间由于居处相邻，或者是由于工作和活动等空间距离上的邻近，彼此之间可以增加相互吸引。俗话说：近水楼台先得月，远亲不如近邻。在相处的初期，空间距离的邻近性决定人际的吸引。通常情况下，人与人之间在地理位置上越接近，交往机会越多，越容易形成较密切的关系。有学者研究表明，同住一楼房里的邻居，地理位置越近，越容易建立友谊关系，住在同一楼层的人比住在不同楼层的人成为朋友的可能性更大。主要是因为，邻近的人更能提供帮助；邻近的人有相互交往的积极愿望，容易产生喜欢的情感；邻近可以增加接触的频率，有利于相互了解、增加彼此间的熟悉程度；邻近使交往所花的成本（包括精力、时间和金钱）降到最低，满足人们以最少付出而得到最多交往的愿望。

Note

但是，邻近也可能增加人际冲突。米勒在实验中发现，中等次数的接触确实可以增加彼此间的喜欢程度，而接触次数过量却会使人产生厌烦或厌倦，降低了喜欢的程度。因此，邻近并相互接纳时才会产生吸引，而当人们之间存在互相矛盾的兴趣、需要或人格时，增加接触次数反而会增加冲突、加剧矛盾。

全科医生与所在社区的居民生活在一起，具有明显的地理优势，如果全科医生能满足居民的需要，这种邻近可以产生极大的吸引力，有利于建立亲密的医患关系，吸引患者或居民接受全科医生的服务。当居民需要医生的帮助时，频繁接触会受欢迎；而在平常，频繁接触不一定会受欢迎。因此，在实施社区调查、健康教育等项目时，应充分考虑居民的需要、兴趣和生活规律，让居民觉得医生总是在合适的时机出现，不至于让人厌烦。

7. 报答性 报答性是指双方在交往过程中，在物质、心理和精神等方面都有收获。人们在社会化的过程中，已经建立了一种"有恩必报"的价值观念，正如"滴水之恩，当涌泉相报"。一个人接受了别人的恩惠和奖励，于是产生了报答对方的强烈愿望，这种报答恩惠的动机与给予恩惠的动机之间产生了潜在的吸引力。这种恩惠可能是物质的，也可能是精神的，在日常生活中，人们更注重精神上的奖励，如接受别人的表扬、喜欢、称赞、鼓励、支持等。

报答性吸引的程度主要取决于两个因素。一是人们需要报答的程度。例如，一个自尊水平较低的人比自尊水平较高的人更需要大量称赞的报答，因此，这些人更喜欢那些给予他们肯定评价的人。当一个员工兢兢业业地工作取得良好的效益时，如果上级做了公正的评价，员工可能会以加倍的努力来报答领导的奖励，这种报答也正是领导所需要的。总之，当人们需要报答而别人又能给予时，报答能产生最大程度的吸引。二是人们对奖励的评价。长期受人称赞与先受别人批评后再受别人称赞相比，人们似乎更喜欢后者。实际上，人们更希望得到一个认真的、公平无私的、有判断力的人所做出的积极、肯定的评价，而不是那些毫无根据的表扬或称赞。

（三）技巧

增加人际吸引的技巧很多，这里介绍以下几种。

1. 包容 大度集群朋，宽容待人能扩大交往的范围，化解人际矛盾。要想拥有宽容的品质，一般需做到：①对待对方的缺点、过失，容忍谅解。人之性行，虽有所长，必有所短。与人交流，若常见其短，而不见其长，则时日不可同处，若常念其长而不顾其短，虽终生与其交流，可也。与人交往，对对方不期望过高，不求全责备，容忍其短处，谅解其过失，人际关系就容易和睦、从容。②对待人际矛盾、争论，谦让自克。人际交往中产生摩擦、矛盾在所难免。发生矛盾时，不斤斤计较，而是心平气和，克制冲动，得理饶人，化解纷争，正所谓"退一步，海阔天空；忍一时，风平浪静"。有了这种气度、胸襟，就容易化干戈为玉帛，拥有宽松、和谐的人际环境。相反，锱铢必较、睚眦必报，只能伤害感情，破坏友谊，激化矛盾。③对待人际差异，尊重包容。多元化的社会造就人们多样化的个性，人们的价值观、兴趣爱好、行为习惯都不同。与人相处"求同"的同时必须"存异"，以开放博大的胸怀接纳不同的观点、见解、行为方式。不一味地从自身狭隘的立场思考问题，不把自己的观点主张强加于人，不以固定的标准评价别人。设身处地地为对方着想，体会他们的心理感受，理解对方的感情和行为，交往就容易继续。

2. 赞美 威廉·詹姆斯说：人性中最深切的心理动机，是被人赏识的渴望。每个人都渴望能受到赞美，如果你注意观察，你会发现身边人总有很多优点和特长，这时你可以告诉你的谈话对象，你喜欢他们什么，为他们的才能感到高兴，为他们的成功喝彩鼓掌。赞扬能使衰弱的躯体变得强健，能给恐惧的内心以平静，能让受伤的神经得到抚慰，能给身处逆境的人以求成之决心。用心发现他人细微的长处，真诚赞美，就能增添对方的幸福感、自我价值感、自信心。你的谈话对象可以不是有优点和特长的本人，而是第三者，有时通过第三者的传递，你的话也许会变得更加悦耳动听。

3. 倾听 人们总是喜欢尊重自己、关注自己、对自己感兴趣的人。善于倾听,显示了尊重对方的人格和重视对方的观点。卡耐基曾说:只要你对别人真心感兴趣,在两个月之内,你所得到的朋友,就会比一个要别人对他(她)感兴趣的人在两年内所交的朋友还要多。善于倾听有两点基本要求:一是注意力集中。听别人谈话时精力集中,富有耐心,容易赢得对方好感。如果别人讲话时,你注意力不集中,表现得心烦气躁、似听非听,或者做其他小动作,就会减弱或者抑制对方谈话的兴致,甚至招来不满与反感。在正式谈话中最好记笔记,这样既有利于提神,也有利于归纳对方谈话的要点。二是主动反馈。倾听的同时应主动反馈,用微笑、点头等方式暗示你能理解他的感受、见解,鼓励对方更加自由、流畅地谈论他的感受、见解。没听懂的话可以适当提问,请求对方详尽地解释。如果对方的观点与你相左,切忌直接反驳、批评对方,以免伤害对方的自尊心,失去对方对你的好感。温和、委婉的质疑,软化的批评,对维护对方的自尊更有利,对方也更容易接受。

4. 真诚 真诚是中华民族的优良传统,是我们每个人安身立命的根本准则,也是人际吸引的关键要素。孔子说:民无信不立。庄子则断言:真者,精诚之至也。不精不诚,不能动人。韩非子也感慨:巧诈不如拙诚。如果你能做到言行一致,遵守诺言,讲究信用;不说大话、假话,不轻易许诺;答应别人的事,竭尽全力,及时回应,你就容易赢得推心置腹、肝胆相照的良朋知己,拥有轻松愉快、稳固长久的社交圈子。相反"逢人只说三分话,未可全抛一片心"的结果只能使自己最多拥有点头朋友、普通朋友,而不可能拥有要好朋友、知心朋友。

5. 微笑 在人际关系中,一个亲切、温和的微笑通常比一个冷淡、刻板、面无表情的人更让人亲近。微笑是无价之宝,它是一种感情,是一种品格,也是一种技艺。日常生活中我们可以微笑着向对方表示你的友好态度,甚至接听手机时你从心底发出的微笑也能够告诉对方许多信息,真心的微笑是快速促成良好人际关系的神奇药方,可以化为巨大的能量,从而增加人际吸引的因素。

6. 自信 在人际适应不良者背后,往往会找到一个缩小的,或者夸大的、虚幻的自我。自卑和自负是人际关系的大敌。自卑者一般妄自菲薄、过低评价自己,在交往中往往羞怯胆小、畏首畏尾、消极被动,或者人云亦云,或者回避退缩,严重的甚至自我封闭,拒绝交往。自负者常常妄自尊大、过高评价自己,在交往中往往骄傲自大、盛气凌人、自吹自擂,或者独断专行,或者大包大揽,严重的甚至自我膨胀、孤芳自赏。恰当的自我意识是良好人际关系的基础,正确认识自我,拥有自信,才能进行成功的人际交往。自知之明的人总能全面客观地认识自己,悦纳自己,在交往中不卑不亢、沉着镇定、轻松自在、潇洒乐观,既关照他人,也不委屈自己。

7. 重视 心理学认为,人类的精神生活有其特殊的本质,人们总是希望沐浴在被重视的温馨之中,懂得别人重要,时时刻刻地记着别人的重要性,经常注意对方,关心对方,注意记着他人,如果你能做到这一点,你可因此而获得良好的人际关系。

第二节　医患关系

一、概述

(一) 医患关系的内涵

医患关系有狭义和广义两种含义。狭义的医患关系就是指医生、护士和患者之间的关系;

广义的医患关系是指以医生为中心的群体与以患者为中心的群体之间，为了维护和促进患者健康而建立起来的一种特殊关系。医患关系属于社会关系的一部分，伴随着就医需求而产生。

古今中外，医学教育依靠的是医学名家的言传身教和经典著作。秦汉时期的《黄帝内经》提出了"医患相得，其病乃治"的观点，说明了患者就医的前提是必须先有良好的合作。美国医生特鲁多的墓志铭——有时治愈，常常帮助，总是安慰。这句话简洁而又深刻地诠释了医学的局限、医疗的作用和人文的价值，已经成为很多医生的座右铭。

（二）医患关系的模式

医患关系的模式是对医患之间交往情况的概括性的描述。1956年美国学者萨斯和荷伦德在《医生—病人关系的基本模型》一文中提出了医患关系的三种不同模式，即主动-被动型、指导-合作型、共同参与型。

1. 主动-被动型　这种模式是指在医疗过程中，医生的权威性得到充分肯定，处于主动地位；患者处于被动地位，并以服从为前提。长期以来，这种传统的医患关系仍是被普遍接受的模式，医患双方并非双向作用，而是两个不同的、独立的主体。对于昏迷、休克、严重精神病、严重智力低下及婴幼儿等难以表达主观意志的患者，主动-被动型医患关系模式有益于发挥医生积极作用，但这种模式完全排除了患者的主观能动性，淡化了患者地位，削弱了患者的权利，不能适应现代医学模式和健康观，更不能促进医患关系的健康发展。因此，对于能够自主的患者而言，这种模式的缺陷就会凸现出来。

2. 指导-合作型　这种模式是最广泛存在的一种医患关系，是一种构成现代医学实践中医患关系基础的模型。医患间存在相互关系，使患者由被动变为自愿。医生有权威性，充当指导者，患者接受医生的指导，并密切配合，可以对治疗效果提供反馈信息，提出意见和要求，犹如父母与少年的关系。这种医患关系广泛地适用于患者，特别是急性病患者或病情虽较重但其头脑清醒，能够表达病情并与医生合作的患者，其要点和特征是"告诉患者做什么"。这种模式能够充分发挥医生的主观能动性，有利于提高诊治水平，是目前大多数人心目中的医患模式，但从总体上说，医患的权利是不平等的。

3. 共同参与型　共同参与型是指在医疗过程中医生和患者具有近似同等的权利和地位，共同参与医疗的决策和实施。此模式中患者的独立性更强，医患关系双方有着治好疾病的共同愿望和积极性。患者不仅主动配合并参与诊治，而且有一定的自我诊治能力，从心理和社会等方面能够促进患者达到最佳诊治效果和健康状态。这种模式多见于具有一定健康常识的长期慢性病患者，其要点和特征是帮助、指导患者自我治疗。这种模式对提高诊治水平，建立良好的医患关系具有现实意义。

（三）医患关系的性质

1. 契约性质　医患关系是建立在平等基础上的契约关系。通常所说的契约就是相关参与主体所达成的协议、合同，其主要内容是对各参与主体的权利与义务及其关系的相互约定。医患契约就是医生与患者就双方权利、义务及其关系做出明确约定的协议或合同。与一般的契约关系相比，医患之间的契约关系具有明显的特殊性，即契约中有更多的内容不是由双方随机、自由进行约定，而是由国家法律和社会道德的相关规范加以约定。例如对处于休克状态、需要急诊急救的患者，虽然没有取得患者、患者家属知情同意，没有经过签写契约的程序，但是医务人员绝不能以自己未有契约承诺为由，而否定自己救死扶伤的角色义务。在这种情况下，如果没有国家和社会道德给以特殊规定和保障，患者的生命就得不到及时抢救，医患契约中的平等性、公正性就会丧失。所以，为真正体现社会公平、保护患者生命健康权益，医务人员和患者都应正确处理契约关系。

2. 信托性质　在医疗活动中，患者把诊治疾病的愿望和恢复健康的期盼交付给医生，使医患关系具有信托性质。信托不仅是患者行使自主择医权的客观行为表达,而且是患者行使自主择医权的主观心理前提。信托是医患关系的基石。医患关系作为建立在信赖基础上的特殊人际关系更应强调医务人员的承诺和诚信,积极、主动地为患者服务。医务人员应以高尚的医德、精湛的医术、细心周到的服务赢得患者的信任;应十分珍惜患者的信任,把患者的信任转化为强烈的责任心和工作动力;同时还要正确对待个别患者的不信任,分析其中的原因并妥善解决。例如,有些患者青睐大医院、老医生,不太信任基层医院及社区医生的医术,被患者无端不信任的医务人员不能因为自尊心受到了伤害,便对患者采取不负责任的行为,而应真诚地对待患者,以优质服务改变患者的误解、偏见。

(四)医患关系对全科医学的重要性

全科医学的基本信念与全科医疗的基本特点决定了全科医生与患者,包括他的家庭甚至社区的成员之间必须具有良好的医患关系。没有良好的医患关系,全科医生将无法工作。

(1)全科医生对患者实行持续性医疗保健服务,对患者的责任不受时间、空间的限制,而且在全科医疗中有大量的慢性病的患者及其家庭需要全科医生长期的、稳定的、亲友式的照顾,有时这种照顾甚至需要伴随患者终生,这就需要有良好的医患关系作纽带。

(2)全科医生对患者实行个体化的医疗保健服务,应将患者看成是一个完整的、社会的人,而且是一个家庭和社会的成员。因此患者不是一个需要修理的机器,而是一个需要得到治疗、关心、尊重和信任的人,全科医生除了关心他的生理方面外,还需注重其心理、社会等方面的制约因素,而要做到这些,也需要有良好的医患关系作基础。

(3)全科医生应该给予患者可亲近性的医疗保健服务。全科医生随时随地地为患者提供医疗保健服务,是时间和地域上的亲近。亲近,还包括方法上、经济上的亲近,全科医生尽可能用自己的知识和技能、细心和爱心进行诊断,不需要过多地利用昂贵的器械检查,尽可能地选用价廉质优的药物和利用非药物的自然疗法进行治疗,因而患者易于接受。全科医疗保健还包括对患者心理和社会层面上的关怀,让患者及其家庭感觉可亲。全科医生能这样做,患者能接受,也需要良好的医患关系来支撑。

(4)全科医生服务是综合性的保健服务,不但不分性别年龄,而且也不分预防治疗。医生为患者治疗固然需要有良好的医患关系,预防工作发生在未病之时,就更需要有良好的医患关系作基础。

(5)全科医学为患者提供协调性保健服务,即充分利用患者家庭的、社会的各方面,凡能有利于患者治疗康复的、医疗的、社会的、经济的资源为患者服务。如果没有良好的医患关系,全科医生无法动用这些资源来服务于患者。

在全科医学的服务中,良好的医患关系对医疗质量有着至关重要的影响。相同的疾病、相同的治疗方法,但医患之间的信任度不同,关系密切的程度不同,治疗的效果也可以完全不同,因为全科医疗中的疗效事实上还包含着许多感情的因素。

二、医患关系的影响因素

(一)我国医患关系的困境

1. 医疗纠纷案件仍居高不下 自 2002 年 9 月 1 日《医疗事故处理条例》实施以来,全国各地法院受理的医疗纠纷案件也呈现出逐年增多的上升趋势,引起了社会各界对医疗纠纷的广泛关注。据有关资料显示,2002—2012 年,全国医疗纠纷案件在 10 年间增长了 10 倍之多,2014 年发生的医疗纠纷数量高达 11.5 万。

2. 医疗纠纷的处理更具有复杂性与专业性 医疗纠纷与一般民事案件不同,具有高度的复杂性与较强的专业性,主要表现在诉讼中对专业鉴定的强力依赖和审理周期较长。据报道,

2013年某省法院一审审结的医疗纠纷案件的平均审理天数为302.9天,最长审理天数长达2454天,且一半以上的案件都进行了鉴定。

3. 患方暴力索赔问题时有发生　现实中以索赔为目的的患方暴力是一种非理性的"维权",主要表现为患方既不向法院提起诉讼,也不去医调委寻求解决,甚至拒绝与医院协商,只是通过"闹"的方式给医院施压,从而获得高额赔偿。近年来,职业"医闹"加剧了医患矛盾。医闹摧残的不只是医务人员的身体和精神,甚至践踏了医务人员的人格尊严。

4. 患方索赔数额持续走高　一些不理性的患者在与医院发生纠纷时,常常直接上门"讨说法",而一些医院为避免冲突扩大和矛盾升级等麻烦,往往妥协选择"私了"方式解决纠纷,以高额赔偿来将严重医疗事故"捂住",这不但没有真正解决医患矛盾,反而助长了少数患者的贪婪、嚣张的气焰。

(二) 医患关系的影响因素

医患关系受到社会制度、医学科学技术的发展水平、宗教信仰、传统观念、物质生活水平等宏观因素影响,此外还受以下因素的影响。

1. 医务人员的因素　①医务人员的道德水平是影响医患关系的根本因素;②医务人员的专业水平是影响医患关系的重要因素;③医务人员的性格特征、交际能力;④医务人员的服务模式、医学观念;⑤医务人员的心理状态、对生活和事业的满意度;⑥医务人员自我管理能力,医疗纠纷的处理方式等。

2. 患者方面的因素　①患者或其家属的道德水平;②患者或其家属对诊疗结果的期望值和满意度;③患者或其家属对医学服务的认知能力水平;④患者或其家属的文化修养、社会地位、人格特征、个人品质;⑤患者或其家属的心理状态、既往的就医经验等。

3. 医疗管理方面的因素　①医疗设置的合理性;②医疗资源的可用性;③医疗机构的管理水平;④管理制度与监督机制是否完善;⑤收费是否合理;⑥医疗机构的服务理念等。

三、医患沟通技巧

(一) 医患沟通的内容

医患沟通是医务人员与患者、患者家属及相关人员之间,围绕患者疾病的诊断、治疗、预后、康复,以语言和非语言的方式进行的信息、情感交流。医患双方需要沟通的信息主要如下。

1. 患者需要提供的信息　如主诉症状、发病史、其他疾病、生活习惯、职业情况、家庭状况、经济能力、教育背景、心理个性、康复期望等。

2. 医方要告知的信息　如主要病情、治疗方案、检查结果、安全保障、费用选择、风险评估、预后转归、健康指导等。

医患沟通的内容不仅包括患者的伤病信息和诊疗信息,还包括与之相关的价值观、伦理观、经济利益、法律规章、文化习俗、情感意志等,这些复杂的信息交织在一起,相互影响,组成了医患沟通独特的信息群,并通过多种途径在医患双方间传递。

(二) 医患沟通基本技巧

1. 尊重和关心患者　大部分专科医生都过分关心疾病,却很少关心患者。全科医生坚持以人为本,先关心患者,消除患者的紧张情绪,营造一种亲切交谈的氛围,再进行详细的健康资料或疾病信息的采集。要问清疾病与患者的生活背景之间的关系,而不是仅仅问病。要让患者感受到全科医生的尊重与关心,以便构建良好的医患关系。

2. 耐心、仔细地倾听　善于倾听的人更受欢迎。作为全科医生,善于倾听是高素质的表现,也是与社区居民建立朋友式关系的有效方法。由于社区环境的开放性,社区医院常有一些老年人进来唠唠叨叨,如果医生视而不见或见面就问哪里不舒服,患者心中会不舒坦。因为他们有时候只是找自己信任的医生聊聊心事。他们并不需要答案,倾诉是他们唯一的目的。有时,面对"话多"的患者,你只需用心倾听他们的想法和见解,或随便谈谈工作、家庭、饮食,彼此间就会形成一种朋友式的关系,这有利于医患间开展治疗工作。

3. 采用开放式问诊 所谓开放式问诊,就是问题没有明确的对象,没有固定的答案,要求患者进行回忆和描述,由患者主动提供个体化的信息。通过患者用自己的语言描述自身的情况,对于获取患者更多的信息是有帮助的。全科医生在时间和目的上有更多的自由,在问诊中要多采取开放式提问。比如:你觉得自己有什么问题? 最近有什么特别的感受? 工作情况怎么样? 家里的情况怎么样? 医生可要求患者尽可能说得详细点,边想边说,尽量了解患者独特的主观感觉、体验和认识,而不是简单地让患者回答"是"与"不是",或"有"与"没有"等。全科医生多用开放式问诊,能更好地与患者有效沟通,全面了解病情,保证治疗的质量。

4. 有针对性地说明 与患者沟通要针对病情实际,客观简洁地说明各项检查的意义,治疗方案的利弊权衡等。还要根据患者及家属的受教育程度、认知水平、工作情况、年龄差异等实际情况采用不同的告知方式。这需要全科医生对患者有充分的了解,比如,针对老年患者,医务人员要耐心、细致,对重要的诊治措施不但要突出强调,而且要重复;不但要与患者沟通,而且要与患者家属沟通;对婴幼儿的诊治要与监护人沟通;与需要手术治疗患者家属的沟通,要充分说明手术的意义和风险,既要有语言的沟通,还要以签署手术知情同意书的方式确认沟通的结果;在与严重疾病患者沟通时,要认真考虑患者的心理承受能力,要与其家属沟通决定怎样告知患者病情。

5. 在沟通中深入分析、及时判断 与患者沟通,不仅要听、说,而且要分析。只有对沟通中获得的信息做出全面深入分析,才能正确认识患者的疾病。在与患者沟通的过程中,全科医生要将患者、患者家属对患者疾病情况诉说条理化,并结合医学知识、医生经验,形成对患者所患疾病的判断。这是由此及彼、由表及里、去粗取精、去伪存真的过程,反映了全科医生对患者的高度负责。

6. 对患者的需要及时做出反应 在绝大多数情况下,医护人员与患者交谈都带有一定的目的性。患者的一般需要和情感需要应得到及时回应,如患者诉说某处疼痛,护士应立即评估患者的疼痛情况,并给予及时处理。如问题严重,护士不能单独处理时,应及时通知医生进行处理,不能怠慢患者的真实诉求。

7. 注意保护患者的隐私 若谈话的内容涉及患者的隐私,不要传给与治疗和护理无关的医务人员,更不能当笑料或趣闻四处播散。《希波克拉底誓言》提出,凡我所见所闻,无论有无业务关系,我认为应守秘密者,我愿保守秘密。如患者的家庭史、个人史、婚姻史、个人爱好、身体有畸形或者是内心不愿意公开的秘密等,医务人员都不能随意泄露。如有必要转达给他人,应征得患者的同意。

8. 向患者提供健康教育 医疗活动中,应尽量利用与患者接触的机会,向患者提供有关信息,解答患者的疑问,进行恰当的健康教育。在向患者提供信息时,应使用通俗易懂的语言,尽量不用或少用医学专业术语。

(三)非语言在沟通中的运用

非语言交往手段主要是指借助于人的各种身体动作来传递有关的信息,因此也称为"身体语言",在医患沟通中有重要意义。

1. 面部表情 面部表情是人类心理活动的外在征象,人的喜、怒、哀、乐都可以从面部表情上反映出来。有些面部表情是有意识的,而有些面部表情却是无意识的,这与个人自控能力和生活经历有关。由于人们无法完全有意识地控制面部表情,所以从人的面部表情能更真实地了解内心世界。

Note

2. 目光接触　目光接触被认为是传达感情的最有效途径,如"画龙点睛"、"暗送秋波"。人们可以通过识别不同的眼神来了解个人的思维、情绪、感情、愿望、喜爱或厌恶、赞成或反对、诚实或虚伪等。转移目光可能表示害羞、心虚、防卫、不感兴趣;长时间的目光接触表示爱恋、喜欢、感兴趣或警告。当然,要读懂对方眼睛所"说"的话,还必须充分了解各种背景。目光接触在医患交往过程中具有十分重要的作用,可以给患者留下值得信赖的印象,也体现医生自身的修养和情操。

3. 身势语言　通过观察身体动作与姿势可以了解对方在想什么或更准确地理解对方的语言,聋哑人用手势语言就可以成功地进行交流。当然,一种身体动作在不同的人身上、在不同的场合可以有不同的含义。有意识的身体动作,直接反映个人的意图。一般认为,身势语言根据其意义可分成四种类型:①象征性身势语言:如一个人对你翘起大拇指,意思是你真了不起。②说明性身势语言:如说话时用手掌拍桌子,表示强调或恼怒;来回走动时说"怎么办? 怎么办?"表示焦虑不安。③表露感情的身势语言:如张开双臂表示欢迎;有力地握手表示热情、欢迎、感激;医生皱眉头,患者就会预料自己的病情可能很糟糕。④调整性身势语言:一般包括点头及眼部动作。向某人眨眼,可能表示反对、制止、拒绝或打招呼。

4. 嗅觉语言　人身上的、环境中的气味也能提供一些信息。临床上,医生可以根据病房的气味或者患者排泄物的气味来判断病情。如病房内有腐臭气味,多有浊腐疮疡;如果患者呼气带"烂苹果味",是消渴病重症;若呼气带"尿臊气",则多见于水肿重症患者。

5. 肌肤接触　最早的肌肤接触有利于母婴亲情的建立,也有利于婴儿建立安全感和对外界的信任感。成人的肌肤接触在交际场合确实代表着个体之间关系的亲密程度。当然,肌肤接触的方式具有明显的文化、种族差异。中国人喜欢用握手来表达感情,西方人喜欢用拥抱的方式,还有一些民族喜欢用贴脸、亲吻手背等方式。

6. 保持适当距离　交谈双方之间保持的距离也可以反映两者的感情和关系的亲密程度。人与人之间的距离分为三类:①亲密距离:0～45 cm,主要靠眼神、体温来传递感情,多见于恋人、母子之间。②普通距离:46～120 cm,常见于医患交谈、密友谈心等。③社会距离:150～200 cm,常见于陌生人交谈。医生与患者交谈时,彼此的距离和医生的位置也能反映医生对患者的态度。医生应该与患者面对面地交谈,不能侧着身体或背转身体,而且要与患者保持一段合适的距离。一位男医生与一位女患者交谈时,距离不能太近,以免引起误会。与传染病、性病患者交谈时,不能把距离拉得太远,应保持在礼貌距离内,以免加重患者的心理压力或冷落感。

(四)需要特别沟通的患者

1. 儿童　应使用儿童能了解的字眼,需多给予安慰和赞扬。

2. 青少年　他们对随诊家长的陈述往往表示不同的意见,应让他们本人尽量发挥。

3. 老年人　由于感官能力降低,思维不够敏捷,言语啰嗦,故医生应有耐心,对交谈的要点宜多重复。

4. 预后不良者　医生应充分表达同情,为患者谋求最佳处置。不应用不实的保证,以免日后因失望而绝望。不宜抑制其悲哀,而应给予心理上的支持。

5. 依赖性很强的患者　应告知医生能力的限度,鼓励他们主动地解决自己的健康问题。

(五)沟通效果的评估

(1)医患沟通对于建立良好的医患关系至关重要,沟通的成败可按照以下两点进行评估:①治疗的顺从性,顺从性佳者自然表示沟通良好。②关系的持续性,与患者建立了持续性关系者自然表示沟通的成功。

(2)当治疗的顺从性不佳及患者满意度差时,要考虑有无沟通的困难。患者满意率差常因以下因素引起：①医生只谈病情而缺少社交上的沟通。②医生只从医学的立场处理病情，而患者所关心的事未被重视。③医生与患者人格特质、目标、认识上的差距过大。沟通不良如属前两项因素引起，医生应该改进其工作；如属人格特质的差距，估计较难改善时，可考虑予以转诊。

四、医患沟通的伦理学原则

（一）医患关系发展趋势与医学道德

1. 民主化趋势及其道德要求 民主是社会主义核心价值观的重要组成部分。在医疗活动中，民主不仅是一种良好的医疗作风，而且是医务人员首先追求的道德境界，是医务人员对患者自主性、人格尊严的尊重和维护。它反映在医患关系中，主要体现在患者维护自身权益的意识在逐渐形成并不断强化，医务人员也更加自觉地尊重、维护患者的自主权。医患关系在伦理层面的"信托-契约-合作"性质，体现了医患关系的民主化趋势。

目前，我国医患关系的民主化趋势不断增强，"指导-合作型"、"共同参与型"的诊疗模式正逐步成为医患关系的主流。患者的素质不断提高，平等、民主、维权意识不断上升，医疗保健需求不断增长，出现了多元化、全方位、多层次、高标准的医疗保健需求，对医务人员道德水平和专业技能提出更高的要求，尤其对医患关系中的道德建设提出了更高的要求。医患关系民主化趋势提出的道德要求有两个方面：一是以人为本，尊重患者；二是平等待患，一视同仁。

2. 医患关系法治化趋势及其道德要求 在我国，传统的医患关系基本依靠道德来维系。20世纪后期，特别是改革开放以来，医患之间的权利、义务关系日益社会化、复杂化，加快了医疗卫生服务的法治化进程，患者的权利在法律上得到了越来越多的保障，法律规范逐步成为医患关系的制约手段，为从道德层面上构建新型医患关系提供了法律基础。比如，《中华人民共和国执业医师法》《医疗事故处理条例》以及其他医事法律文件，吸纳了现代医学伦理的理念。

医患关系法治化既反映医学道德进步的要求，又在医学道德进步中发挥着保障和促进作用，反映了医疗活动中法治与德治的有机结合和相互促进。在处理医患关系的实践中，医患双方都特别关注的法律规则、法治的力量和作用也确实是十分巨大的，但是法治的力量和作用只有以医学道德为依托，只有同德治结合，才能取得预期的效果。在现代医患关系的构建中，法治不仅不能取代、排斥医学道德建设的地位和作用，而且对医务人员提出了越来越高的职业道德要求。

3. 医患关系物化倾向及其道德要求 在专科医疗活动中，仪器设备在诊疗中的作用越来越突出，仪器设备作为不可或缺的中介物，频繁地出现在医患交往中，使医患关系形成了一种"人（患者）-机（物）-人（医务人员）"交往模式。这种现象带来了双重伦理效应。首先是正效应，随着科学技术进步，诊疗设备的大量投入使用，使医生的诊断越来越准确，使治疗越来越及时、有效。仪器设备的合理运用最大限度地减轻了患者的损伤和病痛，降低了医务人员的劳动强度。其次是负效应，一是使医务人员产生了依赖医疗仪器的心理，个别医生甚至错误地认为，先进的医疗仪器完全可以代替对患者必要的问诊、细致的体格检查以及科学缜密的临床思维；二是导致"看病贵"，高新仪器增多，检查项目成本高、费用大；个别医生单纯追求经济效益，忽视患者的病情是否需要，出现过度检查现象。

医患关系的物化倾向要求医务人员加强职业道德修养，合理使用高、新医疗仪器设备。要严格把握适应证，充分考虑病情是否需要，充分考虑可供选择的医疗仪器设备的使用先后，充分考虑患者及其家庭的经济承受能力。高、新医疗器械绝不能代替医患之间的必要交流，绝不能代替询问病史、临床体格检查和临床思维。这既是临床诊疗的技术要求，也是临床诊疗的道德要求。

（二）医患沟通的伦理学原则

要实现与患者的有效沟通，必须坚持以下原则。

Note

1. 以人为本、人道主义原则　医患沟通必须坚持以人民为中心的思想,一切从人出发,尽可能地满足服务对象的健康需求,最大限度地提高生命质量,这是医学本质的重要体现和实现医学目的的重要手段。医生要用真实的情感和负责的态度去感化患者,真诚倾听患者的主诉,对待患者不仅要想到"病",还要设身处地地为生病的"人"考虑。

2. 德技并重、以德为先原则　医患沟通作为临床医疗过程的重要组成部分,更是全科医学的核心内容,全科医生必须将高尚的医德与精湛的医术融为一体,去赢得患者的信任。医务人员和蔼的态度、通俗的语言、优雅的举止,既体现了医务人员的人文素养,也体现了科学精神。"技"包括了专业技能和沟通技巧等内涵。良好的医患关系有利于进行和谐的医患沟通,增进医生对病情的了解,从而更好地辨证施治,提高诊疗效果。

3. 平等合作、以爱感人原则　医患双方是平等的,这是充分沟通的前提。医者要尊重患者对诊治的要求和意见,让患者参与决策。要与患者的家属保持良好的沟通,协调好各种可用资源。医者对患者的爱心,往往成为患者是否愿意和医务人员沟通的关键。医务人员只有克服因职业而产生的对患者疾苦表现出的淡漠,对患者具有同情心,保持耐心,才能和患者有深入有效的沟通。

4. 保守医密、尊重患者原则　医务人员有责任对患者的隐私进行保密,珍惜患者的信任,尊重患者的隐私权。尊重患者是医患沟通的前提,人与人之间的任何沟通都是以尊重为基础的。医务人员以为患者解除病痛为目的,应积极主动地与患者沟通。同情是尊重的基础,清代著名医家费伯雄说,我之有疾,望医之相救者何如? 我之父母妻子有疾,望医之相救者何如? 理解是尊重的前提,唐代名医孙思邈说,见彼苦恼,若己有之。尊重患者、关心患者,并且开放自己,开动脑筋,善于与患者进行感情沟通,多给患者精神上的鼓励。

5. 举止文明、环境舒适原则　宋代《小儿卫生总微论方》提倡医生要"正己正物"。"正己"在"正物"之前。"正己"指精通医理,严肃医风,包括性情要温柔典雅,为人谦虚恭逊,举止合乎礼节,动作文明轻柔,不装腔作势,不妄自尊大。作为全科医生,一是要注意自己的仪表、言谈举止,保持良好的形象,让患者充分信任;二是用通俗的语言、恰当的方式与患者沟通,注意自己的表情、眼神和姿势;三是要积极创建整洁、舒适、安全、文明的全科医疗诊治环境,改善患者的就医情绪。

本章小结

人际交往与医患沟通	学习要点
人际关系概述	人与人之间的关系
人际关系一般原则	平等原则、尊重原则、宽容原则、真诚原则、互助原则
人际吸引	人与人之间在交往中形成的在情感方面相互喜欢和亲和的心理现象
医患关系概述	医院工作者群体与患者群体之间的关系
医患关系的影响因素	有医务人员方面、患者方面和医疗管理方面的因素
医患沟通的技巧	耐心、仔细地倾听,尊重和关心患者,采用开放式问诊,有针对性地说明,在沟通中深入分析、及时判断,在患者需要时及时做出反应,注意保护患者的隐私,向患者提供健康教育
医患沟通的伦理学原则	以人为本、人道主义原则;德技并重、以德为先原则;平等合作、以爱感人原则;保守医密、尊重患者原则;举止文明、环境舒适原则

能力检测

一、单项选择题

1. 人际关系的一般原则不包括(   )。

A. 平等原则   B. 和平原则   C. 宽容原则   D. 真诚原则   E. 互助原则

2. 医患关系的性质是(   )。

A. 医患关系是一般的契约关系

B. 医患关系是纯粹的信托关系

C. 医患关系是在信托关系基础上的契约关系

D. 医患关系是信托关系就不是契约关系

E. 医患关系是契约关系就不是信托关系

3. 共同参与型和指导-合作型医患关系日益成为占主导地位的医患模式,说明医患关系呈(   )。

A. 民主化趋势   B. 物化趋势   C. 法制化趋势

D. 分化趋势   E. 商品化趋势

4. 医患关系是契约关系,表明(   )。

A. 医患关系不是民事法律关系

B. 医患之间是平等的

C. 医患关系的主体是来就诊的患者

D. 医患关系是患者出于无奈与医务人员及医疗机构结成的

E. 医患关系的客体是社会

5. 医患关系出现物化趋势的最主要原因是(   )。

A. 医学高技术手段的大量应用   B. 医院分科越来越细,医生日益专科化

C. 医生工作量加大   D. 患者对医生的信任感降低

E. 患者过多依赖医学高技术的检测手段

6. 为维护医患之间相互信任的关系,医师必须做到下列各项工作但应除外(   )。

A. 主动赢得患者信任   B. 珍惜患者的信任

C. 对患者所提要求言听计从   D. 努力消除误解

E. 对患者出现的疑虑尽量澄清

7. 现代医学实践中医患关系的常用模式是(   )。

A. 主动-被动型   B. 相互协作型   C. 指导-合作型

D. 指导-参考型   E. 共同参与型

二、简答题

1. 人际关系的一般原则有哪些?

2. 医患关系的模式有哪些?

3. 医患关系的影响因素有哪些?

参考答案

(崔　燕　王进文)

Note

第三章　以社区为范围的健康照顾

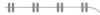

教学 PPT

![学习目标]

1. 知识目标:掌握社区的概念及组成要素,社区常见健康问题的特点;熟悉社区卫生诊断的概念、目的及步骤,社区与健康的关系,社区干预与社区筛检的概念及其方法;了解发展社区卫生服务的重要意义。

2. 能力目标:能够开展社区卫生诊断、社区筛检、社区干预;能够以有效的方式参与社区照顾。

3. 素质目标:树立以社区为范围的健康服务理念,培养社区人文精神。

第一节　概　　述

人与环境息息相关,机体随时与外界环境进行物质与信息的交换。人们因生活的需要而聚居在一定的地域,形成了相对固定的活动范围——社区。社区是影响个人及其家庭健康的重要因素。

以社区为范围的健康照顾,又称以社区为基础的健康照顾,是健康服务的第一线,可以解决约80%的常见健康问题。它把社区医学的理念、流行病学的方法与为个人及其家庭提供连续性、综合性、协调性服务的日常医疗保健活动相结合,从个人健康照顾扩大到家庭健康照顾,从家庭健康照顾扩大到社区健康照顾,通过动员社区医疗服务者参与和实施社区卫生服务计划,主动服务于社区中的所有个人和家庭,维护社区健康。因此,以社区为范围的健康照顾是全科医学的重要特征之一,它指导全科医生在其医疗实践中,不仅提供个体服务,而且还兼顾患者家庭和社区群体的照顾。

一、社区的概念与组成要素

(一) 社区的概念

社区(community)是社会组成的基本单位。在不同的历史时期、不同的研究和应用领域,对社区的定义有所不同。早在1881年,德国社会学家 F. Tonnies 将社区定义为:以家庭为基础的历史共同体,是血缘共同体和地缘共同体的结合。我国社会学家费孝通先生将社区定义为:社区是若干社会群体(家庭、氏族)或社会组织(机关、团体)聚集在某一区域里所形成的一个生活上相互关联的大集体。世界卫生组织于1978年在阿拉木图召开的国际初级卫生保健会议报告中指出:社区是以某种经济的、文化的、种族的或某种社会的凝聚力,使人们生活在一起的一种社会组织或团体。

Note

目前国际上对社区概念采用最多的是世界卫生组织对社区的定义,而国内多采用费孝通对社区的定义。不管采用哪一种社区的定义,其最核心的内涵是社区中的人们具有某种内在的联系。

(二) 社区的构成要素

1. 一定数量并相对固定的人群 人群是社区的主体,有家族性的血缘关系、有一定的社会关系,以某种生产关系为基础而聚集在一起。社区人口的数量可多可少,并无一定的要求。世界卫生组织认为,一个有代表性的社区,其人口数在10万至30万。人口因素主要通过人口数量、结构、素质、分布、流动和迁移等对社区产生影响。

2. 一定的地域 社区存在于一定的地理空间和范围内,是社会空间和地理空间的有机结合。面积的大小目前没有一定的标准。世界卫生组织提出的社区面积为 $5000 \sim 50000 \ km^2$。

3. 一定的生活服务设施 社区生活服务设施包括学校、医院、文化市场、商业网点、交通、通信等。这些生活服务设施可以满足居民的物质需要和精神需要,是衡量社区发展程度的重要标志。

4. 特定的生活方式和文化背景 由于长期生活在同一地域,社区居民有某些共同的需要,也有某些共同的问题,如生活状况、卫生服务、教育水平、环境污染问题等。他们往往有一些相同的生活方式,因此他们不仅具有一定的共同利益,而且具有特有的文化背景、行为准则,以维持人际关系的相互协调。

5. 一定的生活制度和管理机构 为满足社区居民的需要和解决社区面临的问题,社区应建立一定的生活制度和规章制度以满足社区居民的需求,解决社区面临的问题,维护社区的稳定和发展。社区管理机构,如街道办事处、居委会以及各种社团组织,是保障制度落实的组织。社区管理机构的领导者是社会经济生活的组织者,也是基层卫生保健事业的组织者和管理者,是开展社区医疗保健服务的组织保证。

社区的五个构成要素中,人群和地域是两个关键要素。社区人群、地域的大小往往有较大的差异,但任何社区一般都具有以上几个要素,使社区成为一个有组织的社会实体。

(三) 社区的类型

社区一般可分为生活型和功能型两种类型。生活型社区是根据居民居住的区域不同而形成的不同的社区,如街道、乡镇、居委会等。功能型社区是根据居住的居民的某种共同特征,包括共同的兴趣、利益、价值观以及职业等发生相互联系形成的社区,如学校、工厂、军队等。

我国目前又将生活型社区分为三个基本的小的类型,即城市社区、农村社区和城镇社区。

从社区的分型可以看出,社区的范围可大可小,人群的数量也可多可少。在全科医疗实践中,要确定社区的范围,需要考虑多种因素。

二、以社区为范围的健康照顾的含义

(一) 概念

以社区为范围的健康照顾是在政府领导、社区参与、上级卫生机构指导下,以基层卫生机构为主体,全科医生为骨干,合理使用社区资源和适宜技术,以人的健康为中心、家庭为单位、社区为范围、预防为导向,以妇女、儿童、老年人、慢性病患者、残疾人等为重点,融医疗、预防、保健、康复、健康教育、计划生育技术服务为一体的,可及、综合、连续的基层卫生保健服务。

(二) 以社区为范围的健康照顾的特点

(1) 服务场所在社区,提供服务的主体是基层医疗机构。

(2) 服务对象是整个社区人群,重点人群是妇女、儿童、老年人、慢性病患者、残疾人等。

（3）所提供的服务内容是以发现和解决社区主要卫生问题为主。

（4）提供的服务必须是居民在经济上能够承担且易于接受的项目。

（5）服务目标必须以社区"需求"为导向，而不是以"需要"为导向。

（6）是在政府领导下的社区共同参与。

（三）基本原则

（1）坚持全方位为人民健康服务的宗旨，坚持社区卫生服务的公益性质，注重卫生服务的公平、效率和可及性，把社会效益放在首位。

（2）坚持政府主导，公有制为主体，鼓励社会参与。

（3）坚持公共卫生与基本医疗并重，中西医并重，预防为主，防治结合。

（4）坚持以区域卫生规划为指导。引入竞争机制，合理配置和充分利用现有卫生资源；努力提高卫生服务的可及性，做到低成本、广覆盖、高效益、方便群众。

（5）坚持因地制宜、实事求是。积极稳妥，循序渐进，分类指导，以点带面，逐步完善。

三、以社区为范围的健康照顾的形式

（一）以社区为范围的健康照顾的内容

1. 社区预防服务　针对社区内的所有居民，包括健康人群、亚健康人群、高危人群、职业人群、患者等开展传染病、非传染病、慢性病和突发事件的群体预防和个体临床预防服务。

（1）传染病预防即社区的第一级预防（病因预防）、第二级预防（五早预防）和第三级预防（预后与康复）。

（2）非传染病和慢性病的预防即第一级危险因素预防、第二级早期疾病干预、第三级防残预防。

（3）突发事件的预防是指针对隐藏在社区"健康人群"中可能会突然发生严重问题的临床预防服务。

2. 常见病和慢性病治疗　根据社区居民的常见病和慢性病而开展的门诊和住院服务，以及家庭治疗、家庭访视、临终关怀等健康服务。

3. 社区康复服务　对社区慢性病患者、伤残患者、老年患者进行医院、社区和家庭康复工作。

4. 社区保健服务　对社区居民进行保健合同制管理（如签订保健合同），进行定期健康保健管理，如建立健康档案、健康咨询及健康指导。

5. 健康教育与健康促进　健康教育是实施传染病、非传染病、慢性病和突发事件的预防的重要手段，很多卫生问题（如吸烟、酗酒、饮食不当、性淫乱、吸毒及药物滥用等）可以通过健康教育得以纠正，从而促进健康。

6. 计划生育技术指导　对社区育龄人群的计划生育和优生优育工作进行科学的指导。

（二）以社区为范围的健康照顾的方式

（1）门诊服务是社区卫生服务的最主要服务方式。

（2）出诊服务。

（3）急诊与急救服务。

（4）巡回医疗。

（5）家庭访视。

（6）家庭病床和家庭护理。

（7）住院服务。

（8）会诊与转诊。

（9）契约服务。

（10）就医指导与医疗咨询。

（11）临终关怀服务。

四、以社区为导向的基层医疗

以社区为导向的基层医疗（community oriented primary care，COPC）是基层医疗的一种特殊形式，也是全科医生提供社区健康照顾的一种重要工作方式。最初是在 20 世纪 30 年代由以色列 Dr. Sidney L. Kark 提出，是他在以色列屯垦区多年实践经验的总结并推荐的基层医疗模式。Kark 医生强调健康问题与社区的生物、文化、社会特征密切相关，主张基层医疗服务不应仅局限于患者和疾病上，应该把服务的范围从单一的临床治疗扩大到社区健康，以流行病学的观点提供完整的照顾。这一做法成为同时解决个体医疗和社区保健的基层医疗模式，被称为"以社区为导向的基层医疗"。COPC 是对社区医学和家庭医学在社区实践中的优化组合，以社区医学为指导，基础医疗为基地，以全科医疗的形式实施照顾。COPC 关注社区，通过社区诊断发现问题，分析社区内影响健康的因素，动用基层医疗和社区的力量，实施以社区为范围的健康目标。

（一）COPC 的定义与特征

1. 定义 COPC 是一种将社区和个人的卫生保健结合在一起的系统性照顾策略，是在基层医疗中重视社区、环境、行为等因素与个人健康的关系，将服务的范围由临床医疗扩大到从流行病学和社区的观点来提供照顾。

2. 特征 COPC 的基本特征有：①将社区医学的理论、方法与临床技能结合起来；②通过社区诊断确定社区健康问题及其影响因素；③设计可行的解决方案；④运用社区资源实施社区健康项目并予以评价；⑤所开展的项目对社区全体居民的健康负责；⑥保证医疗保健服务的可及性和连续性。

（二）COPC 的基本要素

COPC 包含三个基本要素：一个基层医疗单位（如街道医院或乡镇卫生院）、一个社区内特定的人群和一个明确的解决社区主要健康问题的实施过程。COPC 将基层医疗实践与流行病学、社区医学有机结合起来，扩大了基层医疗的范围，形成了立足社区、以预防为导向、为社区全体居民提供服务的新型基层医疗模式，其重心是社区保健。

（三）COPC 的意义

（1）可以深入了解人群健康问题的真正原因。维护个人、家庭的健康必须以社区为导向，以获得健康问题的完整的、真正的原因。

（2）以社区背景观察健康问题，暴露涉及的全部因素，有利于科学地诊治慢性病和提供合理的照顾。

（3）以社区为范围，全科医生关心健康人群、求助者和患者，有利于完整地维护居民健康，并将预防疾病的知识传播给社区居民。

（4）能合理利用有限的卫生资源，群防群治，最大限度满足居民的健康需求，有效地控制疾病在社区的流行。维护社区人群健康是整个社区及社会的责任，社区积极参与可弥补卫生资源的不足，使维护健康的活动在政策、制度、行政干预下成为全体居民参与的群众行为，提高社区卫生服务效果。

（四）COPC 的实施程序

1. COPC 实施过程

（1）确定目标社区、社区人群，以及一个主要负责的基层医疗单位。

Note

（2）评价人群健康状况，确定社区的主要健康问题。

（3）确定需要优先解决的健康问题，并制订社区干预计划。

（4）实施计划，并加强监控以提高干预质量。

（5）评价计划，包括评价过程、评价效果及评价影响。

2. COPC 的实施阶段　根据 COPC 的实施情况，一般可分为 5 个实施阶段或等级。

0 级：未开展 COPC，只对就诊者提供非连续性的医疗，没有社区的概念，不关注社区的健康问题。

1 级：对所在社区的健康统计资料有所了解，缺乏第一手资料，以医生的主观印象推断解决健康问题的方案。

2 级：对所在社区的健康问题有一定了解，有间接调查得到的社区健康问题资料，具备制订计划和进行评价的能力。

3 级：通过社区调查或社区健康档案资料，掌握 90％以上居民的健康状况，针对健康问题采取解决方案，但缺乏有效的预防策略。

4 级：建立了社区居民的健康档案，掌握了所有健康问题，具有有效预防、保健和治疗疾病的措施，建立了社区健康问题资料收集渠道和评价系统，具有解决问题和管理社区资源的能力。

第二节　社区与健康

一、以问题为导向的临床思维模式

专科医生主要以分解、还原论为主导的思维模式来诊断疾病，而全科医生更多地以综合、系统的思维模式以及从各种疾病症状和健康问题的辩证思维和治疗出发，更好地践行现代医学模式的要求。全科医学运用整体性逻辑思维和辩证思维，全面、系统地认识、处理、把握各种疾病和健康问题，运用动态、联系和发展的眼光来看待各种疾病现象和问题的发生、发展、相互关联及相互转化过程。不仅如此，还要求全科医生的诊疗必须将个体与其密切相关的工作环境、生活环境、社会环境以及各种健康影响因素联系起来，学会运用临床医学、社会医学、社会学、流行病学、循证医学等相关知识、技能和方法来诊断、处理相关问题。

（一）实施以问题为导向的健康照顾的意义

实施以问题为导向的健康照顾，有助于全科医生在提供医疗服务的过程中，始终围绕问题开展工作，使问题成为联系和贯穿诊断、治疗、康复、健康教育和健康促进、健康管理等多种健康服务活动的主线和聚焦点，以确保在发现问题、分析问题、诊断问题、处理问题的整个过程中，找出真正问题，维护患者整体的健康。面对众多纷繁而复杂的生命现象，以问题为导向的健康照顾有助于全科医生通过多种渠道收集与患者健康需要密切相关的资料和信息，提高全科医疗服务的目标性、针对性和有效性。

在实践工作中，全科医生的工作范围大、内容多、服务方式多样，以问题为导向的健康照顾可以满足患者生理心理、社会多方面的健康需求。强调以问题为导向，可以为全科医生工作指明必须遵循的整体性思维方法和流程，使其在满足多元化健康需要的服务过程中，不会因任务繁杂而失去工作重心和方向。全科医生在实施以问题为导向的健康照顾过程中，应了解和区分不同的健康问题，分清表象问题和本质问题、普通问题和重点问题、一般问题和关键问题，学会筛选本质问题、关键问题、重点问题，确定并实施优先干预策略，避免由于"眉毛胡子一把抓"而陷入问题堆中，诊疗不当而又耗费精力。

此外,在全科医疗服务中,全科医生遇到的大部分健康问题尚处于早期未分化阶段,很多患者是以"问题"来就诊的,而不是以疾病来就诊的。这些"问题"大多是一些症状。有些是一过性的症状,往往无须也不可能做出病理和病因学诊断;有些症状属于健康问题,但不属于疾病的范畴,这些症状有可能是慢性病和严重疾病的早期症状。全科医生作为首诊医生最重要的职能就是对产生症状的最可能病因做出判断,同时排除严重的疾病。全科医生需要处理的问题中常见病、多发病居多,健康问题多于疾病问题。因此,全科医生必须掌握各种疾病的诱因、自然史、流行病学特点和临床表现方面的知识,以确保问题的及时发现和准确诊断。

实施以问题为导向的健康照顾,并非要全科医生只注重问题本身,还要其关注导致问题产生的内在原因、外在环境因素及患者本身,否则会使医生忽视对人的整体性和目标性的关注,出现"只见疾病不见人""只见树木不见森林"的现象。特别是当身患多种疾病的慢性病患者就诊时,如果医生为了使每一个问题都得到准确的诊断和治疗,很可能会开出一大堆诊断性检查单,以及分别治疗每一种疾病的药物,使患者成为名副其实的"药罐子"。当医生的目光中只有患者的一系列具体而详尽的问题时,患者很容易被淹没在这系列问题的诊断和治疗活动之中。因此,实施以问题为导向的健康照顾,强调任何疾病问题都是人的问题,必须将人作为整体和目标,整合所有的治疗方案,采取综合治疗策略来帮助患者全面恢复健康。

(二) 以问题为导向的个体健康照顾

全科医生在医疗服务中遇到的疾病通常是未分化的、一次性的,并且多数属于心理、社会层面上的问题。因此,全科医生在诊断的理念上应该以解决和协助解决患者的健康问题为其诊疗目标,即实施以问题为导向的健康照顾,而非机械地追求确切的生物学诊断,以及在明确诊断的基础上才开始治疗。

实施以问题为导向的个体健康照顾,不仅应了解各种症状问题产生的生物学原因,而且还应了解其产生的心理学和社会学原因。很多研究证明,在疾病形成过程中,由生物学因素导致的疾病只占全部疾病的小部分,而不良行为生活方式和心理、社会因素所占的比重却很大。因此,全科医生在诊断和治疗上,应对上述导致健康问题的原因予以高度重视。

实施以问题为导向的健康照顾,要求全科医生在服务过程中,始终围绕疾病与健康问题,准确分析和鉴别常见病的一般症状和特异症状,并善于从患者主述的一系列问题症候群中分清主要问题和次要问题,善于把握疾病问题的实质,从系统的角度全面分析各种症状信息,从而避免可能发生的误诊。此外,由于疾病的发生、发展往往要经历一个相对漫长的自然进程,疾病症状表现为多样性,使得人们很难在疾病发生初期找到疾病的特异性症状并做出准确的诊断。因此,全科医生应该充分利用与患者之间形成的相对稳定的医患关系,不断观察、跟踪疾病和健康问题的变化,及时收集各种相关信息,以调整和修正自己的最初判断及对疾病的处理方案。

以下案例为全科医生在日常诊疗工作中正确处理各种疾病与健康问题提供了一定的启示。

患者,男,52 岁,教师,因上腹隐痛前来就诊。下面是患者就诊时与医生的对话及诊疗的过程。

患者:"医生,我感觉上腹部的中央隐隐作痛。"

医生:"您有过胃病吗?"

患者:"有过。"

医生:"常犯吗?"

患者:"不常犯。"

(医生按压患者上腹部,未发现明确的压痛部位。)

医生:"大便正常吗?"

患者:"正常。"

医生:"粪便的颜色发黑吗?"

患者:"好像有些发黑。"

医生:"最近做过胃镜检查吗?"

患者:"没有。"

医生:"那么,您应该做一次胃镜检查,不过您先得验一次血,检查是否有乙肝病毒携带的情况,然后我们再为您安排做胃镜检查。"

患者:"医生,我上腹痛。"

医生:"等检查清楚,才能对症下药啊,回去吧。"

次日凌晨患者因上腹痛向右下转移诊断为急性阑尾炎穿孔,急诊入院手术治疗。

上例患者所患的是很常见的急性阑尾炎。其上腹痛原因是阑尾炎早期有反射性上腹痛。该病例被误诊的原因固然有体格检查不细致,未检查右下腹麦氏点部位,也有医生定势思维的原因。医生只做了上腹部有无压痛的检查,未发现有明显的压痛点时,医生便怀疑患者得了溃疡病。在医生的提示下,患者含糊其辞,回答了粪便的颜色"好像有一点发黑",更促成了医生对溃疡病的考虑。此时医生考虑的仅是患者的溃疡病可能有了癌变,至少也是溃疡病活动期,所以便劝告患者做胃镜检查。患者再次向医生提到腹痛的事(这是患者的关键健康问题,也是患者来就诊的目的),然而医生却不重视,只是强调需要检查清楚后再说,表明医生只重视生物学的诊断,而漠视了患者的问题,以至于引起误诊。

在全科医疗中有许多疾病是早期的、未分化的。这些疾病尚未"成形",就诊时尚难达到明确的生物学诊断标准,然而全科医生却不能不予以处理。在全科医疗中还有许多心理或社会层面的不适而非疾病,这些"不适"常常没有确切的生物学诊断依据。对于这些"不适"问题,全科医生当然应该给予相应的处理,而且也应尽可能寻找问题的成因。案例中,如果医生不是只追求明确胃部疾病的诊断,而是重视其腹痛的问题,告知如向右下腹转移,应立即来复诊,或许可以避免阑尾炎穿孔的结果。所以,即使有明确的生物学的"疾病",在临床诊疗过程中亦应重视"问题"是否已被解决,要以解决"问题"为目标。

因此,确立解决患者问题的思维方式十分重要,全科医疗应以患者的健康问题为导向,即使在诊断明确之后针对疾病进行治疗时,仍需"以问题是否已解决"来评价治疗的效果,以及修正所获得的诊断。

(三) 以问题为导向的群体健康照顾

以问题为导向的健康照顾不仅适用于存在健康问题的个人,而且也适用于家庭和社区的人群。家庭对健康的影响是双向的。家庭生活中的压力或危机事件如丧偶、离婚、失业、退休等都可以影响其他家庭成员的健康,而家庭的支持和关爱等可以促进健康的恢复,故全科医生一方面要努力发现家庭成员的健康问题,帮助家庭成员规避这些危害因素或使这些因素对健康的影响减小到最低程度;另一方面要调动家庭的有效资源来促进家庭成员健康问题的解决,坚持以问题为导向来开展社区人群的健康照顾。每个社区都有自己的特征和主要健康问题。全科医生要对社区的主要健康问题做出社区卫生诊断并加以解决。例如:一位全科医生在社区中发现许多老年人的营养状况不尽如人意,通过社区卫生诊断发现老年人的营养不良是由于该社区及其附近缺少牙科医疗服务,老年人牙齿脱落未能很好地修复,导致常年食用一些无须咀嚼的、缺乏营养的食物。因此,缺少牙科医疗服务,老年人牙齿脱落未能修复,成为该社区的健康问题。基于此,该全科医生向当地卫生行政部门建议增设牙科诊所,以解决社区老年人的健康"问题"。

(四) 基于以问题为导向的疾病症状与疾病本质

人们对客观事物的认识,在于透过现象揭示其本质,患者的病史症状、体征等临床表现及

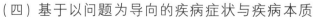

各项辅助检查结果,都是疾病的现象。全科医生最重要的技能是能透过现象和症状看本质,学会通过分析各种症状找到导致患者健康问题或疾病产生的根源。因此,科学地处理和把握疾病、健康问题的症状与本质之间的关系,是全科医生必须学会和掌握的基本技能。

1. 疾病症状与疾病本质 症状是指在疾病状态下机体发生病变而表现出来的异常状态,是患者的自我感觉,比如发热、咳嗽、恶心、呕吐、疼痛、瘙痒等都是症状表现。病因是指导致疾病出现的根本性原因,例如,婴幼儿常见的维生素 D 缺乏性佝偻病,缺乏维生素 D 是导致该病的病因。在全科医生的诊疗过程中,首先接触的是疾病症状,一般来说,症状反映出的只是疾病问题的表象,而不是问题的实质。症状是外显的,是可以直接感知的;而病因是疾病内在的,是深刻的疾病本质,需要借助于一定的方法和手段才能把握疾病。症状所呈现出的现象分为真象和假象,真象是从正面表现本质,而假象是从反面歪曲表现事物的本质。因此,全科医生必须具备透过现象看本质来实施诊断的能力和技巧。

由于疾病的本质常常是潜隐的,人们肉眼通常观察不到其病理变化,必须借助于多种实验检查方法从整体水平到器官、组织乃至分子水平去探求,而各种症状则是疾病的外在表象,疾病的诊疗过程就是要通过观察各种疾病症状去认识疾病本来的面貌,只有在明确病因诊断之后,才可以从根本上对疾病进行治疗并将问题根除,但是症状和疾病的关系又是复杂的,不同的疾病可以有相同或类似的症状,如感冒、肺炎、肺结核等都可能出现咳嗽症状等,而同一疾病又有不同的症状。

病因是本,在疾病发展过程中处于支配地位,决定着各种病症的表现和转变;而症状是标,在发展过程中还会受患者的年龄、职业、体质等多种因素的影响而呈现出多样性,全科医生的任务就是要从了解不同的症状入手,去探索疾病的发病机制和根源。显现于外的症状常常是复杂和多样化的,症状和疾病之间存在着偶然和必然的联系。症状和疾病的区别不是绝对的而是相对的,当一种慢性临床症状长期严重地威胁患者的生活质量和工作能力时,人们已经逐渐将其当作一种疾病来看待,如原发性三叉神经痛、损伤性神经性疼痛、中枢神经痛、偏头痛等,目前临床教科书中已经将它们作为疾病来描述。

2. 症状在疾病诊断中的意义 症状包括自觉症状与他觉体征,是机体有了疾病时的外在表现,是诊断疾病的依据。在医学发展的初期,人类对疾病并不了解,也无法对病因做出明确的诊断,因而最初主要从认识症状和对症状治疗着手,即解除痛苦,并在长期的医学实践中逐步学会了从认识疾病现象到把握疾病本质的各种方法。因此,准确地发现症状,对症状辨别分析,了解其产生的原因,探讨其所反映的内在病理本质,对诊断具有重要意义。由于患者就诊时往往表现出多种症状,全科医生首先要在患者主诉的症候群中,抓住和确定主要症状,并以此作为诊断的主要线索;在此基础上,全面了解病情,从整个系统的角度来把握症状,以防止误诊,实现正确诊断疾病的目的。

全科医生应该学会以系统和联系的观点,全面、辩证地看待症状和疾病的关系。一个考虑不全面的医生往往对局部和整体、一般特征与个别特征之间的联系分析不够,忽视疾病局部症状与疾病整体的关系,从而无法正确诊断疾病。

3. 实施症状治疗的意义与方法 全科医生面临的众多健康问题并不一定必然转化为疾病,而且在疾病的早期,很多症状是不稳定的,甚至是一过性的,许多症状的转归具有高度不确定性。同样,由于缺乏对这个阶段疾病和健康问题的敏感特异诊断方法,使得相当部分疾病难以得到明确的诊断,此时,如果要求所有医生只有在等到疾病确认以后,方可采取干预和治疗措施,可能会错过疾病的最佳干预时机。因此,关注对各种症状的临床思考并建立一套行之有效的正确思维方法是十分必要的。

实际上,针对主要症状进行治疗也是临床医疗的一个重要组成部分,特别是当有些疾病的症状严重危及健康和生命时,治标更具有优先意义,如各种疾病引发的急性症状。例如,发生脑出血时,对症治疗是极其重要的,甚至成为疾病治疗的关键。此外,当人类对某些疾病病因尚未了解清楚,或者虽然病因已经清楚,但限于当时医疗技术水平,尚未找到有效的对病因的治疗方法时,对症治疗就成为医生的必要选择了。但不是所有针对症状的治疗都是有益无害的。有些疾病的症状是机体与病原体斗争时的一种必要的武器。例如感冒时人体的发热,则不必急于应用退热药,因为人的机体可以通过升高体温来调动自身的防御系统杀死外来病毒或细菌,从而缩短病程,并有助于增强药物治疗的效果。如果过早地使用退烧药物,有可能使体内的细菌暂时变成假死状态,产生耐药性,不利于疾病的治疗。

此外,一种症状消失了并不等于治好了疾病。由于一种病可以有多种症状,如果不根除病因,症状对于疾病来说就好像从树根长出的许多枝叶,剪除一个枝叶,又会有新的枝叶生长出来,这就是对症下药的弊端。同时,如果过分重视消除疾病症状,容易导致患者在治疗一段时间后,当令人痛苦的症状明显缓解、身体感觉到舒适、各项检查指标正常后就放弃疾病的治疗,从而导致疾病无法根除,甚至失去治疗的最佳时期。任何疾病的治疗,都应该以帮助患者康复为目的,而不应仅仅是抑制疾病的症状,追求一时的缓解。

4. 病因在疾病诊断和治疗中的意义　当危及患者健康的急性病症得到有效控制后,应及时将病因治疗放在首位。标本兼治是减轻和消除疾病症状的最根本手段。随着疾病谱的改变,慢性退行性疾病成为影响人类健康的主要疾病。对于这类疾病的治疗,不仅需要改变某个指标,如血细胞、血压、血糖、尿素氮、体重等,而且需要针对患者制订一个长期、完整的健康促进计划,以实现患者的健康目标。慢性病是由于人们长期不健康的生活方式以及其他多种因素共同作用而形成的对人体器官、组织、系统的渐进性损害。如生活缺乏规律、长期精神紧张、工作超负荷、经常熬夜、无节制地吸烟和饮酒、经常静坐不动、缺乏体育锻炼、高脂肪和高热量饮食、缺少膳食纤维等。从整体来讲,慢性病的损害可能比许多急性疾病造成的损害还要大,因为慢性病一旦形成,它的损害往往不是一个器官和组织的问题,而是一种系统性全身性的损害。此时,一个疾病的名称往往很难涵盖所有的问题。因此,全科医生不应拘泥于某个疾病的具体名称而忽略从整体和系统角度来认识疾病的危害。当慢性病发展到一定阶段后,已经不能简单地只从某个点、某个指标去治疗,而是要做全面、系统的调整才有可能改善患者的健康状况。

（五）全科医生的诊断思维模式

思维是指在表象和概念基础上进行分析、综合、判断、推理等认识活动的全过程。全科医生不仅要掌握诊疗疾病的基本理论、基本技能和临床经验,而且还需要具备正确的临床思维方法。可以说,临床诊断思维模式是诊断的灵魂。全科医生的临床诊断思维是以患者为中心的系统性思维,是以问题为导向、以证据为基础的临床思维。全科医学提出的健康照顾是为个人、家庭、社区提供全面、综合、连续的照顾和服务。与专科医生相比,全科医生的服务范围更大,需要具备更强的独立工作能力。由于全科医生提供的是综合性服务,因此,全科医生需要具备较强的团队合作能力,更多地依赖其他信息和手段来实现对早期症状和疾病的初步诊断,提高临床思维与判断能力。

（六）全科医生的诊疗流程

全科医生作为基层医生,需要对疾病症状的最可能病因做出初步诊断,并排除严重的疾病。诊疗流程是疾病诊断过程中常用的工具,诊疗流程图可以帮助医生简明扼要地勾画出临床预防、诊断、治疗等关键环节和基本工作框架,为其提供思路清晰、逻辑性强、程序明确的临床工作流程和工具。

全科医生的诊疗工作流程应注意以下内容。

1. 注意识别或排除可能威胁患者生命的关键问题　在医疗卫生服务中,患者安全是首要问题。面对患者的主诉和临床症状,首先要及时识别或排除少见但可能会威胁患者生命的关键问题、重点问题。这是全科医生作为首诊医生必须具备的基本功。

2. 诊断、鉴别、分类 在接诊患者时一定要在得出准确诊断之前,根据病史和查体的结果判断患者症状的轻重缓急,进行相应的处理。对急危重症患者可以利用危险问题标识法进行处理,危险问题标识法是指在疾病鉴别诊断时,根据一定的主诉、症状、病史和其他临床线索判断患者有无重要的危险问题的一种非常有效的方法。

3. 其他问题的相关要求 对于已明确或怀疑有严重疾病的患者应该及时转诊,对留院继续观察和治疗的患者,需要告知患者可能发生的结果。在此过程中,一定不能漏掉重要的检查项目或拖延宝贵时间,以免延误病情,甚至导致患者的生命受到威胁。

二、社区常见健康问题及其特点

(一) 社区常见健康问题

医学的目的是为了促进健康,提高人群的整体健康水平。全科医生的日常工作正是通过具体的疾病诊疗和健康照顾等活动的开展,帮助人们解决健康问题,从而实现促进人群健康的目标。与专科医生相比,全科医生所面对的健康问题更加广泛和多样化。一个人的就医行为一定有其最原始的动机。这个动机就是健康问题及其解决,包括患者自己觉察到的健康问题、担心可能出现的健康问题或是希望避免出现的健康问题等。

社区常见健康问题的种类较多,但常见的问题却相对集中。据国外统计,在全科医生的日常诊疗中,下列 15 种就诊原因及 15 种诊断约占其全部工作量的 60%。这些常见的 15 种就诊原因包括:腿部不适、咽喉痛、腰痛、咳嗽、要求做体格检查、关于药物的咨询、感冒、手臂问题、腹痛、妊娠检查、头痛、疲劳、血压高、体重增加、创伤。常见的 15 种诊断有:一般医疗检查、急性上呼吸道感染、高血压、软组织损伤、急性扭伤、出生、抑郁或焦虑、缺血性心脏病、糖尿病、皮炎或湿疹、退行性骨关节病、泌尿系统感染、肥胖、急性下呼吸道感染、非真菌性皮肤感染。

我国居民就诊时的主诉或常见的诊断以头晕、心悸、失眠、腹胀、食欲不振等居多,慢性支气管炎、慢性胃炎、胃溃疡、慢性肠炎、慢性肝炎、慢性胆囊炎等是基层诊所常见的诊断。尽管各种主诉和诊断的出现频率不尽相同,但常见健康"问题"相对比较集中。

(二) 社区常见健康问题的特点

1. 大部分健康问题处于疾病的早期未分化阶段 社区中的大部分的健康问题处于疾病的早期未分化阶段,多数患者只是感觉不适或有一些轻微症状,或表现为情绪不佳、记忆力减退、疲惫等症状。由于症状不典型和非特异,此时很难在临床表现与疾病之间建立明确的逻辑联系,而且很多问题也无法以疾病的相关概念来定义或做出明确的诊断;而相对于问题的处理而言,疾病的早期和未分化阶段却往往是全科医生实施治疗和干预的最佳时期,所花费的成本小,但收效大,因此,全科医生应特别关注对早期未分化阶段健康问题的及时发现和及时处理,并努力掌握相关的知识和基本技能。一是确信能够在疾病的早期将严重的、威胁生命的疾病从一过性、轻微的患者中鉴别出来;二是具备从生理、心理、社会维度对疾病或健康问题进行诊断的知识和技能,能够从问题的生物源性、心理及社会源性着手,对问题进行分析、鉴别及有效的干预。

2. 疾病和健康问题具有很大的变异性和隐蔽性 社区健康问题因人而异,具有很大的变异性,而且还具有明显的隐蔽性。全科医生面对的是其所服务社区居民的所有疾病和健康问题,包括不同年龄、性别、不同部位的疾病,以及各种生理、心理、社会原因导致的健康问题和疾病。因此,与专科医生相比,全科医生面对的疾病和健康问题具有很大的变异性。此外,全科医生的服务对象很多是处于亚临床、亚健康状态的人群,一方面由于此阶段疾病或问题的未分

Note

化程度较高,且缺乏敏感特异的诊断方法,难以早期发现和及时诊断;另一方面受到个人健康观念、就医行为的影响,此阶段人们很少主动就诊,其健康和疾病问题很容易被忽视,使得健康问题表现出很大的隐蔽性。因此,为了早发现、早诊断,要求全科医生能够不断跟踪和动态了解其服务社区中的个人、家庭、社区居民的各方面健康档案和信息,了解各种疾病和健康危险因素的流行状态,掌握多方面的知识和技能,以有效应对潜隐、充满变异和不确定性的健康问题。

3. 健康问题的成因及影响因素具有多维度错综复杂性 致病因素的复杂性,使得现代疾病谱中的很多疾病是生物、心理、社会诸因素不断交叉累积、相互作用的结果。任何健康问题都可以找到生物、心理、社会方面的原因,社会因素往往是引发疾病和健康问题的最重要原因。躯体疾病可以伴随大量的心理、社会问题,精神疾病可以伴随许多躯体症状。心理、社会问题既可以是躯体疾病的原因,又可以是躯体疾病的表现。由于社区中出现的心理、社会问题常常带有明显的隐蔽性,全科医生必须善于识别和处理这一类问题,在诊疗过程中充分关注就医者的认知、动机、需要、情感、意志、人格特征以及社会适应等方面的问题,并掌握发现和处理上述健康问题的必要知识与技能。生物-心理-社会医学模式指导下的全科医疗服务提倡对微观、中观、宏观层面健康问题的同等重视。不仅应关注微观层面躯体、系统、器官、组织、细胞、分子上出现的异常,而且应关注个人、家庭、单位、社区等更大范围内的健康问题,并将宏观和微观的健康视野有机结合起来。事实上,社区中健康问题的原因和影响因素往往是错综复杂的,可能涉及生物、躯体、心理、个人、人际关系、家庭、社区、社会、经济、政治、文化、种族、宗教等多种因素和多个方面,这些因素之间又存在错综复杂的相互作用。如果不了解这些因素之间的相互关系和相互作用,就难以把握疾病问题的整体特性,也难以全面、有效地解决这些问题。全科医生对健康问题的关注,不仅仅局限于对某一器官和系统疾病,而是重视各系统之间,身体与精神之间,生理、心理、社会问题之间的相互关联性以及个人的疾病与其家庭、工作单位、社区环境之间的密切联系。

4. 健康问题具有广泛性 全科医疗服务所涉及的问题范围大、内容广、问题多。这要求全科医疗不仅应该关注患者,而且还应该关注亚临床、亚健康以及健康人群;不但要关注个体的生理、心理问题,而且还要关注家庭、工作单位、社区、社会环境中的健康问题;不仅应该关注疾病的治疗问题,而且还应该关注疾病的预防、保健、康复以及健康教育、健康促进等方面的问题。

全科医生面对的健康问题的广泛性,要求其不仅要掌握和熟悉疾病的诊疗技能,而且还需要掌握和熟悉非疾病状态健康问题的发现和处理等方面的知识和技能,包括及时发现并干预人群健康危险因素的知识和技能,进行健康教育和健康促进的基本技能,以及对高危人群进行生活方式管理、需求管理、疾病管理等方面的技能。

5. 不良行为习惯和生活方式问题以及常见病、多发病居多,疑难病较少 在现代社会中,吸烟、饮酒、高热量高脂肪膳食、肥胖、缺乏运动等各种不良行为习惯和生活方式等危险因素广泛存在,健康危险因素以及健康相关问题的处理成为全科医生日常工作的重要内容。对于不良行为习惯和生活方式引起的健康相关问题的处理,单纯的药物治疗是难以奏效的,往往需要心理、行为、社会等多方面的干预。在社区全科医生面对的疾病和问题中,不良行为与生活方式所致健康问题所占比例较高。因此,全科医生不仅应学会和掌握处理各种常见病、多发病的知识和技能,而且也要学会社会学、心理学、行为学、人际沟通等各种相关知识与技能,善于寻找和探索改善人们积习已久的各种不良生活方式和行为习惯的有效策略,从而真正将各种疾病的危险因素及时消除,达到主动预防和干预目的。

三、社区常见健康问题的诊断策略及处理原则

(一) 社区常见健康问题的诊断策略

1. 全科医生的主要诊断方法

(1) 对健康问题进行初步诊断和分类的基本技能：当全科医生收集到的患者资料无法对健康问题做出明确而具体的诊断时，应尝试对健康问题进行初步的分类。初步分类的意义在于，当人们无法清晰地勾勒和描述一个事物时，可以进一步地具体描述。对于健康问题的临床诊断亦是如此。当我们尚未全面掌握能够对患者进行明确诊断的证据或资料时，可首先尝试对其进行初步分类。分类就是把患者的问题划分到健康的范畴还是疾病的范畴，并对疾病的可能性质和类型进行初步判断。分类的目的是：①对问题进行初步定性；②进一步了解问题的成因和来龙去脉；③明确对问题采取进一步行动的基本思路和方向；④推测未经治疗的疾病预后；⑤进行鉴别诊断；⑥为后续的对症治疗试验性治疗方案的制订提供基本依据。

疾病的发生、发展总是遵循一定的规律，疾病诊断的最终确定或排除也往往依赖于某一关键性环节，因此，在诊断过程中，找出这些关键环节十分重要，它将有助于医生做出明确的诊断。对于某一具体疾病来说，医生可以根据诊断所涉及的关键环节来设计诊断或鉴别诊断的思路，并据此决定下一步诊断或处理的原则和方法，这种分类方法即称为多支分类法。

(2) 实施临床推理的一些基本方法：临床推理的基本方法一般包括模型识别、归纳法和假设演绎方法等。①模型识别(pattern recognition)是对已知疾病的图像或模型相符合的患者问题的判断。这类诊断仅靠观察患者即可得出，无疑对医生十分有用；但只有在患者的病史、查体或实验室检查结果典型，符合唯一的疾病模型时，才能使用这种方法。②归纳法(inductive method)或穷尽推理法(exhaustive reasoning)认为不管患者的主诉如何，医生都需要详细地全面询问病史并进行认真的查体、实验室检查，对所有病情资料进行系统的回顾，然后收集所有的阳性发现，进行归纳推理，得出最后可能的诊断，在最终结论之前不提出任何假设。③假设演绎方法(hypothesis-deduction method)包括两步：一是从患者的最初病情资料中快速形成一系列可能的诊断假说；二是从这些假说中推出应进行的临床和实验室检查项目并实施，根据检查结果对系列假说逐一进行排除，最后得出最大可能性的诊断结果。

(3) 熟悉基本的临床诊断思维方法：临床诊断思维方法包括从问题入手的诊断思维方法、从疾病或症状入手的诊断思维方法和从系统入手的诊断思维方法。问题是患者就诊的主要原因，同时也是疾病的基本信号和线索。从问题入手的诊断思维方法是全科医生最常用的诊断思维方法，也最符合全科医学临床认知规律。典型的症状三联诊断法如：疲乏＋肌无力＋痛性痉挛——低钾血症；心绞痛＋呼吸困难＋一过性黑蒙——主动脉瓣狭窄等。

(4) 学会运用概率方法来进行推理和判断：概率方法属于流行病学判断方法。医生在进行临床推理、分析、评价及推断时，当地人群的疾病流行病学资料和数据，如发病状况、患病率、发病率、生存率、病死率等信息资料具有重要意义。当接触患者时，医生从患者那里获得的信息使医生可以提出诊断假设并逐一验证假设，各个假设的概率随着资料信息的增加而有可能发生变化。以下是一位 65 岁女性患者就诊时，全科医生的推理与判断。

患者：咳嗽很厉害。

医生：感冒的可能＝80%，慢性支气管炎＝15%，肺癌＝5%。

患者：咳嗽时有痰，有时还带血丝；从 15 岁起就抽烟，每天 2 包。

医生：感冒的可能＝20%，慢性支气管炎＝70%，肺癌＝10%。

患者：3 个月前开始，咳嗽愈加严重，体重下降 15 kg。

医生：感冒的可能＝1%，慢性支气管炎＝19%，肺癌＝80%。

这位医生实际上就在使用概率方法,根据病史、症状或症状群与特定疾病的关系判断患者每一种疾病的可能性,尽管有时他自己当时可能没有意识到。问诊结束时,他头脑里已经形成了几种假说,并开始进行鉴别诊断。使用概率方法显然可以增加临床判断的合理性。

(5)掌握对诊断假设进行验证的基本方法:专科医生习惯于开许多检查单,用"撒网捕鱼"的方法来检验诊断假设是否成立,而全科医生却可以从以下几个方面着手来进一步检验诊断假设是否成立:①以问题为目标,进一步询问病史。针对需要鉴别的疾病假设,系统收集有助于鉴别诊断的相关信息,特别是疾病自然史和症状出现的规律或特征性等方面的信息。还应了解个人的完整家庭背景,既往和目前的健康状况,家庭成员的主要疾病及所在地区的疾病流行情况。②针对需要鉴别的疾病假设,有针对性地开展体检,以便及时发现一些隐藏的体征。③适当开展一些试验性治疗并对其干预效果进行追踪观察。④密切观察病情,抓住更有价值的临床表现。⑤必要时建议患者去上级医院做特殊检查,但应选择危险性小、无创性、费用少且预测价值较高的检查项目。⑥考虑专家会诊。

2. 全科医生应掌握的诊断与处理技能

(1)对个体问题的诊断与处理技能:全科医生要全面熟悉医学知识和临床诊断技能,掌握对各种健康相关生命质量评价的常用方法,学会运用动态、联系、系统的观点与方法来诊断和处理各种健康问题或疾病;学会运用个人、家庭和社区的健康档案来实施对疾病的诊断;重视构建良好的医患关系,学习和掌握与患者进行沟通和交流的技能;掌握常见健康问题的全科医学处理方法;掌握对危险因素干预、不良健康行为矫正和疾病管理等方面的技能;掌握对个体心理健康进行诊断和评价的基本工具及实施心理干预的基本措施和方法等。

(2)对家庭问题的诊断和干预技能:全科医学强调以家庭为单位的健康照顾,全科医生要了解家庭的结构与功能、家庭环境、家庭生活周期、家庭角色、家庭资源、家庭价值观、家庭重大生活事件等重要因素对家庭成员健康产生影响的途径和机制,学会运用家庭访视、家庭咨询和健康教育的基本方法以及运用各种家庭评估工具,对家庭的健康问题、家庭压力与健康危险因素进行评价,熟悉实施家庭干预和治疗的基本技能。

(3)对社区问题的诊断和干预技能:全科医学强调以社区为范围的综合性健康照顾,全科医生必须了解社区的基本构成要素、社区主要健康问题、社区可动用资源,学会运用流行病学、医学统计学、社会学等综合研究方法,找出影响社区健康的主要危害因素,掌握社区重点疾病干预计划的制订、实施和评价等方面的基本知识和技能。同时,要有针对性地开展生活方式管理、健康需求管理、疾病管理等健康管理活动,并学会整合健康教育、心理指导、行为干预等综合手段维护和促进社区居民健康水平。

3. 全科医生诊疗应掌握运用的其他手段和技能

(1)充分利用个人、家庭、社区的健康档案,为诊断提供背景资料。全科医生可以利用个人、家庭、社区连续性的健康档案和全面、系统、动态的疾病家族史、生活行为、高危因素等方面的资料,帮助其对疾病做出假设和推断。

(2)利用连续性健康照顾的优势,进行跟踪观测,不断完善对问题的诊断和处理。全科医生为患者提供连续性服务,能充分了解患者及其家庭、社区背景,并通过动态观察来实现对疾病认识的不断深入。全科医生还可以利用时间进行试验性治疗和追踪观察,并根据新收集到的证据来修改调整初步的判断,最终进一步明确诊断,从而提高诊断准确率。

(3)掌握良好的沟通技能,通过充分沟通和交流来了解和掌握关键的诊断信息。全科医生不但要关注躯体健康问题,而且要关注心理、社会健康问题。全科医生对心理、社会等问题的诊断,在更大程度上依赖于医生与患者之间良好的沟通和交流。只有通过与患者的充分沟通与了解,全科医生才能对自己的服务对象及其生活背景了如指掌。通过分析过去的健康状况、目前的健康问题和存在的健康危险因素,才可以推测出个人将来可能出现的健康问题及其危险程度。

（4）运用流行病学方法建立诊断假设，进行初步诊断。流行病学资料显示：一组相关的临床症状可能与一种或几种疾病高度相关。全科医生可以收集和利用相关资料建立对患者的诊断假设，并根据每一种假设成立的可能性来对几种疾病假设进行排序。决定如何排序的参照标准主要有两个方面：一是假设成立的可能性大小；二是疾病的严重程度和可治疗性。如果某一诊断假设成立，可根据疾病的严重性或可治疗的程度，将最严重但又可治的，或不进行及时治疗将产生严重后果的疾病诊断排在前面，而把病情较轻、属自限性或无治疗手段的疾病诊断排在后面。

（二）全科医生实施以问题为导向的健康照顾应遵循的原则

1. 健康照顾与疾病治疗并重的原则 临床医生最基本的任务就是识别患者的疾病，给予相应的处理。全科医生处理的常见健康问题范围较广。一是服务对象广，全科医生的服务对象不分性别、年龄和疾病的种类，甚至包括一些需要获得一般性预防、保健等健康照顾的人；二是考虑问题的角度广，全科医生从生物、心理、社会等多维角度，微观和宏观等多层次角度来综合分析患者的问题，以便能够准确把握各种问题的成因，并采取适宜的干预策略。

2. 全面、系统和联系性的原则 由于疾病本身的复杂性，使得疾病的表现形式多种多样。有的疾病可以表现为典型症状，有的疾病有时却以非典型症状出现，甚至以假象出现，给医生的临床诊断带来极大障碍。因此，全科医生必须以全面、系统和联系的观点来分析、诊断和处理疾病问题。如果全科医生对各种疾病所表现出的真象、假象缺乏全面的了解，而只从疾病的局部表象来看待问题，很容易被患者所表现出的症状所迷惑，可能丧失对患者进行抢救的宝贵时机。

3. 急则治标、缓则治本、标本兼治原则 全科医生应辩证地看待症状治疗与病因治疗，并妥善地处理好治标和治本的关系，确保能从根本上解决"问题"。当某些疾病引发的症状危及患者的生命或带来很大的痛苦，或病因不清、对病因无确切治疗方法时，治标具有十分重要的意义，但对疾病问题根本性的解决办法还是要依赖于对病因的诊断和根除。

4. 动态、渐进性的问题处理原则 很多疾病和健康问题在就诊初期往往很难定性。由于症状非特异、不典型，在缺乏足够的证据时很难下结论。很多疾病的发生和发展过程往往遵循其固有的规律性，有必要通过对"健康问题"演变过程的动态视察、跟踪和随访来进一步明确诊断，并利用时间进行试验性治疗和追踪观察，不断收集新证据来修改、完善最初的诊断和治护，以最大限度地减少临床误诊的发生。

5. 以人为中心的原则 医生要准确地认定问题之所在，要确认问题被真正解决，就必须以人为中心。强调以人为中心，还体现在整个问题的诊断和治疗的过程中，要关注对患者各种权利的尊重，尤其对其知情权和隐私权的尊重，允许患者在一定程度上参与诊断、治疗的决策等过程。具体包括：①充分了解他们就医的目的和期望，了解他们对疾病或健康问题的感受和担忧。②详细说明医生对这些问题的看法，拟采取处理的方法、目标与可能的结果，通过详细的解释和知情同意，使患者更好地参与并配合医生的治疗工作。③在针对疾病进行治疗的同时，还应对导致问题产生的各种健康危险因素进行干预，包括为患者提供健康教育，实施心理指导，帮助他们采取多种措施纠正不健康行为和生活方式，指导患者实施自我健康保健和自我照顾，教会各种健康改善策略和方法。

（三）全科医生在实施以问题为导向的健康照顾中的优势

（1）全科医生与患者及其家庭、社区人群之间建立了良好的医患关系。良好的医患关系使医生较为容易了解到患者在心理、社会层面上的问题，对问题掌握得更为详细。同样，良好的医患关系也增加了患者对治疗的依从性，使心理支持和疏导的成功率也较高。

（2）全科医生与患者及其家庭之间存在着持续的照顾关系。持续性照顾使得全科医生可以观察到病情的变化及治疗的效果。例如，一位患者主诉头痛，全科医生接诊后初步排除了引起头痛的器质性疾病，便可以给予止痛药物进行对症治疗；但是否确实没有器质性疾病及止痛药治疗是否能解决头痛问题，是处理中的两个不确定因素，需要根据动态观察进一步判断。

（3）全科医生为居民提供协调性的健康照顾。全科医生可以利用各方面的资源，动用包括家庭、社区在内的多方面积极因素来解决服务对象的"问题"，并为居民健康提供服务。例如，对吸烟、嗜酒、缺少运动的人，全科医生可以动员其家属参与帮助纠正不良喜好，建立健康的生活方式；糖尿病患者更需要家属了解饮食控制的必要性和做法。遇到疑难或危重的患者，全科医生可以将患者及时转诊给专科医生，并向接受转诊的医生介绍患者的情况，甚至可以利用社会资源帮助经济拮据的患者获得优惠的医疗救助等。

总之，全科医生在以问题为导向的健康照顾中有着许多专科医生无法替代的优势，充分发挥这些优势，将使患者、家庭及社会获得更高质量的健康照顾。

四、社区中影响人群健康的因素

现代医学认为，社区中影响人群健康的主要因素包括环境因素、生活方式、生物因素和健康照顾系统等。

（一）环境因素对健康的影响

人类与空气、水、土壤等环境因素之间一直保持着密切的联系。随着人类社会的发展，特别是大规模的工业生产、交通运输及人口剧增，造成环境污染、生态破坏、自然资源消耗等全球性的环境问题，也使社区环境受到严重威胁，如居住条件恶化、空气污染、传染性疾病流行等，严重影响居民的生存质量和健康。因此，重视社区环境卫生工作，深入开展环境与健康关系的研究，制订环境中有害因素的控制措施，对促进人类与环境的和谐发展，保障社区居民健康具有重要意义。环境因素对社区人群健康的影响包括自然环境、人为环境和社会环境等对健康的影响。

1. 自然环境对健康的影响 自然环境是指天然形成的，在人类出现之前就已客观存在的各种自然因素的总和，如阳光、大气、陆地、海洋、河流、动植物、微生物等，是人类和其他一切生物赖以生存和发展的物质基础，但自然环境因素也可能给人类健康带来危害，某些传染病及自然疫源性疾病，有明显的地域性和季节性，形成了疾病的流行地区，如血吸虫病、钩端螺旋体病、出血热等，都因其生态环境适合于病原体的繁殖或传播媒介的生存而流行。又如布氏菌病、包虫病流行于畜牧社区，是因为中间宿主牛羊成群的环境；蛔虫病、蛲虫病流行于环境较差的农村社区等。

2. 人为环境对健康的影响 人为环境是指经过人类加工改造，改变了其原有面貌、结构特征的物质环境，如城镇、乡村、农田、矿山、机场、车站、铁路、公路等。现代的城市社区，环境污染已成为影响健康的重大问题。城市社区中，废气、污水、噪声、生活垃圾、食品污染、工业粉尘、复杂的化学原料甚至杀虫剂等，已造成极大的公害，使疾病复杂化。环境污染影响的地区和人群范围广，可以影响到整个城镇、地区甚至全球，涉及不同年龄、不同性别的人群，甚至可能影响到未出生的胎儿；对人体产生复杂的综合作用或联合作用；可表现为局部或全身、急性或慢性、近期或远期等损害作用。

3. 社会环境对健康的影响 社会环境因素由社会的政治、经济、文化、教育、人口、风俗习惯等社会因素构成。社会因素对人的健康与疾病具有重要的影响。社会环境因素主要包括社区的文化背景、经济因素和社会心理因素。

（1）文化背景：社区的文化背景，决定着人群的健康信念、就医行为和对健康维护的态度，影响着群体的行为生活方式和自我保健的态度。社区的社会文化,包含了思想意识、风俗习惯、道德法律、宗教以及文化教育等。不同的社区,形成了各自的文化氛围,深深地影响着社区群体的健康观念、求医行为和自我保健意识。注重饮食营养搭配、节制食欲、劳逸结合,有利于早期预防和发现疾病,则有益健康。社区的风俗文化对群体健康尤为重要,如讲究卫生、节制饮食、清淡饮食,做到合理营养、平衡膳食,这些良好的习惯成为人群健康长寿的原因。我国有许多良好的传统习俗,但仍有不少封建迷信的陋俗。全科医生应实施长期的健康教育活动,以促进社区移风易俗,提高社区人群的健康。

(2)经济因素:经济因素是重要的社会因素,经济发展使人群健康改善、人均寿命延长,健康又促进社区生产力的提高,推动了经济持续发展,促使人群丰衣足食,但若人群自我保健意识滞后,经济发展也会带来健康的新问题,如心血管病、肥胖病、交通事故、活动缺乏多样等,严重影响群体的健康。相反,经济欠发达社区,则营养不良、贫血、佝偻病、无机盐缺乏等疾病多发,也严重地威胁人群健康。因病致贫、因病返贫,又制约了社会劳动力及经济的发展。

(3)社会心理因素:社会心理因素对人群健康至关重要,社会心理因素是导致心理和心身疾病的重要原因,心理因素常与社会环境联系在一起,环境的不良刺激影响人的情绪,生活节奏快、复杂的人际关系、工作竞争给人们带来紧张和压力,导致焦虑、抑郁、心理失衡等,甚至患精神疾病以及自杀。长期的不良心理刺激导致心因性疾病,如溃疡病、高血压、心脑血管病等。心理因素也是癌症的发生原因,研究表明癌症发生前患者多有焦虑、失望、抑郁或压制愤怒等情绪,不良情绪通过机体的神经-内分泌-免疫系统损害健康。心理因素是多种疾病的常见原因,社区医生对心理因素应有透彻的认识,促使人们树立积极乐观的人生观,顺应自然,保持平静心态,从而守护健康。

(二)生活方式及行为习惯对健康的影响

人们的行为习惯和生活方式是在社会发展中形成的,并随着社会发展而不断改变。不良的生活方式是影响健康的重要因素,随着人们对疾病认识的逐渐深入,许多慢性病患病率增高与不良的生活方式及不健康行为习惯有密切关系。行为习惯与健康的关系越来越清晰并显示其重要性,心脑血管疾病、恶性肿瘤等与行为生活方式有关的疾病,已成为威胁人类健康的主要疾病。据世界卫生组织报告,全球50%以上死亡与不良行为生活方式有关,绝大多数的慢性病、失能和早死,都是由环境和行为因素造成的。目前,我国社区主要存在以下不良行为。

1. 吸烟 世界卫生组织曾把吸烟称为20世纪的瘟疫,是慢性自杀行为,吸烟是导致失能和早死的主要原因。长期大量吸烟可引发肺痨、支气管炎、肺气肿、缺血性心脏病、胃和十二指肠溃疡、脑血管意外等。调查显示,吸烟导致肺癌、冠心病等发病率上升,有效工作日减少,医疗需求增加;吸烟量越大,起始吸烟年龄越小,吸烟的烟龄越长,对健康的危害越大。吸烟不仅使吸烟者本人受害,还危及他人和全社会的健康。被动吸烟的孕妇可导致胎儿长期处于低氧致病环境、智力发育受阻,早产和低体重儿出生概率增加。在公众场所弥漫的烟雾是许多重金属污染物、亚硝胺等的载体,引起被动吸烟者血氧含量下降、免疫功能改变、诱发癌症。吸烟也是导致火灾等恶性意外事件的原因之一。

2. 酗酒 酒精是一种常见的社会性成瘾物质。酗酒对健康的危害分为急性和慢性两类。急性危害可导致酒精中毒、损伤、车祸、斗殴和意外死亡等,慢性危害有酒精慢性中毒综合征、肝硬化、心血管病和神经精神疾病等。长期酗酒引起的酒精性肝炎、肝硬化、脑血管疾病以及酗酒同时大量吸烟的协同性致癌作用是导致成年人死亡的重要原因。酗酒还可导致营养摄入不足及生殖器官的直接毒性。酗酒者的病态行为是构成社会治安恶化、家庭暴力、违法乱纪、交通事故的重要原因。

3. 不良饮食习惯 社区人群对科学合理的饮食习惯缺乏认知。追求营养过剩,导致营养

Note

失调,是心脑血管病、高血压、糖尿病、痛风等慢性病的主要病因;一些居民饮食过于偏嗜,如以咸菜、腌菜为主,新鲜蔬菜摄入过少,是导致高血压、维生素缺乏、佝偻病等疾病的原因。因此,膳食不均衡及不良饮食习惯是慢性病高发的诱因。全科医生应根据社区居民的不良饮食习惯开展针对性的健康教育,使之形成健康的饮食习惯。所以,全科医生要积极引导居民合理营养、平衡膳食,不暴饮暴食、偏食和忌食,促进人群健康。

4. 静坐生活方式 静坐生活方式是指在工作、学习、长途旅行期间或休闲时,不进行任何体力活动或仅有非常少的体力活动。如果这类人群同时又进食高脂肪食物,会引起体重增加和代谢紊乱,进而导致肥胖、高胆固醇血症及血糖升高,这些又是心脑血管疾病、糖尿病、乳腺癌、结肠癌等慢性病的主要危险因素。此外,缺乏体力活动还会导致骨质疏松、情绪低落、骨关节炎等疾病,也会引起生活质量下降、寿命缩短等后果。

适度的体力活动对维护和促进健康具有重要意义。首先,适度的体力活动可以解除精神紧张,帮助精神活动从疲劳中恢复,可以调节人的自主神经功能,消耗多余的热量,避免过多的热量转变为脂肪,从而降低血脂。血脂的降低又可以提高血液中纤维蛋白的溶解活性,防止血小板的聚集和血栓的形成。其次,体力活动也有助于降低血压,使肾上腺素的活性降低,减少严重心律失常的发生,使心室纤颤而猝死的可能性降低。再次,体力活动还能使微血管扩张、冠状动脉扩张,并促进侧支循环的开放,使每搏输出量增加、心率变慢、射血时间延长,增加了心肌对缺氧的耐受力。

5. 药物滥用 滥用药品造成了药物的依赖及毒副作用,甚至导致疾病发生。吸毒属于滥用药物,对健康的危害主要表现为:①严重损害健康。一次大剂量吸入毒品导致中枢神经系统过度兴奋而衰竭或过度抑制而麻痹,严重者可导致死亡。长期摄入毒品会引起大脑器质性病变,形成器质性精神障碍。②吸毒是重要的传播途径。静脉注射吸毒者因共用注射器,导致艾滋病、乙型肝炎等传染性疾病在吸食人群中高发。全科医生有义务管好病、用好药,做好社区禁毒、戒毒宣传,告诫人们远离毒品、珍爱生命。

6. 不良性行为 性放纵和性行为改变、多性恋以及性交易等,使性传播疾病和 HIV 感染途径复杂多样;社会交往及交通运输业的发达,使性病传播速度加快。加强健康教育,使社区人群树立良好的道德观念和自我保健意识,阻断性病的传播。

(三) 生物因素对健康的影响

1. 传染性疾病对健康的影响 由于抗生素的大量应用和病原体的变异等原因,近年来病原体耐药性迅速提高,病原体基因突变与抗原变异增加,而抗原变异是传染病暴发、流行甚至大流行的重要原因之一。传染病流行的三个基本环节中的任何一个环节变化都可能影响传染病的流行和消长。①感染源发生变异。由过去大多数传染病以重度、典型病例为主,向轻度、非典型病例增多发展,给传染源的发现及控制造成了困难。传染源流动性出现了快、远、广的特点,给传染病的传播和流行提供了便利条件,同时使控制传染源的工作变得更加困难。②传播途径的变化表现在途径的多样性、播散的快速性、疫源地范围难以界定。③易感人群出现人口流动性增大、基础免疫水平下降的特点。乙型肝炎、丙型肝炎等仍是某些社区的高发病,这些疾病又导致慢性肝炎—肝硬化—肝癌等一系列变化,严重危害社区人群的健康。结核病的患病率近年来有上升趋势,青少年及老年人多发,尤其是农村社区。菌痢、流感、血吸虫病、疟疾、狂犬病、出血热、感染性腹泻等时有发生;小儿风疹、水痘、流行性腮腺炎、炭疽、布氏杆菌病亦有发生;烈性传染病如霍乱、鼠疫也有报道;严重急性呼吸综合征(SARS)、H7N9 禽流感及疯牛病等,依然威胁着世界不同社区人群的健康。对于传染病的预防和管理,是全科医生不可轻视的责任。

2. 慢性病对健康的影响 慢性非传染性疾病(简称慢性病)和退行性疾病,是目前人群的主要疾病谱。高血压、心脑血管病、肿瘤、糖尿病、慢性阻塞性肺疾病、风湿病等,使人们长期遭受疾病折磨,严重影响了人们的生活质量。随着我国人口老龄化的加剧,慢性病已成为我国的主要健康问题,在解决因患者行为和环境因素作用所致的慢性病时,专科医疗服务的作用有限且费用昂贵,往往需要长期在社区和家庭中施行,因此全科医生要动员患者及其家庭成为预防和管理慢性病的责任承担者,提高慢性病的管理水平。

3. 遗传病对健康的影响 医学科学的发展使遗传病的发现越来越多,有资料显示,人群中有 25%～30% 受遗传病的危害,单基因遗传病占 10%,多基因遗传病占 14%～20%,染色体遗传病引起的约占 1%,但后者却造成了严重的疾病或畸形。目前人类发现的单基因遗传病有 1487 种。遗传病可造成弱智儿童,给家庭和社会带来了负担。近亲繁衍导致遗传病的现象在偏远山区并未完全消失。全科医生在社区卫生服务中,应当给予婚姻法常识普及、婚前检查、生育指导、生理期保健等健康知识教育,预防遗传病的发生。

（四）健康照顾系统对健康的影响

社区的健康照顾系统,是指社区的医疗卫生资源和卫生人力的统筹安排等,是维护及促进人群健康的重要保障。其服务功能分为保健功能和社会功能。保健功能通过预防、治疗、康复及健康教育等措施,降低人群的发病率和死亡率,通过生理、心理及社会全方位的保健措施,维护人群健康,提高生命质量。社会功能首先是让患者康复,恢复劳动力,提高生产力水平;其次是消除患者对疾病的焦虑和恐惧,维护人群健康和社会安定;同时,解除患者的疾苦,给予心理安慰,使人们体验到社会的支持,有利于增强社会凝聚力。人群能否得到有效的健康照顾,与社区有无高水平的全科医生及医疗的可及性等密切相关,后者是确保常见病、多发病能在社区得到合理治疗的关键。社区健康照顾机构对人群健康影响的大小,体现在人们在社区是否得到及时有效的治疗,或社区是否有推诿或耽误救治的行为,还反映在治疗费用是否与患者的经济承受能力相适应。

五、社区资源与健康的关系

社区对人的社会化及身心健康有重要的作用和影响。人们在社区中生活成长、学习知识、彼此交往、互相帮助、满足各种需求。许多社会角色都是和社区联系在一起的,并将对人的身心健康起到积极作用。社区中的健康问题涉及社区人群的方方面面。由于不同的经济发展水平和生活条件,以及社区人群的不同健康观念和对医疗卫生服务条件利用的差异,使社区常见健康问题的范围和内容不尽相同。因此,社区健康问题的处理方式和方法,也有其许多特殊性和复杂性。了解和利用社区资源是全科医生开展以社区为范围的健康照顾,制订社区保健计划的重要环节和依据。与居民健康有关的社区资源主要有社区经济资源、社区文化资源、社区机构资源、社区人力资源、社区动员潜力等。

1. 社区经济资源 社区经济资源指社区整体的经济状况、生产性质、公共设施、交通状况等。社区经济资源是社区发展的基础条件,与社区居民健康有密切的关系。一定的经济条件指满足居民的基本需要,如衣、食、住、行以及医疗保健服务和教育等。经济发展水平的提高可为居民带来丰富的物质文明,如提供生活所必需的营养、较好的工作和生活环境、必要的卫生保健费用的投入等。但也会给社区带来一些健康问题,如营养过剩、心理紧张、环境污染和意外伤害等。落后的经济条件可能产生落后的社区环境,缺乏理想的饮食、住房、教育、公共卫生设施和卫生保健服务,可能造成学生失学、工人失业、家庭资源匮乏和社会治安混乱等一系列的问题,明显影响社区的健康状况,社区企业应当注意保护社区的环境,避免工业有害因素造成职业场所和社区环境的污染而危害居民的健康。社区的公共设施则有利于居民修身养性,能够促进居民的健康。

Note

2. 社区文化资源 社区文化资源包括教育、科技、艺术、习俗、道德、法律、宗教等方面。每个社区都有其特征性的文化背景,这种文化背景在某种程度上决定着人群对健康和疾病的认识、就医行为和对健康维护的态度以及所采取的生活习惯、行为方式和自我保健能力等。

教育对健康的影响是多方面的。教育可通过培养人的文化素质来指导人们的生活,如了解疾病危险因素和掌握卫生知识,改变不良卫生习惯,提高卫生服务的利用等。风俗习惯是人们在长期共同生活中形成的一种规范性行为,它贯穿于人们的衣、食、住、行、娱乐、体育、卫生等各个环节。不同的社区其风俗习惯差异较大,风俗习惯的优劣,必然会对当地居民健康产生影响。宗教活动对健康的影响具有两面性:一方面,宗教给人们提供信仰支持或有益于健康的行为习惯;另一方面,也可能会使人们产生错误的疾病因果和健康信念模式,导致不良的就医行为。

3. 社区机构资源 社区机构资源主要是指社区组织机构,包括社区的领导或管理机构、社区活动机构、文化教育机构、社区团体(协会、工会等)、生活服务机构、医疗保健机构和福利慈善机构等,社区的组织机构是维护社区健康的重要资源,是全科医生提供协调性服务的重要保障。

社会医疗保健机构如社区卫生服务中心、卫生院、疗养院等的数量、分布、可利用程度、可及性和有效性等对社区健康有明显的影响。全科医生应该掌握机构资源的信息,并且与社会医疗保健机构建立牢固的、有效的合作机制,充分利用社区机构资源,维护社区健康。

社区的管理机构可以是开展社区居民健康促进和健康教育的组织平台,可用于协调社区居民的关系包括医患关系等,有利于促进居民的心理健康。

4. 社区人力资源 人力资源是指各类医务人员和卫生相关人员,如行政人员、教师、宗教团体成员、居民委员会成员及社区的居民等。社区医疗保健机构及其医务人员的服务观念、服务能力、服务方式,医疗保健领导者的协调能力、组织能力、管理能力以及在社区中的威信和号召力等,都将影响社区卫生服务的质量。社区人口的数量、质量和再生产的速度决定着人们的生活水平和生活质量,也影响着人群的健康。在一定范围内人口密度越高,表明环境和经济条件越好,人们的健康水平越高。人口过于稠密也会引起人口质量下降、生活空间拥挤、公共设施不足、资源紧张、人际关系复杂、家庭问题增多及卫生服务明显不足等问题,同时也给社区的组织和管理带来难度。人口的增长速度过快,超过经济增长的速度会造成居民收入水平下降,居民的生活、教育、医疗保健等难以得到保障,也会带来一系列的社会问题。社区老年人口比例过高,给卫生服务带来了巨大的压力,明显影响社区人群的健康状况。此外,社区的人力资源也是全科医生开展卫生服务的宝贵资源,如在健康教育活动中,充分开展患者的"现身说法"教育、家庭成员的相互监督教育等。

5. 社区动员潜力 社区动员潜力包括居民的社会意识、社会权力结构及运用、社区组织的活动及社区居民对卫生事业的关心程度等。有些学者认为社区动员力是指社区内可动员来为医疗卫生保健服务的人力、物力、财力、技术等。

第三节 社区卫生诊断

社区卫生诊断是以社区为范围的健康照顾的重要手段,对消除社区内疾病的共同隐患、维护社区群体的健康具有重要意义。

一、社区卫生诊断的基本概念

社区卫生诊断(community health diagnosis)以流行病学为基础,通过社区卫生调查,了解社区卫生状况,尤其是社区人群健康状况,确定需要解决的社区健康问题,并研究与社区人群相关的发病因素、死亡原因和环境因素对健康的影响,目的是弄清群体的发病机制。因此社区卫生诊断是围绕社区疾病和疾病隐患而服务于临床,其基本的目标是预防、控制和消除疾病。

以社区为范围的健康服务,一是社区医疗,二是社区卫生诊断。以社区卫生诊断评估社区的健康问题,制订社区卫生计划,实施群体干预的措施,有目的、有针对性地改善社区人群的健康状况,提升群体的健康水平。实施社区卫生诊断,应掌握社区的人口结构、人口动态、居住分布、文化、职业结构及社区的地理位置、气候条件、历史文化背景等资料,人们的健康意识、行为方式、疾病状况、危害因素及高危人群的分布,即整个社区的人文地理环境,综合分析判断社区常见的健康问题和所需的卫生服务,并设定解决问题的顺序。

社区卫生诊断与临床诊断不同。社区卫生诊断着眼于人群,临床诊断则针对就医的个体患者。社区卫生诊断是社区卫生工作者主动地对社区健康状态进行描述,并确定社区主要的健康问题的过程;临床诊断则是临床医生在疾病发生后,对患者进行物理检查和实验室检查后得出的结论。

二、社区卫生诊断的目的与意义

(一) 社区卫生诊断的目的

社区卫生诊断是制定卫生政策、合理配置卫生资源的重要依据。要想提供良好的社区卫生服务,就要有正确、完整的社区诊断,从而制订出有效的社区卫生服务计划。社区卫生诊断的目的主要体现在以下几个方面。

(1) 确定社区居民卫生服务需求,发现社区的主要卫生问题。

(2) 对社区卫生问题进行排序并确定社区中需要优先解决的问题。

(3) 提供制订社区卫生服务计划所需要的资料。

(4) 动员全社区的力量参与社区卫生服务计划的制订与实施。

(二) 社区卫生诊断的意义

社区卫生诊断是社区卫生服务工作周期的重要环节,社区卫生诊断完成以后,就要制订社区卫生服务工作目标,计划实施后,要对其效果进行评价,检验是否达到了预期的目标。随后又开始新一轮的社区卫生诊断,发现新的卫生问题,如此周而复始、循环往复,不断推动社区卫生服务工作的深入开展。

三、社区卫生诊断的内容

社区卫生诊断的主要内容一般包括:

(一) 确定社区的环境状况

环境状况包括自然环境和人文社会环境。自然环境如安全饮用水情况、家庭居住环境及工作学习环境等。人文社会环境如社会经济水平、教育水平、家庭结构与功能、社区休闲环境等。

(二) 确定社区人群健康状况及其健康问题

采用流行病学和统计学方法,调查社区人群的健康状况,如传染性疾病和慢性非传染性疾病的病种,各病种的发病率、患病率、死亡率及在不同人群、不同地区、不同时间上的分布状况等。

(三)明确社区可利用的资源与可动员的潜力

社区内可用于社区卫生诊断及解决健康问题的资源主要包括:

1. 社区的经济资源 社区的经济资源是指社区整体的经济状况、公共设施、交通状况等。这些资源的丰富程度及分布状况直接影响卫生保健服务的提供和利用。

2. 社区的机构资源 社区的机构资源包括:医疗卫生机构,如诊所、卫生院、社区卫生服务站、疗养院等;社会慈善机构,社会福利机构如基金会等;文化教育机构;社区团体如协会、工会、宗教团体等。对于这些机构的功能及其可用性和可及性的掌控,有助于社区卫生服务的连续性与协调性发展。

3. 社区的人力资源 社区的人力资源包括各类医务人员和卫生相关人员,如行政人员、居民委员会人员、宗教团体人员等。这些人员都是社区卫生服务的有效资源。

4. 社区动员潜力 社区动员潜力包括居民的组成结构及运用、社区组织的活动,社区居民对卫生事业的关心程度、社区人口的素质与经济能力等。

5. 社区组织、机构和政策支持 社区组织、机构和政策支持包括社区领导层、相关组织机构的理解与支持,对COPC有利的政策、法规等。

(四)确定优先解决的社区卫生问题

一个社区在同一时期所面临的卫生问题往往是众多的,由于卫生资源的限制,不可能同时解决所有的卫生问题。因此应根据具体情况确定优先解决的问题和制订解决方案,从而最大限度地发挥有限资源的作用。对优先解决问题所涉及的人群,应采用相应的流行病学和统计学方法,对其社会、经济、人口等方面的特征进行详尽的描述和分析。

四、社区卫生诊断的程序与步骤

(一)确定社区卫生诊断的目标

目标可以是综合性的,如诊断社区的卫生需要或需求;也可以是特异性的,如高血压的预防与控制。

(二)确定目标社区和目标人群

目标人群可根据地理区域或特定人群来确定,如城市的街道或机关单位等目标人群可根据社区卫生诊断的目的和内容来确定,如社区的全部人口或某个年龄段的人群等。

(三)收集目标社区的资料

资料的收集是进行社区卫生诊断的基础,只有在完整、可靠的信息基础上才能做出正确的诊断。

1. 资料的来源

(1)现有资料:主要包括各个部门和系统的常规统计报表、经常性工作记录、以前做过的调查等,如公安局的出生和死亡登记、流动人口登记、户籍管理记录、卫生系统的疾病统计资料,医院病历、普查和筛查资料等。在利用现有资料前要对其可信性、完整性、可比性以及实用性等进行评价。

(2)专项调查资料:现有资料不足以满足社区卫生诊断要求时,可以针对社区的某一特定问题进行专项调查以获得所需的资料。分为定性调查资料和定量调查资料,如个体及家庭健康资料、人群危险因素资料等。

2. 资料的内容

（1）社区背景资料：地理位置、地貌特征、自然资源、经济状况、风俗习惯以及交通、网络通信情况等；社区内的政府机构、民间团体和学校的分布情况等。

（2）人口学资料：社区的人口数量、性别、年龄结构，重点人群和高危人群的特征等。

（3）社会指标资料：就业状况、生活环境、生活秩序、文化水平、业余文化生活等。

（4）生活方式资料：营养状况、自我保健意识、运动方式、吸烟、饮酒、滥用药物情况等。

（5）社区健康状况资料：人口出生率、死亡率、发病率、患病率、病残率等。

（6）卫生资源及利用的资料：卫生人员的数量和结构、卫生费用的数量和来源、医疗机构的数量和分布、居民对卫生资源的可及程度等。

（7）卫生服务利用及管理的资料：就诊人数、住院人数、年住院率、平均住院天数、影响居民就诊和住院的因素、医院成本与效益等。

（四）确定优先解决的社区卫生问题

根据普遍性、严重性、紧迫性、可干预性、效益性等原则，确定优先解决的社区卫生问题，并综合分析问题的原因，以便最终解决存在的问题。

（五）考虑干预的可行性

确定优先解决的社区卫生问题后，应制订解决该问题的计划，包括干预的时间、地点、经费、可利用的资源等，同时还考虑问题的可干预程度、干预成功的可能性、干预所需资源，以及社会和社区居民的支持度等。

（六）写出社区卫生诊断报告

社区卫生诊断报告主要由以下三部分组成。

1. 开展社区卫生诊断的背景 包括社区一般情况简介、开展社区卫生诊断的目的、开展本次社区卫生诊断的意义。

2. 社区卫生诊断的内容 主要包括社区卫生问题是什么，该问题的影响范围大小；该问题的严重程度，引起问题的主要原因；哪些原因是可变原因，哪些原因是不可变的原因；该问题对其他问题的影响等。

3. 社区卫生问题的解决措施 包括卫生服务提供和利用情况，社会动员解决该问题的可能性、评价方法等。

五、社区卫生诊断方法

社区卫生诊断方法分为定性研究和定量研究两大类。

（一）定性研究

常用的定性研究方法主要有观察法、访谈法、专题小组讨论法等。

1. 观察法 观察法是指通过对事件的研究对象进行直接的观察来收集数据的方法。其优点是获得的资料比较真实、生动、及时；缺点是容易获得一些表达不准确的材料，其受时间、观察对象及其自身的限制，不适于大面积调查。①参与观察：是指研究者深入到研究对象的生活中，观察、收集和记录研究对象在社区日常生活的信息，用一段文字或一个故事来记录所研究的内容。研究者在每个观察地点追踪观察记录，在整个研究中，这些记录将成为一份连续的记录，对研究有重要意义。②行为观察：是指根据事先的行为分类标准，通过观察记录和行为分析来收集行为资料，通常在乡村、社区和城市的邻里间和诊所中使用。在现场实施时，研究者多使用调查指南和量表将观察到的行为进行分类，并对特定的环境和条件进行观察和记录。

2. 访谈法 访谈法是指访谈者与被访谈者（有时也称为重要知情人）面对面进行交谈。

研究者可以用一份事先拟好的访谈提纲或写有开放性问题的问卷进行访谈。访谈的问题最好不超过 5 个,20 min 左右能够完成。在访谈中可以记录,也可以录音,但需事先征得被访谈者的同意。访谈结束后,将访谈的内容整理出来。访谈对象主要包括社区中行政领导、卫生主管领导、医务人员、专家、学者。一次成功的深入访谈所获取的资料对研究者来说,是非常重要的。访谈法的优点是操作简单、方便可行、信息量大、灵活性高、使用范围广、控制性强;主要缺点是成本较高、时间长、结果难以进行定量分析研究,结果易受访谈对象周围环境的影响。

3. 专题小组讨论法 专题小组讨论是指为了解人们行为的信念、态度以及经历等信息,将一组人聚集在一起,就某一特定的问题进行深入的讨论。多在一个项目开始以前或实施后,用于收集调查资料或者评价项目的进程和结果。典型的专题小组讨论一般有 10 人左右参加,参与者的年龄、文化程度、专业、婚姻状况应相似或基本相同,男女在同一组较为理想;讨论由一名受过训练的主持人主持,可以有一位助手帮助记录讨论的内容。会场安排环形座位,以便交流。理想的讨论时间是 1～2 h。专题小组讨论参加者所发表的意见并不仅仅是反映他们个人的意见,而是代表了与他们相似的一类人的观点、态度和行为。这种方法的优点是经济、可行性大,能直接听取目标人群的意见,反馈及时,便于对相关问题深入了解;其缺点是容易受被访者心理因素及环境影响,需要较长时间,参加者在发言时容易受其他人影响。

（二）定量研究

定量研究通常以问卷作为收集资料的工具,向调查对象收集有关疾病、健康、医疗服务的信息等,用定量数据来表示。常用的方法有问卷访谈法和自填问卷法等。

1. 问卷访谈法 调查者根据事先设计的调查问卷对调查对象逐一进行询问来收集资料的过程。可通过面对面填写问卷或电话填写问卷。

2. 自填问卷法 调查对象按照研究者设计的问卷和填写要求,根据个人的实际情况或想法,对问卷中提出的问题逐一回答。根据研究者或调查者是否在填表现场,自填问卷法可分为现场自填法和信访法。①现场自填法:把问卷直接发放给调查对象,并在现场填表,直到收回问卷为止。优点是节约时间和费用;缺点是被调查者遇到问题时无法得到准确的回答,调查的质量得不到较好的保证。②信访法:将设计完毕的问卷通过信函寄给调查对象,调查对象再按照要求填写完后,邮寄给研究者(现代社会网络通信高速发展,也可以通过新媒体方式完成)。优点是节约被调查者的时间、人力和财力,缺点是存在抽样误差,回收率低。

第四节　社区干预与社区筛检

一、社区干预

（一）社区干预的概念

社区干预是指充分利用社区资源,在社会各部门的参与下,有组织、有计划地开展一系列活动,针对不同目标人群,开展疾病的防治和健康促进活动,通过改变人们的行为和生活方式,降低危险因子水平,预防疾病,促进健康,提高生活质量。

（二）社区干预的实施

通过社区卫生诊断,确定社区健康问题的优先解决顺序,设计干预计划,然后组织和利用社区资源,实施干预计划,最后对干预的结果进行全面评估,以了解干预的效果。

1. 社区干预的设计 社区干预的设计包括确定目标、目标人群、时间进度,选择策略和活动的原则,确定资源的组织和利用、质量控制方法、结果评估方法等。

(1) 确定目标:目标包括 5 个方面,即 5 个 W,何地(where),对谁(who),达到什么变化(what),通过什么途径(which),多长时间完成(when)。

(2) 确定目标人群:人群分为一级目标人群(需要改变健康行为的人)、二级目标人群(对一级目标人群有重要影响的人,能激发、教育、支持和加强一级目标人群的信念和行为,如卫生保健人员、家庭成员等)和三级目标人群(决策者、领导、提供资助者)。

(3) 确定时间进度:明确计划实施的时间界限,即计划的起止时间,包含准备工作所需的时间、完成计划所需的时间和干预措施产生作用所需的时间。

(4) 选择策略和活动的原则:干预活动有计划、有步骤地进行,不同策略和活动相互支持和补充,同时应遵循以下原则:①有效;②易被社区接受;③能覆盖多数人群;④符合成本-效益原则;⑤有利于可持续发展。

(5) 确定资源的组织和利用:要明确实施计划所需的人力、物力和财力,评价现有资源的可用程度,制订经费预算计划,遵守成本-效益原则。

(6) 确定质量控制方法:质量控制是保证计划顺利实施的关键环节,需要制订实施质量控制的具体方法,及时发现问题,必要时对计划进行适当调整。

(7) 确定结果评估方法:应预先制订评估计划,选择有效的评估方法。

2. 社区干预的实施 社区干预计划一旦确定,必须严格按计划执行。实施包括目标的认知、阶段性评价以及计划的调整等。

(1) 培训:根据干预目标,针对不同目标人群(包括社区领导、卫生人员及其他相关人员)进行培训,明确每次培训的目的,教员在事先提供教材,除了讲课外,可采用讨论、案例分析等教学方法。培训内容包括项目所涉及的有关知识,实施项目的目的和意义、对目标体系的理解、干预方法的操作训练与评价等。

(2) 宣传:针对目标人群开展多种形式的宣传活动,使社区居民理解干预项目的意义,更好地接受干预措施。通过宣传,提高社区居民的知识,促进其态度和行为的改变。

(3) 资源的组织与利用:充分利用现有组织和资源,进行多部门的合作。

(4) 干预方法的操作与指标的测量。

(5) 加强质量控制。

3. 社区干预效果的评价 评价的目的是发现工作是否按计划进行,是否存在问题,从所采取的行动中吸取知识和经验,以便改进今后或正在实施的活动。干预活动的评价贯穿卫生活动的全过程,一般包括过程评价和效果评价。

(1) 过程评价:过程评价用于检查项目按设计执行的程度,也是开展其他评价的先决条件,是促使计划取得成功的重要保障。针对的主要问题有:项目执行得如何? 干预是否针对原定目标? 完成多少百分比? 是否接受了标准的干预(组织、实施和内容)? 项目目标和干预的关系是怎样的? 具体说明干预在什么条件下,由谁、向什么目标人群,提供什么活动,它们实施的质量如何,有哪些活动有效或无效,如何改进,计划费用如何等。

过程评价的内容包括:工作人员质量,传播渠道和教育材料的作用,目标人群和非项目工作人员参与的程度,环境支持和政策扶贫的力度,利用社区组织活动的能力等。

过程评价的指标包括干预活动覆盖率、干预活动参与率和有效指数等。

(2) 效果评价:效果评价主要用于判断干预措施对人群健康的影响程度,包括各项健康指标的改善程度,可分为近期影响评价和远期效果评价。近期影响评价是指实施过程中产生的直接效果,是效果评价的重点,包括目标人群的知识、态度、行为和技能的改变。常用的指标有健康知识知晓率、行为改变率等。远期效果评价是评价干预活动实施后的长期效果,如疾病的患病率、居民健康状况的改善、居民生活质量的改善等。就慢性病而言,在产生行为改变后往往往要5年或更长的时间，才能产生生理、疾病和死亡情况的改变。因此对社区干预效果的评价主要强调过程评价和近期影响评价，但积累这方面的有关数据，对继续干预做长期评价有重要的意义。在意外损伤、性病干预中，有时在相对短的时间内可能产生变化。

二、社区筛检

（一）社区筛检的概念

患者对疾病早期的症状往往难以觉察，而且有些疾病发生隐蔽，又无明显的特异性，因此容易被疏忽。当有明显的不适到医院就诊时，可能已是疾病的中晚期，此时往往难以治疗。因此在疾病临床症状和体征出现之前，通过某些检查，早期发现这些患者，以利于早诊断和早治疗。对某种疾病来说，在一般人群中包括无该病的健康人、可疑患有该病但实际无该病的人、患有该病的人。筛检就是要将无该病的健康人与其他两类人区别开来。

社区筛检是将具有健康危险因素的和健康问题尚处于早期阶段或亚临床阶段的社区居民从众多的表面健康者之中挑选出来，以便进一步诊断与治疗以及实施预防干预措施。疾病的筛检一般不是诊断性的，筛检出来的阳性或可疑阳性者应指定就医，进一步确诊后治疗。

筛检的主要目的是早期发现某病的可疑患者，以便进一步确诊，做到早期治疗，以延缓或阻断病情的发展，改善预后。通过筛检发现某些疾病的高危人群，以便早期发现疾病的危险因素，通过控制这些因素来避免疾病的发生。

（二）社区筛检项目的选择原则

筛检是一项预防性医疗活动，服务对象是表面上健康的人群，且筛检需要耗费一定的人力、物力资源，因此，并不是所有疾病都适合通过筛检来达到早发现和早诊断的目的。社区筛检时要注意以下几个问题。

1. 筛检的疾病应是当地一个重大的公共卫生问题 该疾病的发病率高、影响面广，发现不及时将造成严重后果。因此，对这类疾病的筛检容易引起群众的重视和支持，工作易于开展，同时能取得较大的社会效益和经济效益。

2. 该疾病已有有效的治疗方法 对筛检的疾病进行早诊断和早治疗可以明显改善预后，如果筛检出来的疾病无治疗办法或治疗效果不明显，则没有筛检的必要。

3. 有进一步确诊的方法与条件 筛检试验不是诊断试验，筛检试验阳性仅提示为某病的可疑患者，需要进一步确诊。如无进一步确诊的方法或者本地区不具备进一步确诊的条件，则不宜进行筛检。

4. 有适当的筛检方法 要求筛检方法有较高的特异度和灵敏度，且简单易行、安全有效、价格低廉，筛检出的可疑患者有能力接受进一步的诊断和治疗。

5. 社区筛检应该符合成本-效益原则 开展筛检试验需要一定的人力、物力和财力，因此开展社区筛检应进行成本-效益方面的分析。筛检试验的成本指的是筛检试验所花费的全部费用，而效益是指通过筛检所取得的经济效益（经过筛检早期发现患者，从而节省的医疗费用等能用货币计算的效益）及社会效益（提高生活质量和卫生服务质量等，为社会、社会活动、人群的精神和健康所带来的好处）。

（三）筛检试验的评价

在筛检试验评价中，理想的筛检试验应对人体无害，操作方便、结果真实可靠且费用低廉等。评价一项筛检试验的可行性，主要分析筛检试验的真实性、可靠性和收益大小三个方面。

1. 真实性 真实性又称有效性。筛检试验的真实性是测定值与真实值相符合的程度，即正确地判定受试者有病与无病的能力。公认的最可靠的诊断方法称为金标准，将受检对象按金标准分为有病组和无病组，用待评价的筛检试验把结果分为阳性和阴性，灵敏度和特异度是评价筛检试验真实性的常用指标。

（1）灵敏度又称敏感度、真阳性率，即实际有病而按筛检试验判断为阳性者所占的百分比。

（2）特异度又称真阴性率，指实际无病者中被筛检试验判断为阴性者所占的百分比。

人们希望所用的筛检试验中灵敏度和特异度都高，但实际上提高灵敏度必然导致特异度下降，反之，提高特异度也会降低灵敏度。

2. 可靠性 可靠性亦称可信度或重复性、精确性，是指一项试验在相同条件下重复检测获得相同结果的稳定程度。影响试验可靠性的因素有以下三个方面。

（1）方法的差异：如试剂的稳定性及被测物质数值的波动。试验方法可受试剂质量、配制方法、温度、湿度等因素影响。仪器也可受外环境因素（如温度、湿度、振动等）的影响，使测量值发生误差。所以，在进行诊断时必须对仪器、药品、条件等有严格的规定。

（2）被观察者的个体生物学变异：如血压值在上下午、冬夏季不相同。血糖值在饭前、饭后不相同，身体上下肢、左右侧反应不尽相同等。此时，同一测量者用同一方法对同样被观察对象的测定结果也会不同。因此，应严格规定观测的条件。

（3）观察者的变异：包括观察者自身的变异（如不同时间、条件时）和观察者之间的变异。如多人筛检高血压时，必须预先经过训练，使几名观察者判断同一人同时的血压值差异在 2 mmHg(0.26 kPa)之内。

符合率是评价筛检试验可靠性的一个重要指标，它是指两次检测结果相同的人数占受试者总数的百分比。

3. 收益大小 收益大小是评价筛检试验的重要指标。发现的新病例数量、阳性预测值和阴性预测值是评价筛检试验收益大小的重要指标。

阳性预测值是指试验结果阳性人数中真阳性人数所占的比例。

阴性预测值是指试验结果阴性人数中真阴性人数所占的比例。

预测值受现患率的影响，现患率越高，阳性预测值越高，因此在患病率较高的人群中开展筛检的意义较大，其收益也较大。

目前社区常见疾病的筛检主要是高血压、糖尿病、乳腺癌以及宫颈癌等的筛检。

（1）高血压的筛检：高血压是社区常见的慢性病，据 2017 年 8 月国家心血管病中心公布的"十二五"期间高血压抽样调查的最新结果，我国约有 2.5 亿高血压患者，患病率呈上升趋势，且随年龄增而上升。在全国 31 个省、自治区、直辖市，国家心血管病中心采用分层多阶段随机抽样的方法，共抽取 15 岁及以上人群约 50 万人进行调查。从整体来看，我国 18 岁以上成人高血压患病率为 23%，男性高于女性，城乡差距减小。研究还显示，高血压知晓率、控制率也在不断提高，对比 2002 年至 2015 年的数据，知晓率从 30.2% 上升到 42.7%，治疗率由 24.6% 升至 38.3%，控制率从 6.1% 提高至 14.5%，但农村地区知晓率、治疗率、控制率较低。

高血压如果不及时控制，将通过血管病变危害心、脑等多种组织器官。研究表明，如果整个人群的舒张压降低 6~8 mmHg，冠心病的发病率可降低 25%，脑卒中的发病率可降低 50%。早发现、早诊断、早治疗高血压是预防心脑血管疾病的一个重要手段。

高血压筛检最适合的工具是血压计。筛检建议：35 岁以下者应至少有 1 次测量血压记录。建议医生对 3~19 岁儿童和青少年应每 2 年测 1 次血压；35 岁以上人群由医疗机构进行高血压免费筛查，每年 1 次，且就诊时都必须测血压。发现血压升高（收缩压 130 mmHg 或舒张压 85 mmHg 以上），应在不同日重新测量 3 次，以进一步确诊。

（2）糖尿病的筛检：糖尿病是社区常见的慢性病之一，其并发症涉及全身各个组织、系统，尤其是对心、脑、肾、血管和眼的损害，是危害人类健康的主要因素之一。常见危险因素：①40 岁以上且有糖尿病家族史；②肥胖；③高血压或高血脂；④以前确诊为葡萄糖耐量降低；⑤有妊娠糖尿病史者等。

糖尿病的早期筛检或流行病学调查受到血清检测的限制。进行尿糖试验时,尿中葡萄糖含量不稳定、糖尿病肾病都会影响结果的准确性,而空腹血糖检查由于难以组织、对象不易接受等给糖尿病的筛检带来一定困难。目前对糖尿病高危人群采取定期检测空腹血糖来筛检糖尿病。对检测结果异常者,首先进行饮食控制,并指导进行适当体育锻炼,必要时给予药物治疗。

(3)乳腺癌的筛检:乳腺癌是女性常见的恶性肿瘤。由于乳腺癌易于早期发现,因此乳腺癌的早期筛检一直深受重视。常见危险因素:①一侧乳房曾患乳腺癌,或患有上皮增生活跃的乳腺囊性增生病;②有乳腺癌家族史;③长期多次或1次大剂量X线照射史;④长期口服雌激素或避孕药;⑤肥胖,尤其绝经后显著肥胖或伴有甲状腺功能低下、免疫功能低下或有缺陷;⑥月经初潮早于12岁,绝经年龄晚于55岁,行经年限超过35年;⑦大龄无婚姻或生育史;⑧第一胎足月产晚于35岁;⑨未哺乳或哺乳时间短;⑩工作压力大、长期精神压抑或强烈精神刺激,不健康饮食习惯,包括高脂肪、高热量饮食,酗酒等。

乳腺癌筛检的方法主要是乳腺自查、临床检查或胸部X线检查。临床检查的敏感性和特异性与检查医生的经验、技术熟练程度、乳腺及肿瘤的特征密切相关。胸部X线检查的准确性与放射科医生的经验有关,而且要支付较高的检查费用,因此胸部X线检查一般用于临床检查可疑者。乳腺自我检查仅作为一种辅助措施。

建议:30岁以上妇女应推行乳腺自我检查(月经后7~10天,绝经者可固定某天);40岁以上的妇女每年进行;50~59岁妇女,每1~2年进行1次乳腺临床检查,必要时做胸部X线检查。高危人群需每年进行1次乳腺临床检查,有乳腺癌家族史者还需做X线检查。自我检查包括目测和触诊。

(4)宫颈癌的筛检:宫颈癌是女性常见的恶性肿瘤之一,一切有性生活的妇女都有发生宫颈癌的危险。经济地位低、多个性对象、卫生习惯差、过早开始性生活等都会增加患宫颈癌的危险性。常见危险因素:①曾有HPV感染;②有HIV感染;③性伴侣的包皮过长;④性伴侣患有性传播疾病;⑤多个性伴侣,或经常有不洁的性交;⑥有宫颈癌家族史;⑦多次生产或流产;⑧吸烟;⑨性生活开始时间过早;⑩宫颈有慢性炎症等。

宫颈癌的早期筛检方法是做宫颈涂片检查。早期检出宫颈癌变可以及时采取各种治疗措施,降低死亡率。早期筛检的同时结合健康教育,可以降低宫颈癌的发病率。

建议:对18岁以上有性生活的妇女每年进行1次检查,连续2次检查正常可改为每3年检查1次,65岁以后可停止检查。如为65岁及以上女性首次进行宫颈涂片检查,则需每年1次,连续2次正常后停止检查。如为高危人群应每年或每半年进行一次宫颈涂片检查。

📖 本章小结

以社区为范围的健康照顾	学习要点
概述	社区的定义、构成要素;以社区为范围的健康照顾的含义;以社区为导向的基层医疗(COPC)
社区与健康	全科医生的诊断思维模式和诊疗流程;以问题为导向的个体、群体健康照顾的概念、意义及特点;社区常见健康问题诊断策略及处理原则;社区中影响人群健康的因素;社区与健康的关系
社区卫生诊断	社区卫生诊断的概念、目的、意义、内容及步骤;社区卫生诊断方法
社区干预与社区筛检	社区干预与社区筛检的概念;社区干预的措施;社区筛检项目选择原则及筛检试验的评价

能力检测

一、单项选择题

1. 社区的基本构成要素不包括（   ）。

A. 有一定地域　　　　　　　　　　　　B. 有一定数量的人

C. 有共同的生活方式和文化背景　　　　D. 有一定的生活服务设施

E. 有一定的行政机关

2. 社区卫生诊断的步骤不包括（   ）。

A. 确定社区卫生诊断的目的　　　　　　B. 信息采集

C. 信息分析　　　　　　　　　　　　　D. 做出诊断并写出诊断报告

E. 制订可行的解决方案

3. 属于定性调查方式的是（   ）。

A. 面访调查法　　　　B. 电话调查法　　　　C. 自填问卷法

D. 专题小组讨论法　　E. 互联网问卷调查法

4. 社区诊断收集的资料不包括（   ）。

A. 社区人口学资料　　　　　　　　　　B. 社区发展与经济状况资料

C. 社区背景资料　　　　　　　　　　　D. 社区居民生活方式资料

E. 社区居民患病资料

5. WHO 认为一个有代表性的社区面积在哪个范围？（   ）

A. 50～500 m²　　　　B. 500～5000 m²　　　　C. 5000～50000 m²

D. 50～500 km²　　　　E. 5000～50000 km²

6. 确定优先需要解决的健康问题的条件不包括（   ）。

A. 普遍性　　　　　　B. 重要性　　　　　　C. 紧迫性

D. 可干预性　　　　　E. 利益性

7. 下面哪个不是社区干预的主要措施？（   ）

A. 戒烟、限酒　　　　B. 拒绝毒品　　　　　C. 合理膳食

D. 健康教育　　　　　E. 定期随访

8. 社区健康调查不需要注意的是（   ）。

A. 入户前应该与社区居委会联系　　　　B. 入户前应该与调查对象取得联系

C. 入户前熟悉调查对象的所有基本信息　D. 调查时应保证客观中立

E. 调查员举止和言语要友好自然

9. 了解患者的就医背景不包括（   ）。

A. 个人背景　　　　　B. 家庭背景　　　　　C. 社区背景

D. 社会背景　　　　　E. 司法背景

10. 关于影响社区居民健康的因素，下列说法错误的是（   ）。

A. 行为方式是慢性病的主要危险因素

B. 高收入个体和群体不一定比低收入者更健康

C. 社区组织提供服务的质量、数量和方式直接或间接影响社区居民健康

D. 人口密集的社区比人口稀疏的社区更易造成流行病的传播

E. 社区个体行为完全取决于社会和社区中的主流文化、宗教信仰、风俗习惯和价值观

Note

参考答案

二、简答题

1. 社区卫生诊断的目的有哪些？

2. 获取社区卫生诊断定性资料的途径有哪些？

3. 社区卫生诊断的常用方法有哪些？

（陈万松）

Note

第四章　以人为中心的健康照顾

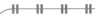

学习目标

1. 知识目标：掌握全科医生的应诊任务与应诊过程；熟悉以人为中心的健康照顾的意义、基本原则及全科医生的优势；了解医生两个关注中心的演变及两种照顾模式的比较。

2. 能力目标：能够熟练接诊患者，并能够给不同患者制订出最佳的治疗方案。

3. 素质目标：树立以人为中心的健康照顾理念；对患者热情、周到、关心；转变医学观念，以新的医学观念审视疾病和健康。

教学 PPT

案例导入

患者，男，47 岁，患糖尿病 7 年，一直在一家综合性大医院的内分泌科门诊进行治疗。7 年前在医生指导下口服降糖药物，能够有效控制血糖。近年来，病情加重，同时口服数种降糖药物，且已用至最大剂量，血糖控制仍不理想。专科医生建议患者改用胰岛素治疗。患者不仅不愿意接受，而且极为不高兴，并出现焦虑和抑郁症状，血糖控制更加不理想。

讨论：

1. 请用流行病学资料分析糖尿病的病因及危险因素。

2. 本例患者为什么对用胰岛素治疗不能接受？

3. 作为全科医生你将怎样对这名患者进行接诊？

以人为中心的健康照顾（person-centered care），又称为全人的照顾（whole person care）或人格化的照顾（personalized care），是全科医学的基本理念之一，它与"以疾病为中心（disease centered care）"的专科医疗服务有很大区别。

第一节　关注中心与照顾模式

以人为中心的健康照顾是指全科医生在与患者接触的过程中，不仅仅关注服务对象所患疾病及其治疗，而且始终将患者的整体健康需求作为服务内容的健康照顾模式。这要求全科医生遵循生物-心理-社会医学模式，在尊重、理解和关心患者的基础上去正确认识、分析和评价患者的健康问题，要求医生与患者及其家属共同协商确定处理方案，充分利用各种资源为患者提供连续性、综合性、整体性、协调性、可及性以及人性化、个体化的全科医疗服务。为此，全科医生不仅要具有崇高的医德修养、深厚的人文艺术素质、精湛的医疗技术以及较强的医患沟通能力，还应当具备扎实的"以人为中心的健康照顾"的基本知识、基本理论和基本技能。

Note

一、两个关注中心

疾病和患者是两个完全不同但又密切相关的概念,是医生关注的两个不同中心。随着时代的发展、医学模式的转变,医生的关注中心也在发生变化。纵观医学发展史,随着医学科学技术的发展,医生的关注中心经历了从"患者→疾病→患者"转移的三个阶段。

古希腊医生希波克拉底曾说过,了解你的患者是什么样的人,比了解他们患了什么病要重要得多。无论西方还是东方,古代医生都十分重视对患者的全面观察,包括他们的出身、籍贯、经历、体质状况、人格特征、生活方式、家庭与社会环境、职业与经济情况等。我国的传统医学更是注重对人的整体观察,并将整体观作为指导思想,贯穿中医学理论与临床始终。整体观认为,人体的各部分是一个有机整体,功能上相互协同,病理上相互影响;同时,人与自然环境和社会环境也是一个有机统一体,人生活在自然环境和社会环境中,人体的生理功能和病理变化必然受自然环境、社会条件和精神因素的影响。

随着文艺复兴时期开始的一系列科学革命,包括人体解剖学、生理学、病理学、生物学、化学等学科的发展以及显微镜的发明使用等,人们对人体和疾病的本质认识从系统、组织水平深入到细胞、分子水平,揭开了生命和健康微观世界的神秘面纱。医生们用大量的临床研究和科学实验去探究疾病的发病机制、病理特点,推动医学迅猛发展,形成了生物医学模式。医生的关注中心也从"患者"转移到了"疾病"。

进入 20 世纪中后期,随着社会经济条件的发展和疾病谱、死因谱的变化,以及人口老龄化的加剧,人们对卫生服务的需求发生改变。人们越来越意识到,仅以"疾病"为关注中心是远远不够的,应同时关注心理、社会因素对健康、疾病的影响,形成了新的生物-心理-社会医学模式,医生关注的中心又开始从"疾病"转移到了"患者"。

二、两种照顾模式

(一) 生物医学模式——以疾病为中心

在生物医学模式指导下建立发展起来的"以疾病为中心"的照顾模式,又被称为专科医疗服务模式。其服务范围常局限于医院门诊和病房,医生一般以疾病为思考对象与研究目标,针对某一特定疾病进行诊断和处理。医生常以疾病为中心来解释患者的健康问题,并依赖高度技术化的诊断和治疗手段去处理患者生理上的症状和体征,而对患者心理、社会及情感需要等方面的问题关注不够,忽视了患者的心理和社会方面的需求,是一种"只见疾病,不见患者"的医疗服务模式。

1. 优点　在医学发展史上,以疾病为中心的生物医学模式有其优越性,曾起到重要的作用,主要体现在:①以生物科学为基础,具有客观性和科学性;②诊疗方法与手段简便易学,直观有效,易于操作;③对疾病的诊疗结果可经过有效的科学方法加以确认;④使许多急危重症患者得到有效救治,挽救许多濒临死亡的患者。

2. 缺点　生物医学模式也存在一些缺陷,主要表现为:①只注重疾病,关注疾病的发病机制、病理变化、临床特点;对患者的健康照顾,也仅限于对疾病的诊疗,忽略了对患者心理和社会功能方面问题的处理。②限制和封闭了医生的思维,生物医学模式只强调患者是偏离正常生理情况的生物体,忽略了患者所具有的心理和社会人文背景,如人格特征、社会背景、家庭经济状况和社会支持等因素,容易限制医生的思维,使医疗服务质量下降。③医患关系淡漠,患者对治疗的依从性较低,影响治疗效果。④诊疗过程过于机械化、程序化,这种模式过分强调精确的诊断和治疗,忽略个性化和灵活性原则。⑤对病情的诊断往往需要进行过多的检查或实验,需消耗大量的资源,费用昂贵。⑥只注重对患者疾病的治疗,而忽视了对健康人群和亚健康人群疾病的预防、保健、照顾。

（二）生物-心理-社会医学模式——以人为中心

1. 生物-心理-社会医学模式是人类医学发展的趋势　生物-心理-社会医学模式是医疗照顾由"以疾病为中心"转移到"以人为中心"的理论基础。20世纪中后期，随着人们对卫生服务的需求发生变化，不能仅以生物医学模式来认识、解释和防治疾病，而且需要从生物、心理、社会的角度来综合考虑人类的健康和疾病，并采取综合的措施来防治疾病，增进人类健康，从而形成了新的生物-心理-社会医学模式。这种医学模式要求医生全面关注患者生物、心理、社会等各方面的问题，要求整合生物医学、行为科学和社会科学等方面的研究成果，用多维的思维方式去观察和思考人类的健康问题，从而客观上促进了医学的发展。

2. 重视患者是以人为中心的健康照顾的必然要求　在生物-心理-社会医学模式指导下，以人为中心的服务模式是一种重视人胜于重视疾病的健康服务模式，它从生理、心理、社会三方面去完整地认识、评价和处理人的健康问题，它把每一位服务对象看作是一个既具有生理属性又具有社会属性的"完整的人"，它坚持人的社会属性是其根本属性的原则，将患者看作是有个性、有情感的社会人，而不仅仅是疾病的载体。这种以人为中心的服务模式，坚持"以人为本"的基本理念，使医疗卫生服务的目的不仅仅局限于为了要找出有病的器官，更重要的是满足服务对象的生理、心理和社会三方面的整体健康需求。为实现这一目标，医生必须从人的整体性出发，充分认识人的生理、心理和社会特点，全面考虑其生理、心理、社会三方面的需求并加以解决；必须将服务对象视为最重要的合作伙伴，以人格化、情感化的服务调动患者及其家属的主动性，使之积极参与到疾病治疗、疾病控制和自身健康维护的过程中来，从而提高服务效果。

3. 以人为中心的健康照顾——理解就医行为　就医行为是指人们在感到身体不适或觉察到自己有病时寻求医疗帮助的行为。一般情况下，人们感到有病时就会就医，但是在现实生活中，也存在有病不就医或无病经常就医的现象，这种就医过少或过度就医都不利于健康。

（1）患者就医的主要原因：①身体原因：自我感到身体不适或对病痛难以忍受，自己无法解决，患者会主动去就医。②心理原因：由于受到精神刺激或某些原因导致紧张、焦虑等使机体功能失调，或确实有某些心理方面的问题需要进行心理咨询。③社会原因：为了防止疾病的传播和蔓延或对社会人群可能造成的危害，对诸如传染病、精神病等患者采取一些强制性的治疗，避免给社会产生现实性或潜在性威胁。

（2）影响就医的因素：就医行为是一种复杂的社会行为，受到诸多因素的影响，主要有：①对疾病症状的觉察、认识和判断水平，包括患者对疾病症状出现的频率、症状的轻重以及该病症可能导致的后果的严重性等的认识，是否有一定的医疗常识，对健康的重视程度等；②社会经济地位，如有无公费医疗、医疗保险、家庭经济状况等；③文化教育程度，通常文化程度较高的人更能认识到疾病带来的危害，意识到及早防治的重要性，故就医行为较积极；④就医动机，包括疾病诊治、健康检查及非医疗目的的法律纠纷等；⑤就医条件，如医疗水平、医疗设施、交通状况、居住地是否偏远、医疗卫生体制及医疗保险业务开展与否、医疗手续是否繁杂等；⑥社会支持，如单位和亲属对就医行为的态度、关注与支持程度等；⑦心理因素，如乐观与否、个人体验是否敏感等。

知识链接 4-1

Note

第二节　以人为中心的健康照顾模式

以人为中心的健康照顾是维护"整体人"或"全人"的健康,而不仅仅是关注疾病的治疗。全科医生在"以人为中心的健康照顾"的全科医疗服务中所起的作用是重要和广泛的。

一、健康与健康观

不同的人对"健康"有不同的理解。无病即健康,或没有感到什么不舒服,就认为自己是健康的,这是生物医学模式下消极的健康观。随着社会的发展、时代的进步及人们生活需求水平的提高,人们对健康有了新的看法。

世界卫生组织在 1948 年成立时的宪章中就明确提出健康新概念:健康不仅仅是没有疾病和虚弱的现象,而且是一种在躯体上、心理上和社会适应上的完满状态。1986 年,世界卫生协会年会发出"健康还要包括良好的道德品质"的宣言,进一步丰富了健康的内涵,使健康的内容更加完整。1989 年,世界卫生组织再次修订了健康的概念:除了躯体健康、心理健康、社会适应良好外,还加上道德健康,只有这四个方面健康才算是完全的健康。这种健康观是积极的健康观,是生物-心理-社会医学模式下的健康观。躯体健康即人体生理健康,是指人体的组成结构完整、生理功能正常;心理健康即人格完整、自我感觉良好、情绪稳定、有良好的自控能力,能保持正常的人际关系,对未来有明确的生活目标,能切合实际地不断进取;社会适应良好是指一个人的心理活动和行为能适应复杂的环境变化,为他人所理解,为社会所接受;道德健康是指具有高尚的道德情操,能按照社会道德规范的准则约束、支配自己的行为,能为他人的幸福做出贡献。这种新的健康观改变了健康仅指无生理功能异常、没有疾病的消极单一观点,明确、概括地指出了人生命活动过程中生物、心理、社会活动等多方面的需求。

全科医生要能够完整、全面地看待健康问题。在掌握了关于疾病的医学知识的基础上,不孤立地只看到"疾病",而是首先把"患者"看作一个有思想、有情感的活生生的人,用真诚的爱心去照顾每一位患者,解除其躯体的痛苦与不适症状,并关注其心理问题、家庭及社会问题,满足其精神需要。

二、以人为中心的健康照顾的意义

在生物医学模式下,医生关注的重点局限于"疾病",医生以是否有生物医学上的疾病来评价健康问题以及问题的严重性。在生物-心理-社会医学模式指导下的健康照顾,则是以人的整体健康为目标,疾病是健康问题的一部分,患者的心理、社会问题与疾病同等重要。全科医生在向患者提供以人为中心的健康照顾时,首先需要进入患者的世界,了解患者的宏观和微观世界,同时了解患者的个性。患者是一个身心统一的整体,是具有生理功能和心理活动的生物体,精神和躯体是不可分割的,是生命活动中相互依赖、相互影响的两个方面,共同作用于机体的健康。因此,全科医生不仅需要了解患者的病理、生理过程,而且还需要了解患者的心理过程。其次,每个人都有其独特的个性和社会背景,也会对人的健康产生影响。如果不了解患者的个性、社会背景及关系,就不可能完整地认识患者、全面了解和理解患者的健康问题,更谈不上解决问题。进入患者的世界,了解患者的个性是以人为中心的健康照顾的基础。全科医生要尽力发挥患者的主观能动性,从而达到促进健康、提高生活质量的目的。

三、以人为中心的健康照顾的基本原则

以人为中心的健康照顾,有以下几个基本原则:

1. 理解患者的角色和行为 理解患者的角色和行为就是从心理学、社会学和人类学等角度加深对患者角色的认识与理解,主动探究并明确判断患者就诊的真正原因和动机,要深刻理解和体会患者的感受,关注患者的患病行为、就医行为和遵医行为并适时加以指导和帮助,要以患者的健康需求和服务需求为导向,营造温馨、安全的就医环境,尽可能满足患者的期望。

2. 以系统论的观点看待健康与疾病 系统论打破了原有人们认识事物只注重局部与要素,忽视事物整体性及事物内部各组成部分之间相互联系、相互作用的传统分析方法,为人类认识自然与社会提供了一种新思路、新方法。全科医生在全科医疗服务过程中,应以系统论的观点看待健康与疾病,用系统论的理论去指导全科医疗工作。系统论认为健康是生理、心理、社会三方面的完满状态,而不仅仅是没有疾病,这体现和强调了健康的整体性。在系统论指导下,全科医生将患者看作是有个性、有感情的整体的人,而不仅仅是疾病的载体,全科医疗服务的目的不仅是寻找有病的器官,更重要的是维护服务对象的整体健康。

3. 提供个体化的健康照顾服务 全科医疗既注重服务的整体性,又注重服务中的个体化。患者需要的服务是整体性服务基础上的个体化服务,这是由患者个体间差异所决定的。不同的患者具有不同的生理、心理特点,不同的患者也处于不同的家庭环境、社区环境之中,对患者的处理不能千篇一律。在全科医疗服务中,全科医生要把握好患者的"普遍性"和"特殊性"的问题,处理好"普遍性"和"特殊性"这一对矛盾。因此,全科医生应根据患者的这种差异性特点提供个体化服务,除此之外,还需要帮助患者协调利用好预防、保健、康复、健康教育及其他各种专科服务。

4. 尊重患者的权利 尊重患者的权利是"以人为本"思想及医学伦理的基本要求。尊重并保障患者的权利,是全科医生及其全科医疗机构应尽的责任与法定义务。在全科医疗服务活动中,全科医生除了掌握患者权利的相关知识,提高自己的人文素养之外,还应当学习、熟悉并切实遵守相关法律法规。在服务过程的各个环节,全科医生必须时刻为患者着想,树立全心全意为人民服务的思想,切实尊重和保障患者的各项权利。

5. 建立稳定的医患关系 建立、维护并发展稳定的医患关系是全科医疗服务活动中的一个非常重要的课题。稳定而长期的医患关系是全科医疗服务活动的基本前提,也是疾病防治和慢性病管理工作的基础条件。只有建立了长期、稳定、和谐的医患关系,才能实现全科医疗服务的连续性;只有实现全科医疗服务的连续性,才能保证服务的综合性、整体性及个体化,才能达到"方便、经济、及时、亲切、有效"的效果。

6. 以患者需求为导向提供预防服务 预防为主是我国卫生工作的指导方针,也是全科医疗卫生服务应遵循的重要原则。在以人为中心的全科医疗服务中,全科医生应坚持预防为主的原则,以患者需求为导向,立足于个人、家庭与社区,为患者及其家属提供预防服务。全科医生必须力求公平、及时、经济、有效地利用各种资源维护居民健康,减少各种临床危险事件的发生,提高生命质量,使患者及其家庭满意。从这一点来看,以患者需求为导向提供预防服务也是以人为中心的全科医疗服务的必然要求。

7. 注重患者安全 注重患者安全是以人为中心的全科医疗服务的又一重要原则。毋庸置疑,全科医疗服务中每一个环节都可能存在一定程度的不安全性。全科医生应全面系统地分析认识全科医疗服务过程中的各种风险,采取各种措施予以规避和控制。及时分析和总结医疗差错及医疗不良事件产生的原因与影响因素,并积极采取有效措施进行预防。保证患者安全不仅是全科医疗的重要原则,也是其他任何医疗卫生工作的基本要求。

8. 强调服务的效果 以人为中心的全科医疗服务不仅以患者需求为导向提供预防服务,

Note

注重患者安全,而且强调服务的效果。服务效果是衡量服务活动质量的"金标准"。优质的服务效果,是服务对象的内在心理需要。为患者提供优质的服务并取得最佳效果,既充分体现了以人为中心的全科医疗服务的基本理念,也成为全科医疗的一个突出特色,也是这种医疗服务之所以深受居民欢迎的原因所在。以人为中心的全科医疗服务,其服务效果表现为服务的整体性、综合性、协调性及个性化、人性化等方面,最终集中体现为处理问题的有效性。

四、全科医生的优势

以人为中心的健康照顾,是一种强调在基层医疗中对患者负责,尊重患者的选择、需求及价值,以患者的价值为导向的医疗服务模式。全科医生在开展这种医疗服务模式中有许多优势,表现如下:

1. 地域上的优势　全科医生的工作场所就在其服务的社区。地理上接近、使用上方便、关系上亲切以及价格上合理是全科医疗明显的优势。其中,地理上接近能够减少患者的就诊时间,使患者就诊更加方便。

2. 医患关系的优势　全科医生与患者的关系长期、稳定而和谐,能较容易了解到患者心理、社会层面的问题,对问题的把握更加准确;同时,良好的医患关系也增加了患者对治疗的依从性。

3. 持续性健康照顾的优势　全科医生在为患者及其家庭提供持续性健康照顾过程中,可以细致地观察患者病情变化和跟踪治疗效果,也是全科医生避免误诊、调整方案和积累临床经验的重要渠道。

4. 实用性的优势　全科医生提供的服务是基本医疗、公共卫生、预防保健和健康管理。这些服务是患者必需的、适用的,也体现了公益性原则。

5. 综合性的优势　全科医生提供预防、治疗、保健、康复等综合性服务,服务层面涉及生理、心理和社会等多方面;全科医生在综合性服务过程中,根据患者的需要提供生理、心理和社会一体化的以人为中心的服务。这种综合性服务,体现了全科医生的高效率。

6. 协调性照顾的优势　全科医生为患者提供协调性的健康照顾,可以利用各方面资源,包括动用家庭、社区在内的多方面积极因素来解决问题。当遇到疑难或危重患者,全科医生可以利用掌握的社会医疗资源将患者及时转诊,并向接受转诊的医生介绍患者的情况。

第三节　全科医生的应诊任务与应诊过程

全科医疗这种以人为中心的健康照顾是在生物-心理-社会医学模式指导下的医疗活动,全科医生在实施医疗时,其应诊任务与应诊过程如下:

一、应诊任务

全科医疗是一种以门诊服务为主的整体性服务模式。具体来说,全科医生在接诊中主要有以下4项任务:

(一) 确认和处理现患问题

案例导入

患者,女,37岁,在某企业工作,因"头痛、头晕5年加重1年"前来就诊,患者5

年前经常出现头痛,多为一侧头痛,伴头晕、烦躁,其头痛、头晕等症状呈规律性发作,多在月经期或倒夜班时发病,多项检查结果阴性,曾诊断为"偏头痛"。发作时服用止痛药,上述症状能够控制。近1年来,头痛、头晕发作更加频繁,症状更重,且服用止痛药也效果欠佳,遂前来就诊。

讨论:

1. 全科医生应如何收集患者各方面的资料?

2. 全科医生应怎样确认患者现患问题?

3. 全科医生应怎样帮助患者处理现患问题?

确认和处理患者的现患问题是全科医生应诊中的首要和核心任务。现患问题是指患者近期以来所感觉到的身体不适或怀疑患上了某种疾病。现患问题一般是患者前来就医的主要目的和主要原因。在确认和处理患者的现患问题时,全科医生不仅要依靠生物医学知识去诊断患者所患疾病的性质与严重程度,而且还要从心理、社会等多方面和多角度去解剖、分析患者的就诊原因及就医背景,以充分体现"以人为中心的全科医疗服务"特点,具体说来要做好以下几方面工作:

1. 充分了解患者 全科医生在接诊患者时,应首先了解患者是一个什么样的人,要熟悉和掌握他们的生理、心理和社会等背景资料。古希腊医学家希波克拉底曾经说过:了解你的患者是什么样的人,比了解他们患了什么样的病要重要得多。只有全面深入地了解了患者是一个什么样的人,并掌握了患者的有关背景资料,才能有效地与患者进行深入的沟通交流,才能与患者建立起一种朋友式的和谐医患关系,才能有针对性地为患者提供以人为中心的整体性健康照顾。

2. 了解患者的就诊背景 患者前来就诊都会有一定的就诊背景,只有掌握了患者的就诊背景,才能真正理解患者的主诉和现患问题的性质,才能发现产生这些主诉和问题的真正原因,才能找到真正的问题和真正的患者。需要了解的患者的就诊背景主要有:①患者的就诊原因,例如,患者为什么来就诊? 为什么在这一时刻前来就诊? 患者有了疾病或问题时并不一定都去就诊,患者是否就诊受疾病的性质和严重程度、个人的价值观念与健康信念类型、家庭和社会背景、家庭资源及卫生服务模式等多种因素的影响。对于这些因素,全科医生都应有所了解和掌握。②患者有哪些需要? 按照马斯洛的需要层次理论,人的需要由低级到高级可分为5个层次,即生理需要、安全需要、爱与归属的需要、自尊的需要、自我实现的需要。前来就诊的患者同样也存在这5个方面的需要。全科医生要善于分析,认识和理解患者不同层次的需要,并有针对性地利用各种资源,采取各种措施和方法给予适宜的最大限度的满足。一般而言,了解了患者的不同层次需要以后,医生就可以在尊重患者意愿的基础上了解患者期待医生为他做什么。患者前来就诊总是希望医生能够最大限度地满足他们的需要。至于是需要治疗还是需要预防、保健或心理抚慰,抑或是需要对患者进行健康教育等,这些都需要由医生与患者及其家属共同协商来做出决定。

3. 分析现患问题的性质 全科医生在充分了解患者及其就医背景的基础上,要分析确定患者现患问题的性质。全科医生可以从系统论、整体论角度去分析认识患者的现患问题,即从患者的生物、心理和社会三方面全方位地考虑、判断现患问题。患者的现患问题主要根据生物医学、医学心理学、社会医学及社会学等知识去判断认定。全科医生确认患者现患问题时的思维方式应以生物-心理-社会医学模式为指导,如图4-1所示。

4. 处理现患问题 全科医生在确认现患问题的性质及有关背景之后,要依据患者的具体情况和现患问题的特性制订一个科学合理的处理方案与计划。处理现患问题同样要以生物-心理-社会医学模式为指导,如图4-2所示。全科医生所制订的现患问题处理方案与计划,既

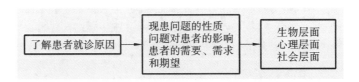

图 4-1　以生物-心理-社会医学模式确认现患问题

要包括生物医学疾病方面的治疗、预防措施,也要包括心理抚慰、社会功能矫治等方面的措施。除此之外,全科医生制订处理措施时还应在以下几方面加强与患者的沟通:①向患者详细说明并解释病情,对患者的痛苦表示理解与同情,并给予心理抚慰;②向患者详细说明并解释所制订的处理方案,了解患者对处理方案的态度,征求患者对处理方案的意见和看法,并对患者的意见和看法表示极大的尊重;③当医患双方对处理方案存在分歧时,医生要与患者加强沟通,交换意见,必要时做深入细致的解释说服工作,最终与患者达成共识,并根据具体情况及患者的态度适当调整处理方案;④启发患者的主观能动性,提高和保护患者的自主性,鼓励患者承担起健康自我管理的责任,让患者充分参与处理方案的制订、修改与实施。

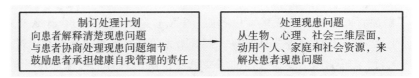

图 4-2　以生物-心理-社会医学模式处理现患问题

由于全科医生对现患问题的处理是整体性的、系统性的,并不是单纯从疾病角度出发,没有忽略患者的心理需求和社会功能方面的照顾,所以在确认和处理现患问题时,患者的顺从性、遵医率及对全科医生的信任度和满意度都较高。

(二)提供连续性健康管理

提供连续性健康管理既是"以人为中心的健康照顾"的突出特征之一,也是其与"以疾病为中心"诊疗模式的区别所在。所谓连续性健康管理就是在时间上长期的、不间断的健康管理,甚至是对服务对象从生到死全生命周期的健康管理。连续性健康管理的任务与内容既包括对现患问题的管理,也包括对服务对象生物、心理、社会三方面的管理,其中以对现患问题的管理最为重要。

首先,在确认现患问题并制订处理计划之后,全科医生应对现患问题实施长期的连续性健康管理。现患问题连续性健康管理的内容主要体现在以下几方面:一是对患者行为生活方式的管理,尤其是对与现患问题关系密切的行为生活方式的管理,例如:现患问题以糖尿病为主的患者,全科医生在及时完成糖尿病诊断与治疗的同时,应教育劝诫患者控制饮食及多运动等。二是患者心理状态的管理,不良心理状态常常是构成现患问题的重要因素,也是长期连续性健康管理的主要内容,例如:对原发性高血压患者,在进行健康管理时,应教育患者保持愉快、轻松、和谐的心态。三是注重社会功能方面的长期管理,例如:因现患问题引起的患者的失业、社会或家庭角色功能的缺失等方面的管理。

其次,对于有些现患问题尤其是慢性病并非一次短暂的诊治或处理就能解决,而是需要长期的、连续性甚至终生的管理。

全科医生应着力控制慢性病患者的症状和疾病进程,尽可能提高患者的生命质量,维护其躯体、精神和社会交往各方面相对的最佳功能状态。在慢性病、老年病的连续性健康管理过程中,强调居民的健康教育与不良行为习惯和生活方式的干预和纠正,强调患者在管理中参与的主动性和积极性,还要求全科医生能够全面、有效地对社区慢性病、老年病管理质量和效果做

Note

出科学客观的评价。一般而言,连续性管理过程中应该明确以下问题:①慢性病、老年病是否得到了有效规范的管理和控制,如社区主要慢性病、老年病的管理率、控制率、再住院率、危险事件发生率、复发率以及死亡率、致残率等健康管理指标是否有所改善;②处理暂时性问题时,应充分考虑到暂时性问题和慢性病、老年病等长期连续性问题之间的双向性影响,并采取相应的防范和处理措施;③强调并切实加强临终关怀和姑息疗法在慢性病、老年病管理工作中的运用。

（三）提供适当的预防性照顾

提供预防性照顾是"以人为中心的健康照顾"又一项重要任务。"坚持预防为主"是我国医疗卫生工作的指导方针,也是人们与疾病做斗争的最好法宝。全科医生要根据三级预防的要求和患者的年龄、性别、职业等,适时地向患者提供相应的预防及保健服务。例如,针对糖尿病患者的预防:可以让患者阅读宣传手册、观看宣传片或请已经出现严重并发症的糖尿病患者现身说法,教育患者如何严格控制血糖,预防各种并发症。

对患者提供预防指导的内容非常广泛。①第一级病因预防:与患者的生活方式、生活环境密切相关。②第二级诊治预防:进行早发现、早诊断、早治疗,与疾病的诊治密切相关。③第三级康复预防:康复和预防并发症的发生。将临床预防知识与医疗实践相结合是全科医疗的基本要求和特色。全科医生在诊治患者、为患者提供健康服务的各个环节都应以"预防为导向",体现"预防为主"观念,利用各种与患者接触的机会提供预防服务;尤其是一些慢性病,如高血压、心脑血管疾病、恶性肿瘤及意外伤害等疾病,其预防的意义更为重要,预防效果也更为理想。全科医生应发挥自身在疾病预防方面的优势,将疾病的预防工作贯穿、渗透并整合到健康照顾的整个过程。

（四）改善患者的遵医行为

遵医行为又称依从性（compliance）,是指患者对医护人员的医嘱、建议、要求等遵守的程度,包括按时按量服药、按照预约复诊、执行推荐的预防干预措施等行为。提高患者遵医率是保证全科医疗服务质量的重要条件。在临床实践中,由于种种原因经常出现患者不遵医行为。世界卫生组织的有关报告指出,20%～50%的患者并不遵照医嘱定期复诊,25%～60%的患者不按时按量服药。全科医生应分析患者不遵医的原因,并采取相应措施改进患者的遵医行为。

1. 影响患者遵医行为的因素 主要有:①患者的健康信念:患者的健康信念影响其遵守医嘱的积极性和主动性。医生应对患者加强健康教育,帮助患者改变不正确的健康信念,激发患者遵守医嘱和治疗计划的动机。同时,全科医生应充分征求患者意见,让患者参与治疗目标的制订,明确患者应承担的责任。②患者的知识结构:患者知识不足,文化水平不高,缺乏相应的健康知识,不理解甚至误解医生的治疗方案或干预措施而导致不遵守医嘱。医生应针对医疗方案、干预措施及药物等方面向患者耐心解释和说明。③药物处方的特性:若处方上的药物种类、服药次数繁杂,药物毒副作用大,服药方法复杂而使患者难以接受等,都会降低遵医率。因此,医生开具处方时,应书写认真,字迹清楚,便于患者辨认记忆;在选择药物的种类、剂型、剂量和服用方法时,要根据患者个人实际情况进行调整,确需患者忍受一定痛苦时要耐心说明其重要意义和有关对策。④经济关系和人际支持:一是考虑患者各种检查、治疗的花费有多少;了解患者有无可能因为经济原因不用药或少用药,不看病或少看病;应与患者或其家属一起分析治疗方案的成本-效益关系,增强其遵医行为。二是在慢性病长期管理计划的落实方面,家庭和亲友提供的支持最具影响力。家庭成员的健康信念是否与医生一致;能否鼓励、提醒、监督患者遵医;对患者就医或执行医嘱所需的人力、工具和经费是否能全力保证;能否配合医疗要求为患者的健康需要做出某种牺牲,如改变家庭饮食结构、业余活动安排及作息时间等。三是应尽量动员他们参加相应的患者小组,以加强其遵医行为的人际支持。⑤医患关系

Note

和医疗照顾模式:医患之间平等互动能够加强患者的参与意识和遵医行为。如果医生关心和尊重患者,对其病情和进展提供清楚的资料,恳切地表达同情心,并期望患者与自己积极合作以实现双方的共同目标,患者就有较好的合作行为。相反,如果医生的兴趣仅仅在于获取患者的诊治资料,对其他问题漠不关心,患者就会产生反感而不遵医。

改善遵医行为是全科医疗服务应诊中的重要任务和管理要点,全科医生对每名患者及其家庭的遵医行为都应进行管理,这对社区长期健康管理和慢性病防治具有重要意义。

2. 改善患者遵医行为的方法

(1) 医生方面:①与患者的看法达成一致:医生要判断自己和患者在对疾病的看法上是否一致。如一个头痛的患者认为自己的头痛可能是由高血压引起的,可是医生认为这是偏头痛。如果医生不解决这种医患看法上的差异,患者就不会服用医生给他开的药物。②提供并商量最佳解决方案:给患者提供几种可行的治疗方案,解释清楚每种方案的利与弊;医生与患者共同协商制订一个更符合患者的简化治疗方案,将治疗计划用书面的形式记录下来,并监督患者执行。③测试患者医疗知识掌握情况:医生让患者重复并解释刚才告诉他的有关疾病的诊断及治疗方案;让患者重复刚才教给他的一些简单操作,例如,教糖尿病患者进行手指血糖检测及胰岛素注射治疗,并让患者重复。④取得家庭支持:全科医生可邀请患者的家属也到医院,让他们熟悉患者病情及治疗方案,从而取得家属的支持。⑤鼓励患者的每一次进步,鼓励患者坚持。

(2) 医疗行政方面:检查经营政策和健康教育目标,强调以"人"为中心的健康照顾,注意保护患者的权益。医护人员要加强医疗行为科学和有关人际交流知识、会谈技巧的学习,良好的医患沟通使患者感到医疗过程中自己是被尊重和支持的。适当组织特定患者进行团体活动(如参加糖尿病之家、高血压俱乐部等的活动),加强医患间的整体交流及患者间的自我教育等。

二、应诊过程

(一) 以人为中心的诊疗模式

以人为中心的诊疗模式要求全科医生接诊所有的就诊对象,用"立体性"或"综合性"的思维方式,并与患者的需求联系在一起,对他们进行首次评价管理。①对没有生理疾病的对象,要做适当处置,如提供健康咨询、关系协调、疾病预防、饮食及行为方式指导等整体性健康照顾;②疾病出现早期症状时,医生能及时诊断,并提供有效的干预措施,延缓"健康→疾病"的发展进程或使其逆转;③当疾病确诊时,尤其是慢性病,医生应充分了解患者的患病体验,以及患者的生活态度与价值观,向患者解释清楚病情,双方协商制订出适合患者的最佳治疗方案及长期健康管理计划,并督促患者实施与完成。

以人为中心的诊疗模式可以使全科医生达到以下几个目的:

(1) 完整了解患者的背景资料:背景资料主要包括患者的个人背景、家庭背景和社会背景。背景资料是全面了解患者一般情况的基础资料。只有全面收集患者的背景资料,才能把患者作为一个"整体"看待,了解患者是什么样的人,正确把握和理解患者主诉症状和问题的性质,从而找到问题产生的真正原因,从根本上采取措施解决患者的问题。

(2) 掌握患者的健康问题:以人为中心的全科医疗服务要求医生要以解决患者健康问题为目标,关注并切实有效处理患者的问题,而非仅仅治疗疾病。患者的健康问题可以来自生理、心理、社会等各个方面,种类繁多,确认并处理健康问题是全科医生应尽的首要职责。

(3) 了解患者的期望与需要:了解患者此次就诊对医生的期望,尤其是最需要解决的是什么问题,并通过沟通与交流,与其建立良好的医患关系。

(4) 对问题进行初步分类:包括:①先区分急诊与非急诊,如是急诊,必须进行适当的紧急处理和及时转诊;②如不是急诊,则要判断问题的性质,是生物因素还是心理、社会因素引起的,如果是以生物因素为主,要先解决生物学或躯体方面的问题,再解决伴随的心理及社会问题;③对以心理、社会因素为主的问题,首先要找出问题的实质,如是患者的问题,帮助解决患者的心理、社会问题,如是其家庭或相关社会组织的其他成员引起的,则要先解决其家庭或相关社会组织的其他成员的问题,再来解决患者的问题。

(5) 明确诊断:先提出诊断假设,再进行必要的检验和实验性治疗,来明确诊断。诊断应建立在对患者的全面了解,对疾病的发病机制与自然进程的掌握,以及全面的体检、必要的辅助检查和流行病学调查研究的基础上。此外,还可以进行实验性治疗以明确诊断。

(6) 患者家属参与确定最佳处理方案:医生应让患者及其家庭成员共同参与协商制订最佳处理方案,即让其参与"决策"。

(7) 利用多方面的资源来支持与帮助患者。

(8) 评价服务是否满足患者的期望与需要。

(二) 以人为中心的开放式问诊方法

临床上的问诊有两种方式,即封闭式问诊与开放式问诊。封闭式问诊往往在一开始便有明确的目的和对象,医生把注意力集中于预先假设的疾病、症状或体征上,围绕患者的主诉进行询问,去寻找、证明该种疾病的依据。这种问诊方式中患者的回答多为"是"或"否"等,例如,医生问患者:"你发热吗?""是否有咳嗽?"患者的回答往往局限于"是"或"不是"、"有"或"没有"等。封闭式问诊容易给人造成误导,使患者把对疾病的回忆仅仅局限在医生感兴趣的问题上,因而容易遗漏一些重要的线索,同时也忽视了患者的主观需要。

当医生把注意力集中在患者身上时,就会在用心去倾听患者的同时,采取开放式引导的方法。开放式引导的方法,是让患者把自己要讲的话讲完,使患者充分表述自己对疾病的印象、感觉、体验和担心等,同时鼓励患者发表自己的意见和看法。开放式引导是开放式问诊的核心方法,而引导问语在其中起关键性作用,引导问语主要涉及以下几个方面:①问题发生的自然过程:这类问语如"请您告诉我头痛是怎样发生的。"②问题所涉及的范围:如"您认为头痛与哪些因素有关?"③患者的疾病因果观和健康信念模式:如"您认为这个问题严重吗?""您认为这是怎么回事?"④患者对医生的期望和患者的需要:"您最担心的是什么?""您希望医生能为您做些什么?""您现在最希望解决的问题是什么?"等。

开放式问诊是全科医生最常用的问诊方式。通过开放式问诊,全科医生可以收集到较为客观完整的病史及患者背景资料。在开放式问诊中,全科医生还可以留给自己充足的时间去思考和梳理患者病史及背景资料,进而能有效、准确地进行诊断分析。

开放式问诊多采用 BATHE 问诊方式,BATHE 问诊方式是由 Stuart 和 Lieberman 于 1986 年共同提出的,即:

B(Background):背景。了解患者的就医背景、心理状况和社会因素等。医生常问的问题有:"最近您自我感觉如何?""最近家里有什么事吗?"等。

A(Affect):情感。了解患者的情绪、情感及其变化。医生常问的问题有:"您对家庭生活有什么感受?""您最近的工作状况怎么样?"等。

T(Trouble):烦恼。了解现患问题对患者带来的影响。医生常问的问题有:"您最近有哪些烦恼?""您现在最担心的是什么?"等。

H(Handling):处理。了解患者的自我管理能力。医生常问的问题有:"您打算怎样处理这一问题?""您的家人在处理这一问题时给了您哪些支持?"等。

E(Empathy):移情。对患者的痛苦和不幸表示理解和同情,从而使患者感觉到医生对他的关心和支持。医生常常对患者表示真心同情和理解,例如,医生经常会说:"是的,我也是这样认为的!""是的,您可真是不容易啊!"等。

这种问诊语言很朴素,但正是通过这些朴实而又真切的问诊语言,医生可以很快了解患者的心理与社会背景、问题产生的原因,并通过问诊给予患者心灵上的抚慰与支持,使患者能充分敞开心扉尽情诉说,利于医患感情交流和沟通,使医疗服务更加亲切、人性化,并使医疗服务更为有效。

(三)以人为中心的接诊步骤

目前多采用 Berlin 和 Fowkes 于 1983 年共同提出的 LEARN 模式。该模式更加重视患者对疾病的认识与理解,重视患者对疾病处置的看法,应用于全科医疗的接诊过程中更能体现以人为中心的健康照顾理念。LEARN 模式的接诊步骤分为:

L(Listen):倾听。全科医生要先站在患者的角度倾听,收集患者所有的健康问题及其对健康问题的认识及理解。

E(Explain):解释。详细收集患者健康问题的相关资料后,医生需向患者及其家属解释健康问题的诊断。

A(Acknowledge):容许。在说明病情后,要容许患者及其家属有机会参与讨论。沟通彼此对病情的看法,使医患双方对健康问题的看法趋向一致。

R(Recommend):建议。医生给患者提出最合适的检查、治疗及健康教育建议,让患者参与制订治疗计划,可增加患者对治疗计划的依从性。

N(Negotiate):协商。最后需询问患者对医生建议的诊疗及健康教育计划有无疑问,以便医患双方进一步协商,让患者充分理解并接受疾病的诊疗过程。

在 LEARN 模式的五个接诊步骤中,第一步骤(Listen)、第三步骤(Acknowledge)及第五步骤(Negotiate)中,都能让患者充分表达自己的意见,而在第二步骤(Explain)及第四步骤(Recommend)中也能对患者的意见进行解释或处置,因而 LEARN 模式充分体现了以人为中心的接诊过程,明显区别于以疾病为中心的接诊模式。

🔲 本 章 小 结

以人为中心的健康照顾	学 习 要 点
关注中心与照顾模式	医生的两个关注中心、两种照顾模式的比较
以人为中心的健康照顾模式	以人为中心的健康照顾的意义、基本原则,全科医生的优势
全科医生的应诊任务与应诊过程	全科医生的应诊任务,以人为中心的诊疗模式,开放式 BATHE 问诊方式和 LEARN 模式的接诊过程

🏥 能 力 检 测

一、单项选择题

1. 全科医生关注的中心是(　　)。

A. 疾病　　　B. 患者　　　C. 医院　　　D. 社区　　　E. 政府

2. 全科医生应诊的首要和核心任务是(　　)。

A. 确认和处理现患问题　　　　　　B. 提供连续性健康管理

C. 提供适当的预防性照顾　　　　　D. 改善患者的遵医行为

E. 以上都是

3. 健康是指(　　)。

A. 身体处于良好状态

B. 身体和道德品质处于良好状态

C. 身体和心理处于良好状态

D. 身体、心理、社会适应和道德品质处于良好状态

E. 身体、心理、社会适应处于良好状态

4. 影响患者遵医行为的因素有(　　)。

A. 患者健康信念及知识　　　　　　　B. 药物处方的特性

C. 经济关系和人际支持　　　　　　　D. 医患关系和医疗照顾模式

E. 以上都是

5. 开放式 BATHE 问诊方式中的"E"是(　　)。

A. 情感　　　B. 背景　　　C. 移情　　　D. 处理　　　E. 烦恼

二、简答题

1. 生物医学模式有哪些不足和缺陷?

2. 以人为中心的健康照顾的基本原则有哪些?

3. 全科医生的优势有哪些?

4. 全科医生的应诊任务有哪些?

5. LEARN 模式的接诊步骤是怎样的?

(余耀平)

参考答案

Note

第五章 以家庭为单位的健康照顾

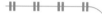

教学 PPT

学习目标

1. 知识目标:掌握家庭照顾、家庭访视、家庭咨询、家系图、家庭圈、家庭评估的概念以及家庭与健康的关系;熟悉家庭的内部结构和外部结构、家庭的功能、家庭生活周期、家庭价值观的内涵。

2. 能力目标:具有家庭照顾的基本技能,如能熟练进行家庭访视,能独立开展家庭咨询,能熟练地使用家庭评估常用工具,能够绘制家系图和家庭圈,能为不同家庭生活周期的家庭制订个性化的预防保健策略,能与家庭保持良好沟通的能力。

3. 素质目标:树立以家庭为单位的健康照顾理念,培养家庭照顾的人文精神;能够正确认识家庭医生签约的重要性,积极支持国家有关方针、政策落到实处;同时要正确引导患者树立正确的家庭价值观。

案例导入

患者,男,58 岁,因"小便不畅半年伴腰部疼痛 1 个月",在其妻子的陪同下,来全科医疗诊室就诊。患者半年来,排尿时间较长,常等待数分钟不等,淋漓不畅,每次上厕所时,家人总是埋怨其占用时间太长,患者碍于面子,每次都以"便秘""闹肚子"等为由应付。2 个月前,患者一家搬进了新居,新居在一楼,因经常下雨,屋内走廊比较潮湿,1 个月来,患者不仅排尿需等待,而且常感觉腰部疼痛,患者的妻子听说肾虚会导致腰痛、小便不畅,于是购买"六味地黄丸"让患者服用,服用 1 个月症状仍不见好转,腰痛常常于阴雨天加重。全科医生仔细询问病史,并做相关检查后,告诉患者排尿不畅是由前列腺增生引起,腰痛是因感受湿邪,阻滞腰部经脉所致,不宜服用"六味地黄丸"等补药;并告诉其妻子要多理解患者,并督促患者用热水袋捂小腹,经常揉穴位。

讨论:

1. 从案例中,能看出家庭与健康的关系有哪些?

2. 家庭资源对家庭成员的健康有何影响?

"以家庭为单位的健康照顾"是全科医学这门学科的核心和重要特征,是全科医生开展健康照顾的主要形式和重要原则,也是实施家庭医生签约制度的理论支撑。全科医学的理念是"将医疗保健引入家庭,为家庭提供一个完整的照顾"。无论是对患者还是对家庭,提供医疗照顾都必须依靠家庭的背景,与家庭保持密切沟通和良好的信任关系。本章节所涉及的概念较多,要认真理解其内涵及外延;家庭评估的基本方法为临床常用,要熟练掌握其使用方法及临床意义。

第一节 概 述

一、家庭的定义

家庭是社会的最基本单位,是人类社会发展到一定阶段出现的两性和血缘关系的社会形式。随着社会的发展和变迁,家庭的定义、观念和模式也在不断地发生变化。

在原始社会,家庭可以被定义为一个氏族或部落,也是一个小社会,原始人群以氏族内部的血缘群婚、杂婚为主。奴隶社会以后,家庭与社会的概念开始分离开来,以氏族大家庭为基础,婚姻习俗逐渐形成,一夫一妻和一夫多妻制并存。封建社会流行一夫多妻制。现代社会,法律规定了一夫一妻的自由结合。

从家庭演变的历史来看,传统的家庭定义:有一对通过婚姻而结合的、有或没有子女的、有或没有健在父母的成年男女所组成的生活单元。该定义着眼于婚姻、生殖和血缘关系的家庭。传统家庭依靠法律的认可和保护,一般能维持终生的关系,家庭上下辈之间多有血缘关系,少部分为收养关系。法律界从法律关系出发,将家庭定义为:有婚姻关系、血缘关系或收养关系,或共同经济为纽带结合成的亲属团体。但随着社会变迁,家庭形式出现多元化,人们发现一些具有家庭功能的团体,如单身家庭、同居家庭、同性恋家庭等并不符合上述定义。Smilkstein根据家庭功能提出了家庭的定义:家庭是指能提供社会支持,其成员在遇到躯体或情感危机时能向其寻求帮助的,一些亲密者所组成的团体。该定义虽然强调了家庭功能,可覆盖很多家庭形式,但忽略了家庭的基本特征,如法律特征。

现代社会的家庭定义:通过生物学关系、情感关系或法律关系连接在一起的一个群体。该定义比较完整地表述了家庭的含义,涵盖了现代社会各种类型的家庭,涵盖了血缘、情感和法律三大要素。因此,从生物学上看,家庭是人类繁衍的功能单位;从心理学上看,家庭是个体心理发展的"生态环境";从社会学上看,家庭是社会的基本单位,是人在社会中生存而产生的普遍又特殊的社会团体。

总之,家庭血缘关系是一种终生关系,它不会因为家庭某成员的功能低下或家庭功能的改变而终止某个成员在家庭中的角色,即它不会伴随家庭结构和功能的改变而改变。家庭成员在遗传、生活方式、行为习惯点和价值观方面具有相似性,这是家庭有别于其他社会团体的突出特点。同时,维持家庭关系最根本的是靠姻缘关系、血缘关系和情感关系,家庭成员之间在感情上相互依赖和相互影响,全科医生需要更多地从感情方面来考虑家庭问题,并重视给予其家庭成员关心和爱护而不求回报。

一般来讲,关系健全的家庭至少应包含婚姻关系、血缘关系、亲缘关系、感情关系、伙伴关系、经济关系、人口生产与再生产关系、社会化关系这 8 种家庭关系。但社会上存在着不少关系不健全的家庭,如单亲家庭、单身家庭、同居家庭、同性恋家庭等,这些家庭中存在更复杂的心理和健康问题,需要全科医生提供更加人性化的健康照顾。

二、家庭结构

家庭结构(family structure)是指构成家庭单位的成员组成、类型以及家庭成员间的相互关系,包括家庭的外部结构与内部结构。家庭的外部结构即家庭的类型,可分为核心家庭、主干家庭、联合家庭和其他家庭类型等。家庭的内部结构包括家庭角色、家庭权力结构、家庭沟通类型和家庭价值观 4 个方面。全科医生在为服务对象提供健康照顾时,必须先了解家庭结

Note

构和家庭成员相互作用的关系等。

（一）家庭的外部结构

1. 核心家庭　核心家庭是指由父母及其未婚子女组成的家庭，也包括无子女夫妇和养父母及其养子女组成的家庭。核心家庭的特征主要有：家庭人口少、结构简单、关系单纯，此类型家庭一般只有一个权力和活动中心，家庭的亲属关系网络相对简单，其利益和资源易于分配，也便于做出决定。但从医疗保健的角度考虑，核心家庭的家庭资源较其他家庭类型少，一旦家庭出现情感、经济、严重疾病等困境，容易导致离婚、留守儿童等家庭问题。"丁克"家庭属于核心家庭中一类较为特殊的形式。近年来，丁克家庭在城市中的比例有逐渐增加的趋势，这种家庭类型存在亲密和易脆性的双重特性，一旦发生家庭事件，家庭自我调适能力差，容易产生家庭危机。现代社会中，核心家庭占较高的比例，在发达国家，该类型家庭的比例曾高达80%以上。

2. 主干家庭　主干家庭是指由一对已婚夫妇同其父母、未婚子女或未婚兄弟姐妹组成的家庭。主干家庭在垂直的上下代中有两对或两对以上夫妇，是核心家庭的扩大，往往有一个权力和活动中心，还有一个次中心。因其具有直系血缘关系和婚姻关系，故又称为直系家庭。

3. 联合家庭　又称"复式家庭"，是指由两对或两对以上同代夫妇及其未婚子女组成的家庭。这种家庭类型的结构复杂松散、不稳定、人数众多、关系错杂，家庭中存在多个权力和活动中心，多种关系和利益交织，导致决策过程复杂。但由于家庭内、外资源丰富，当家庭遇到危机时，易于应对压力事件。现代社会，这种类型的家庭已经越来越少。

4. 其他家庭类型　包括单亲家庭、重组家庭（或称为继父母家庭）、单身家庭、同居家庭、同性恋家庭等特殊家庭。在西方某些国家，同性恋家庭呈上升趋势，且纳入法律保护范围。在我国，单身家庭和单亲家庭也呈逐渐增多的趋势。这些家庭类型虽不具备传统的家庭形式，但却执行着家庭各种类似的功能，具有家庭的主要特征，但易形成特殊的心理、行为及健康问题，全科医疗应重视和照顾这些特殊的家庭。

（二）家庭的内部结构

家庭的内部结构是指家庭内部构成和运作机制，反映家庭成员之间的相互作用及相互关系。这种相互关系表现在家庭权力结构、家庭角色、家庭沟通类型和家庭价值观四个方面。

1. 家庭权力结构　家庭权力结构的中心称权力中心，是指家庭成员具有对家庭的绝对影响、控制和支配的权力，也就是一般意义上的一家之主。家庭权力结构可以反映谁是家庭的决策者，以及做出家庭决策时家庭成员之间相互作用的方式。因此，家庭的权力结构是全科医生进行家庭评估、采取家庭干预措施的重要参考资料。随着社会的发展和文明进步，家庭权力结构正由专制向民主、自由的形式转变。家庭的权力结构有以下四种类型。

（1）传统权威型：传统权威型是以家庭所处的社会文化传统确认家庭的权威，家庭成员均要认可一家之主的权威，一般家庭把父亲或长子视为权威人物，而不考虑他的职业、社会地位或收入等。

（2）工具权威型：家庭中负责供给家庭或者掌握经济大权的人被认为是家庭的权威人物。妻子或子女如果能处于这个位置上，则也会成为家庭的决策者。

（3）分享权威型：家庭成员分享权力，共同决策，以个人的兴趣和能力来决定所承担的责任，共同协商。分享权威型是理想的家庭权力结构，家庭中成员权力均等，有利于家庭成员的健康发展。这类家庭又称民主型家庭，是现代社会比较推崇的家庭类型。

（4）感情权威型：感情权威型是由家庭感情生活中起决定作用的人担当决策者，其他的家庭成员因对他（她）的感情而承认其权威。

家庭权力结构并非固定不变，它可以随着家庭生活周期阶段的改变、家庭变故、家庭价值观的变迁等家庭内外因素的变化而发生转化。全科医生在提供以家庭为单位的健康照顾时，要先侧面了解谁是家庭中的决策者，然后与之协商服务对象的健康问题或疾病解决办法，才能提供有针对性的建议，实施有效干预。

2. 家庭角色 角色是与某一特定的身份相关联的行为模式，是社会对个人职能的划分，它指出了个人在社会中的地位和位置，代表着每个人的身份，这种身份不是自己认定的，而是社会客观赋予的。家庭角色是指家庭成员在家庭中的特定身份，代表着其成员在家庭中所应履行的、社会公认的职能，反映家庭成员在家庭中的相对位置和与其他成员之间的相互关系。

(1) 角色认知：每个人都应该对自己在家庭和社会中扮演的多种角色有一个清晰的认识，包括对角色是否符合社会规范，角色扮演（言语、表情、姿态）是否恰当的判断。根据一个人的言行举止识别其地位和身份，称为"角色认知"。角色认知的同时伴随着"角色评价"，家庭中常常进行角色评价，良好的角色评价对家庭成员是一种鞭策和激励。我们常常将扮演某个角色的人的言行与我们所认同的这一角色的行为规范进行比较，判断这个人是军人、农民、学生、教师还是其他身份。同时，评价这个人的言行是否合格。

(2) 角色期待：在家庭中，每个成员都扮演着一定的家庭角色。家庭角色同其他社会角色一样，要按社会和家庭为其规定的特定模式来规范行为，社会和家庭对这些角色应该发挥的作用的期盼，称为角色期待。角色期待包含了对家庭、社会的认知，实践的体验，情感态度的转变等。家庭对每一位成员都存在角色期待，且角色期待都有着传统的规范，如在家庭中"父亲"的传统角色被认为是养家糊口、负责做出家庭中重要的决定等；"母亲"的传统角色被赋予情感和慈爱的形象，职责是生育和抚养子女，做"女性"行为的典范。但不同家庭对每一位成员的角色期待并不相同。

随着社会的发展，家庭角色会随着社会潮流、家庭特定环境、文化教育背景以及宗教信仰等因素的变化而改变，角色的规范也随着社会文化背景的不同而有所改变，如原来父亲作为家庭养家糊口的主力，转变为现在城市中大多数家庭中由父母双方共同养家，甚至有的家庭中母亲是经济支柱。儿童的健康成长也与家庭的角色期待是分不开的，健康的角色期待是儿童自我实现的动力，对儿童个体起到关心、促进成长的积极作用。因此，家庭的角色期待对于成员社会化非常重要，理想的角色期待是既符合家庭的期待，又符合社会规范的角色期待。

(3) 角色学习：家庭成员为了实现角色期待，完成相应的角色行为，从而进行一系列积极、全面系统的学习，这个过程称为角色学习，包括学习角色的责任、权利、态度和情感等。角色学习是在人与人的互动和角色互补等社会关系中实现的，它符合社会学习的机制和规律，常因周围环境的积极反应而强化，也会因周围环境的消极反应而否定，是社会学习的主要内容之一。角色学习是综合性的，需要不断适应角色的转变。如一个女孩子首先要学习做个好女儿，长大结婚后又要面临学习做妻子、儿媳、母亲。传统的角色模式也树立了学习效仿的榜样，如女性的效仿榜样是"贤妻良母"，其操持家务、生育照顾子女、温柔细腻、任劳任怨。

家庭角色需经过不断的角色学习、角色认知和角色评价，是社会个体扮演合格角色和社会化的重要过程。但角色学习并不是一个单一的直线过程，而是一个发展变化的过程，如一个女儿的角色并不只是完成一个女儿的角色学习，还要学会扮演妻子、母亲、职业角色（如教师、医生等）、社会人角色（如青年、长者等）。因此，人的一生中，角色学习是永无止境的，而且要根据不同的责任、权利、行为、态度等适应角色的动态变化。

(4) 角色冲突：每个人都可以有多种角色，每个家庭成员也扮演着不同的家庭角色，并且其扮演的家庭角色中有的角色随着时间的变化而发生变化。比如，一个女孩可以同时担负女儿、姐姐的家庭角色，随着年龄增长，这个女孩可由女儿、姐姐角色转变为女儿、姐姐、妻子、儿媳和母亲的角色。当家庭中某成员实现不了对其的角色期待，或适应不了角色转变时，便会产生矛盾、冲突的心理，称角色冲突。角色冲突可由自身、他人或环境对角色期待的差异而引起。

Note

比如说,在实现男女平等进程中,女性参与政治、经济和社会发展,最普遍的问题是女性家庭主妇角色和社会职业角色的冲突。角色冲突常会导致个人心理功能紊乱,严重时出现身体功能障碍,甚至影响家庭的正常功能。

角色的内涵部分即本性部分,是先天赋予的;而另一部分是后天习得的,是扮演角色后的领悟所得。角色冲突在扮演一种角色或几种角色时均可发生,尤其在角色转换过程中更容易发生,比较常见的是以下情形:①同一个人扮演几种角色,如一名男子同时扮演儿子和丈夫的角色,常常夹在母亲和妻子之间,遇到一些棘手的家庭矛盾时,容易产生心理困惑;②新旧角色转换,如一名女性从女儿到儿媳的角色转换过程中,由于对新角色的不适应,也会发生心理不适;③不同的人对同一角色存在不同的是非标准时,如老师和家长对孩子灌输的观念、知识不同,孩子则会感到不知所措;④实际人格与角色不符,如一个缺乏仁爱之心、精益求精和无私奉献的人勉强通过学习当了医生,会使其感到疲乏、厌倦、情绪紊乱等角色冲突,可能从事其他合适的工作更能发挥其潜能。

总而言之,家庭成员是否扮演好应有的角色,是影响家庭功能的重要因素之一。全科医生在判断家庭角色是否具有充分功能时,可依据下列的 5 个标准:①家庭对某一角色的期望是否一致;②各个家庭成员是否都能适应自己的角色模式;③家庭的角色模式是否符合社会规范,能否被社会接受;④家庭成员的角色能否满足成员的心理需要;⑤家庭角色是否具有一定的弹性,能否适应角色转换并承担各种不同的角色。如果对这些指标做出了肯定的回答,则可以认为该家庭成员的家庭角色功能是充分的。

3. 家庭沟通类型　家庭沟通是指家庭成员情感、愿望、需要、信息和意见的交换过程,是家庭成员调控行为和维持家庭稳定的有效手段,也是评价家庭功能状态的重要指标。沟通主要通过语言和非语言(如目光、表情、身势、距离等)方式进行,家庭沟通一般通过沟通信息的发送者、信息和信息的接受者 3 个元素来实现。因此,在传递信息过程中,任何一个环节出现差错或者信息模糊,如信息发送者表达错误或信息不明确,信息的接收者错误理解或者没有接收清楚均会导致沟通不良,从而影响家庭成员之间的关系。

国外有学者(Epstein 等人)根据家庭沟通的内容和方式的不同,从 3 个方面对沟通进行描述。

(1) 情感性沟通和机械性沟通:根据沟通的内容分为情感性沟通和机械性沟通。沟通的内容富有情感、表达方式受信息接受者欢迎时称为情感性沟通,如运用带有情感色彩的语言("我爱你""医生,你的治疗方法让我感觉很舒适")等,或使用握手、拥抱等肢体动作,或是微笑、竖大拇指等身势语言来进行沟通。相对地,沟通内容仅为传递普通信息、表达方式生硬的沟通称为机械性沟通,如"请给我汇款来""把卫生打扫了!"等。一般来讲,情感性沟通受损一般发生在家庭功能不良的早期,而当机械性沟通亦中断时,往往已经到了家庭功能障碍的中、晚期,家庭功能出现了严重障碍。

(2) 清晰沟通和模糊沟通:根据沟通信息的表达是否清晰分为清晰沟通和模糊沟通。清晰的信息如"运动有助于健康,我希望你不要成天坐在电脑前"等;而经过掩饰的、模棱两可的信息,如:"打羽毛球比玩扑克要好些",意思是我不希望你去玩扑克;"吃不吃都行",是含糊其词的信息,无法认定是吃还是不吃。家庭功能良好的家庭,成员间关系是亲密和睦的,语言不加遮掩,不拐弯抹角;而家庭功能不良的家庭,家庭成员之间常常缺乏交流,或语言加以掩饰,信息表达不清晰。

(3) 直接沟通与间接沟通:根据信息是否直接指向接受者分为直接沟通和间接沟通。若是直接的信息指向接受者称为直接沟通,如"你的性格很好""你做的菜有点咸"等;若是影射或含蓄的表达称为间接或替代性沟通,例如,一个母亲说"孩子的天性就是调皮",虽然不是所有孩子都调皮,但暗示了她自己的孩子是比较调皮的。

温馨、和睦、健康的家庭是人们对美好生活追求的重要内容,全科医生也希望尽最大努力为社区居民提供一个健康的家庭环境。通过观察家庭沟通的方式,有利于深入了解家庭功能的状态。家庭成员之间由于血缘和亲情的关系,交往方式大多比较直接而明白,一般不采取掩饰的交往方式。而缺乏沟通或沟通方式不良,往往是出现家庭问题的重要原因或诱因。所以,要维持和谐的家庭氛围,家庭成员必须进行明确、平等和开放的有效的沟通,这也是现代社会所提倡的沟通方式。要达成有效沟通,需要注意以下几个方面:①沟通的内容必须是明确具体的;②对自己有高度的自我了解,对别人有高度的敏感性,并倾听与觉察信息发送者的言行一致性;③传达讯息时清楚地使用第一人称"我",以示自我负责的态度;④能给信息发送者适当的反馈;⑤愿意真诚开放地暴露自己的感觉、愿望、需求及认识。

4. 家庭价值观 家庭价值观是指家庭判断是非的标准(如对感冒是否就医、是否有必要服药)以及对某件事情(如是否严格按照医嘱服药)的价值所持的态度和观点。它常常没有被家庭成员意识到,但却深深地影响各个家庭成员的思维和行为方式,也深深影响着家庭成员对外界干预的感受和反应性行为。价值观的形成受到传统文化、家庭成员接受教育的背景、社会地位、生活环境、宗教、信仰等因素的影响,一般是不容易改变的。

家庭是社会的基本单位,个人在家庭中接受了人生的第一个教育历程,许多习惯、观念的养成都是在家庭中奠定基础的。良好的家庭价值观对家庭成员的成长和发展起着非常重要的作用。比如,家庭中认为早睡早起、经常体育锻炼、讲究卫生和注意饮食平衡等是好习惯,则可以促进孩子健康成长;相反,不良的家庭价值观,如家庭中奉行晚睡晚起、懒散、饮食不节、缺乏礼貌等不良习惯,就很难培养出一个优秀的人才。同时,家庭成员个人的价值观,可以相互影响并形成家庭所共有的价值观。家庭是人类发展互动关系的第一个社会世界,人生早期在与父母的人际互动中,父母在教导孩子的时候,价值观有意与无意地被传递着,而个人也主动或被动地接收了一些价值观,这些来自家庭的价值观,将会影响着个体成长过程中的观念、态度与行为。家庭的生活方式、教育方式、保健观念、就医行为与遵医行为等,都受到家庭价值观的影响,成为家庭生活的一部分。值得一提的是,健康观和疾病因果观对维护家庭健康至关重要,它们直接关系到家庭成员的就医行为、遵医行为,影响预防措施的实行和不良行为习惯的改正等方面。

因此,全科医生只有充分了解家庭的价值观,特别是健康观,确认某些特定健康问题在家庭中受重视的程度,才能为家庭成员制订出切实可行的健康照顾计划,有效地解决服务对象的健康问题。

三、家庭功能

家庭功能是所有家庭固有的性能,它既具有普遍性和多样性,也具有特殊性和独立性,并随着社会的发展而变化。而家庭作为个体与社会的结合点,同时与家庭成员个人和社会两个方面发生联系。因此,家庭功能既要能满足个体的需求,又要能维护家庭的和谐。评价家庭功能是了解家庭是否满足其成员在生理、心理及社会各方面要求的过程。家庭的主要功能可以归纳为以下六个方面。

1. 满足情感需要功能 家庭成员以婚姻和血缘为纽带来维系彼此的亲密关系,通过成员之间温暖的关怀实现爱与被爱的需要。家庭是最重要的情感动力源,对每个家庭成员而言,各种心理态度的形成、个性的发展、感情的培植与流露、品德和情操的锤炼,以及精神的安慰和寄托都离不开家庭成员之间的感情交流。

2. 社会化功能 社会化是指一个人通过学习群体文化,学习承担社会角色,把自己融入群体中的过程。家庭具有规范成员行为,把其成员培养成合格的社会成员的社会化功能,是家庭年轻成员社会化的主要场所。年轻成员从家庭成员中学会语言、社会行为、沟通技巧和对正确与错误的理解等,从而能树立正确的人生观、价值观,以适应社会发展的需要。家长或长者通过正确引导年轻成员不断学习,不断给年轻成员传授社会知识,培养他们参与社会的能力,帮助年轻成员逐步胜任自己的社会角色。

3. 生殖与性调节功能　家庭是生育子女、繁衍后代的基本单位。正是由于这一家庭功能,人类和社会才得以持续发展。同时它还满足了人对性的需要,具有调节和控制性行为的功能。

4. 经济功能　家庭是一个经济联合体,不仅是社会经济分配的最基本单位,也是社会消费的最基本单位。家庭对其家庭成员要提供经济支持,才能满足家庭成员的各种基本需要,才能对家庭成员提供学习、医疗保健等各种支持。

5. 抚养和赡养功能　抚养是指父母、祖父母等长辈对子女、孙子女等晚辈未成年人的供养、教养,赡养则指子女、孙子女等晚辈对父母、祖父母等长辈的供养和照顾。家庭的抚养和赡养功能是家庭不可推卸的责任和义务,通过供给家庭成员衣、食、住、行、安全保护,以及对家庭成员的照顾等以满足家庭成员的基本需要。《决胜全面建成小康社会,夺取新时代中国特色社会主义伟大胜利——在中国共产党第十九次全国代表大会上的报告》指出:推进社会公德、职业道德、家庭美德、个人品德建设,激励人们向上向善、孝老爱亲,积极应对人口老龄化,构建养老、孝老、敬老政策体系和社会环境。这为新时期做好家庭的抚养和赡养功能,提出了新要求。

6. 赋予家庭成员地位功能　父母合法而健全的婚姻给子女提供了合法的地位。家庭成员一出生就自然而然地得到了相应的地位,如新出生的男婴,立即就被赋予了"儿子"的地位,还可能被赋予"孙子""外孙"的地位。

四、家庭资源

家庭资源是家庭为了维持基本功能,在应对压力事件或危机状态时所需要的物质和精神上的支持,包括家庭内资源和家庭外资源。家庭资源的充足与否,直接关系到家庭及其成员对压力及危机的适应和处理能力。个人及家庭在其发展过程中总会遇到各种各样的压力事件,当家庭资源不足以应付压力时,严重时则可导致家庭危机及运转不良,其成员易产生心理与健康问题。此时,家庭和个人将会寻求支持,以应对困难,渡过危机。全科医生一般通过与患者、家属会谈或家访,了解患者的家庭资源状况,评估内、外资源的丰富程度,起到协调者的作用。

案例导入

父　子

患者,男,51岁,农民。因腰部疼痛就诊。全科医生做腰部体格检查有压痛,行腰部CT、B超检查未发现异常,诊断为慢性腰肌劳损,遂予以推拿、拔罐等治疗,每天一次,一周为一个疗程。一同来看病的患者的儿子要求医生仔细检查,以免有遗漏,并过问有没有肾结石、腰椎间盘突出症等疾病。儿子对父亲的治疗提出了一些建议,诸如贴膏药、照神灯等。一周后,患者的症状基本消失,询问医生是否可以停止治疗,医生检查后告诉患者可以停止治疗。陪同父亲前来看病的儿子向医生请教如何防止父亲的腰痛复发等问题。

讨论:

1. 哪些是家庭资源?

2. 如何运用好家庭资源?

1. 家庭内资源　包括家庭的经济帮助、健康维护、情感沟通、信息交流等资源支持。

(1)经济支持:提供物质生活条件,支付医疗保健服务和社会生活费用等。

（2）维护支持：维护家庭成员的尊严、名誉、地位、权利等荣誉。

（3）健康维护：促进家庭成员健康，帮助家庭成员做出防病、治病决策，细心照顾患病成员，促进家庭成员自我保健。

（4）情感支持：为家庭成员提供关爱、精神慰藉，满足家庭成员情感需要，增强家庭成员信心。

（5）信息教育：为家庭成员提供医疗信息及各种防病、治病的建议，以便家庭成员进行抉择。

（6）结构支持：在家庭住所或家庭设施和布置等方面做出适当的改变，以适应患病成员的健康需求。

2. 家庭外资源 包括社会、文化、医疗、教育等可利用的资源。

（1）经济资源：捐助、社会福利、保险等来自家庭之外的收入。

（2）社会资源：亲朋好友、同事、邻居、社会团体等社会支持。

（3）文化资源：乡风民俗、文化教育、传统文化等文化资源。

（4）教育资源：与教育制度、教育方式和接受教育的机会等有关的支持。

（5）环境资源：与居住处周围的自然环境和社会环境有关的支持，如社区基础设施、空气和水的质量、森林覆盖率等。

（6）卫生服务资源：社区卫生条件情况，医疗卫生服务体系是否健全，卫生服务的可及性和质量，家庭对医疗服务流程的熟悉程度等。

（7）宗教资源：宗教信仰、宗教文化、宗教团体的支持等。

知识链接 5-1

第二节　家庭与健康的关系

家庭与健康的关系十分紧密，两者相互作用、相互渗透、相互影响。作为社会的基本单位，家庭的各种因素如遗传、健康观念、生活方式与行为习惯、知识结构与教育文化背景、遵医行为等都对健康维护和疾病康复产生影响。同时，家庭成员患病、家庭危机或其他家庭生活压力事件也会对家庭的发展产生许多不良影响，甚至对家庭的完整性构成威胁。因此，构建民主和谐的、具有科学健康观的家庭关系有益于家庭及其成员健康，对维护社会稳定、促进社会发展具有举足轻重的意义。

一、家庭对健康的影响

家庭对家庭成员的健康有重要影响。家庭可通过多种形式、多种途径对每一位成员的健康产生影响。家庭对健康的影响可表现在遗传、儿童生长发育及社会化、疾病发生与传播、疾病康复、疾病死亡率、就医行为与生活方式等方面。

（一）家庭在遗传方面的影响

从生物学角度看，家庭在遗传方面有重要影响。人的身高、体型、性格、心理状态等都可以受到遗传因素的影响。有学者认为，一些慢性病如高血压病、冠心病、糖尿病、乳腺癌等，也与遗传因素有一定的关系。每个人都是其基因型与环境相互作用的产物，有些疾病可因家族遗传因素和母亲孕期多种因素共同影响而产生。随着医学科学技术的发展，一些遗传病可以利用先进的医学知识和技术提前预防，避免其发生。全科医生虽不必是一个遗传病专家，但他应知道适时地利用遗传病学的知识为家庭及其成员服务，并能让家庭成员清楚地了解生物遗传

Note

的重要作用。

（二）家庭对儿童发育及社会化的影响

家庭是儿童生长发育和心理、社会交往逐步成熟的重要环境。家庭通过喂养、教育、行为引导等方式影响着儿童生理、心理的生长发育。有研究表明，不健康的家庭环境与儿童的身体、行为方面的疾病有着密切的联系，例如，过早及过久让儿童玩手机、近距离面对电脑，会造成小孩视力急剧下降。有学者研究认为，过早（如父母早期离异或被遗弃等）及过久（如留守儿童）丧失父母的照顾与自卑、性格抑郁及青少年犯罪等有关。因此，全科医生应劝解儿童的父母在儿童很小的时候，尤其是 3 个月至 5 岁期间，尽量避免与孩子的分离。另外，在儿童成长过程中，父母等家庭长者应该正面引导孩子认识社会现象，积极面对并正确帮助孩子分析和解决遇到的问题。

（三）家庭对疾病发生与传播的影响

家庭的健康观念、疾病预防意识、就医和遵医行为、卫生习惯等都可以直接影响疾病在家庭中的发生、发展及传播。如果一个家庭具有正确的健康观、较强的防病意识、较好的就医习惯和遵医行为，以及健康生活方式，通常能够较好地对疾病进行及时预防和就医，或接受科学诊疗方案，从而达到"未病先防"或"既病防传"的目的，切断疾病传播途径。反之则会引起疾病发生、流行或恶化，损害家庭成员的身心健康。

（四）家庭对疾病康复的影响

家庭中某一成员患病后，其他成员对其重视、关心及经济与精神支持的程度，与这一成员的健康恢复进展密切相关。家庭的支持对各种疾病（尤其是慢性病和残疾）的治疗和康复都有较大影响。有研究发现，糖尿病控制不良与家庭凝聚力低、严重不和睦有关，因为家庭的合作和监督是糖尿病患者控制饮食的关键，家人的漠不关心可能导致患者糖尿病恶化。高血压、脑卒中后遗症等慢性病的康复，更与家人支持密不可分。另外，家庭权力结构类型与健康价值观等，都将影响疾病的转归。比如在传统权威型、工具权威型的家庭中，居权力中心地位的成员的健康观念在一定程度上决定了患者的疾病发展与康复效果。

（五）家庭对疾病死亡率的影响

家庭对健康知识的了解程度、家庭价值观、就医行为、遵医行为、生活方式等，对疾病死亡率都有重要影响。如果一个家庭对健康知识了解较多、有科学的家庭价值观、有良好的就医行为和遵医行为，有健康的生活方式和行为习惯，那么，这个家庭在照顾患病成员时，就能够不折不扣地遵照全科医生的治疗方案，这样就能降低疾病的死亡率。许多疾病在发病前都伴有生活压力事件的增多。研究发现：年轻鳏夫多种疾病的死亡率都比普通组高出 10 倍左右（结核病高出 12 倍，神经系统疾病高出 8 倍，心血管病高出 5～10 倍，呼吸系统疾病高出 8 倍）。因而，家庭成员对患者提供足够的经济支持、温暖的精神鼓励及和谐的康复氛围，是降低死亡率的重要保障。

（六）家庭对就医行为与生活方式的影响

家庭成员的健康信念往往相互影响，一个成员的就医行为会受到另一成员或整个家庭的影响。一个健康的家庭应该具备良好的就医行为和健康的生活习惯及生活方式。家庭功能的良好程度直接影响到对卫生资源利用的频度，家庭成员的过度就医或有病不就医、对医生的过分依赖或特别不信任，往往都是家庭功能障碍的表现，也与医患关系是否健康有密切关系。另外，同一个家庭的成员由于具有相似的生活方式与习惯，一些不良习惯可能成为家庭成员的通病，深深地影响家庭成员的健康。

二、疾病对家庭的影响

家庭对疾病的产生、发展与转归有影响。同样,疾病也会对家庭结构和功能产生影响。

案例导入

羞涩的遗尿

一位9岁女孩,学生,因尿床由其母亲带来就诊。诉其3岁时就经过上厕所的训练,但自6个月前,弟弟出生以来,她就开始尿床,母亲经常在夜间唤醒她上厕所。但最近,女孩夜里上完厕所后仍尿床,并抱怨说"睡眠不好",白天上课总打瞌睡,对老师的授课越来越没兴趣,并以此为由不愿上学。

讨论:

1. 引起该女孩问题的原因可能有哪些?

2. 全科医生可以为她提供哪些帮助?

疾病对家庭的影响,主要体现在以下几个方面。

(一)增加家庭成员的精神心理压力

精神心理压力是疾病对家庭影响的首要压力。当家庭或家庭某成员遭受疾病侵袭后,不仅对该成员自身的生理、心理带来苦痛,同时对家庭其他成员也带来了照顾患者的工作负担和担忧病情加重或恶化的精神心理压力。一般来说,突发性、器质性、重症疾病或慢性不可逆性疾病的影响较大,慢性功能性疾病的影响相对较轻。当然,这与个人心理承受能力、文化教育背景、家庭经济实力等多种因素有密切关系。因而,提高全科医生的业务水平,加强社区健康教育与常见病、多发病的防治知识宣传,提高群众对疾病的认识水平,树立科学的健康观,充分合理利用好国家医保政策,减轻家庭经济负担等,都是缓解精神心理压力的有效途径。

(二)增加家庭的经济负担

经济负担压力是疾病对家庭影响的直接压力,它直接关系到患者就医行为、就医渠道、就医质量以及遵医行为。一般来说,病情轻、病程短、病势缓的病症对家庭经济负担的影响较小,病情重、病程久、病势重的病症对家庭经济负担的冲击较大。虽然已实行国家基本药物制度、各种医疗保险以及"先住院后付费"等政策,但由于健康观念的偏颇,加之有些地方还存在"看病远""看病贵""看病难"的问题,部分乡村群众自觉身体不适时,也不及时就医。当疼痛等症状明显加重时,才会到正规医院就诊。这也难免错过疾病的最佳诊疗时机,反而给家庭造成了更大的经济负担。当然,家庭成员患病后,由于其劳动能力的下降,本身就可能会造成经济收入的减少。

(三)影响家庭的发展与完整性

当家庭成员患病后,必定会给其身心健康带来损害,还影响其学习、生活及工作,并且增加了家庭其他成员照顾患者的工作量,有些甚至会影响到家庭的正常功能。一些恶性、突发性急危重症还可能破坏家庭结构的连续性和完整性,这是疾病对家庭影响的最严重后果。全科医生应当审时度势,及时准确地判断病情,必要时进行转诊、会诊或向上级医院寻求诊治帮助;竭尽全力做好健康教育与健康促进工作,让患者养成良好的就医行为和遵医行为;充分发挥好团队优势,各尽其职、职尽其用,让整个团队力量形成合力,尽最大努力让患者回归家庭和社会,最大限度地降低疾病的致残率和致死率,消除疾病对家庭的发展与完整性的破坏性作用。

三、生活压力事件对家庭的影响

生活压力事件是指家庭在其发展过程中不断出现的威胁家庭发展、家庭完整性甚至生存

Note

91

的因素。若家庭不能妥善处理这些事件,将损害家庭的功能,出现家庭危机。家庭成员在遇到问题时,可以从其家庭中获得经济支持、精神鼓励等多种资源支持,但也可能从其家庭中遭遇诸多压力。生活压力事件的压力大小是较难测量的。通常把人们在社会生活中所遭受的事件依据身体的承受力归纳并划分等级,以生活变化单位(life change units,LCU)为指标评分。

从 20 世纪 60 年代起,学术界对各种生活事件的"客观定量"有较多的研究,最有代表性的是美国霍尔默斯(Holmes)的研究,其首先用定性和定量方法来评估心理因素对健康的影响,并于 1967 年编制了著名的"社会再适应量表(social readjustment rating scale,SRRS)",在进行生活压力事件研究时,将生活压力事件分为家庭生活压力事件、个人生活压力事件、工作生活压力事件和经济生活压力事件四类。我国于 20 世纪 80 年代初引进 SRRS,在前人的基础上,结合我国实际情况对生活压力事件的某些条目进行了修订或增减(表 5-1)。

表 5-1　社会再适应量表(生活事件应激值表)

家庭生活事件	评分	个人生活事件	评分	工作生活事件	评分	经济生活事件	评分
配偶死亡	100	入狱	63	解雇	47	经济状况改变	38
离婚	73	较重的伤病	53	退休	45	中量借款	31
分居	65	性生活问题	39	调整工作岗位	39	贷款取消或抵押权收回	30
亲密家属死亡	63	好友死亡	37	工作性质改变	36	小量贷款	18
结婚	50	杰出的个人成就	28	工作职责改变	29		
复婚	45	上学或毕业	26	与上级矛盾	23		
家庭成员患病	44	生活条件改变	25	工作条件变动	20		
怀孕	40	个人习惯改变	24				
家庭新增成员	39	转学	20				
夫妻不和	35	搬家	20				
子女离家	29	娱乐改变	19				
姻亲矛盾	29	宗教活动改变	19				
妻子开始外出工作	26	睡眠习惯改变	16				
妻子开始工作或离职	26	饮食习惯改变	15				
家庭团聚的变化	15	放假	13				
		圣诞节	12				
		轻微违法	11				

根据量表评分标准,家庭某成员在 6 个月内,LCU 总分小于 150 分,为正常生活状态;LCU 总分在 150~199 分之间,为轻微的健康风险(1/3 的可能性患病);LCU 总分在 200~299 分之间,为轻度至中度健康风险(1/2 的可能性患病);LCU 总分超过 300 分,为严重的健康风险(80% 的可能性患病),但这与个人的身体素质和心理承受力有关。

中国正常人生活事件量表由我国张明园教授等人于 1987 年编制,在全国 10 个省市内对 1364 名正常人进行了社会心理调查和测试,按结果将中国正常人生活事件量表进行了改良与修订。该表共 65 个项目,包括职业、学习、婚姻、恋爱、家庭和子女、经济、司法、人际关系等方面常见的生活事件,每项的评分以我国正常人(常模)的调查均值估计(表 5-2)。

表 5-2　中国正常人生活事件评定改良量表 　　　　　　　　　　　　　　（单位：分）

家庭生活事件	合计	青年	中年	更年	老年	个人生活事件	合计	青年	中年	更年	老年
丧偶	110	113	112	100	104	开始恋爱	41	45	36	38	57
子女死亡	102	102	106	97	84	行政纪律处分	40	36	43	42	43
父母死亡	96	110	95	81	60	复婚	40	42	40	36	35
离婚	66	65	68	61	60	子女学习困难	40	34	44	44	29
父母离婚	62	73	58	53	54	子女就业	40	29	44	52	39
夫妻感情破裂	60	64	60	53	56	怀孕	39	44	38	33	27
子女出生	58	62	60	49	48	升学就业受挫	39	41	39	41	26
开除	57	61	52	54	74	晋升	39	28	44	47	40
刑事处分	57	49	59	62	80	入团入党	39	29	41	53	59
家属亡故	53	60	52	44	32	子女结婚	38	34	41	39	33
家属重病	52	56	53	48	39	免去职务	37	36	38	36	34
政治性冲击	51	47	52	51	71	性生活障碍	37	42	36	32	49
子女行为不端	50	51	52	47	46	家属行政处分	36	31	40	42	36
结婚	50	50	50	50	50	名誉受损	36	37	37	35	33
家庭刑事处分	50	43	53	54	53	中额贷款	36	32	38	40	33
失恋	48	55	45	44	42	财产损失	36	29	40	43	34
婚外两性关系	48	48	52	41	39	退学	35	44	30	33	33
大量借贷	48	43	50	49	53	好友去世	34	40	33	28	26
突出成就荣誉	47	43	49	47	47	法律纠纷	34	32	35	34	37
恢复政治名誉	45	41	46	51	46	收入显著增减	34	28	38	42	23
重病外伤	43	42	43	46	47	遗失重要物品	33	31	34	39	31
严重差错事故	42	42	41	47	40	留级	32	38	29	30	26
夫妻严重争执	32	30	34	29	28	与上级冲突	24	21	27	23	30
搬家	31	22	36	39	25	入学与就业	24	26	25	23	14
领养寄子	31	32	32	29	16	参军复原	23	20	23	22	25
好友决裂	30	36	28	25	23	受惊	20	20	21	25	14
工作量显著增减	30	25	31	35	38	业余培训	20	20	21	22	16
小额借贷	27	23	30	32	20	家庭成员外迁	19	17	20	20	19
退休	26	18	28	35	29	邻居纠纷	18	16	20	21	17
工作更动	26	25	27	26	25	同事纠纷	18	16	20	19	16
学习困难	25	26	25	23	17	睡眠重大改变	17	12	19	21	25
流产	25	25	26	25	23	暂去外地	16	12	18	18	22
家庭成员纠纷	25	23	25	29	19						

　　从表 5-2 可知，令人高兴的生活事件同样可以产生压力，这说明生活事件对人们的影响往往是两面性的，生活中要善于辩证思考、妥善处理，避免生活事件对人们健康产生较大影响。因此，全科医生在其实际诊疗过程中，应考虑患者的个体差异，并观察重要生活事件对患者的影响及其在疾病发生、发展中的作用，从而能找到真正的问题所在。

Note

四、家庭危机对健康的影响

家庭危机(family crisis)是指家庭系统出现持续的破坏、混乱或不能正常运作的状态。一般来说,家庭危机可分为耗竭性危机和急性危机。当一些慢性的压力事件逐渐堆积到超过个人和家庭所能召集到的资源限度时,家庭便出现了耗竭性危机。当一种突发而强烈的紧张事件迅速破坏了家庭平衡时,即使能得到新的资源,家庭也可能避免不了急性危机。这些危机也可能对家庭发展及家庭完整性造成灾难性的影响。

家庭资源相对贫乏的核心家庭容易遭受各种危机的严重影响。引起家庭危机的常见原因有:家庭成员的增加,如孩子出生或孩子收养、寄养;家庭成员的减少,如家庭成员离家或去世;家庭内出现了较严重的不道德事件或违法事件,如入狱、被开除、婚外情、贪污受贿等;家庭成员社会地位改变,如失业、失学、降职处分等;严重疾病影响家庭经济收入以及家庭周期改变等。这些原因可因每个家庭情况的不同而多种多样,具体见表5-3。

表5-3 引起家庭危机的常见原因

原　　因	一 般 情 况	异 常 情 况
1.家庭成员增加	结婚、孩子出生、领养幼儿、亲友搬来同住、照顾留守儿童等	意外怀孕,继父、继母、继兄弟姐妹搬入
2.家庭成员减少	老年家人或朋友死亡,家人按计划离家(如孩子外出工作等),同龄伙伴搬走,子女离家出走	家人从事危险活动,夫妻离婚、分居或被抛弃,家人猝死或暴力性死亡
3.不道德事件	违反社会、社区、家庭的规范	酗酒、吸毒,对配偶不忠,被开除或入狱
4.社会地位改变	家庭生活周期进入新阶段,加薪、升降职位,搬家、换工作、转学,事业的成败,政治及其他地位的变化,退休,代表社会地位的生活条件的改变(如出行工具、住宅、工作环境的改变等)	失去自由(如入狱),失业、失学,突然出名或发财,患严重疾病,失去工作能力,没有收入

总之,家庭是以爱为纽带的生活共同体。家庭危机是否发生,取决于生活事件的性质、大小及资源的多寡,其中事件的性质是其决定因素。小的生活事件,可以通过家庭的努力而摆脱,家庭功能可以维持正常。严重的家庭生活事件,导致家庭发展受到影响,家庭功能陷于瘫痪,产生病态危机。家庭危机挫败家庭凝聚力和亲密度。

在分析家庭危机时应注意以下四点:①家庭压力事件常引发家庭危机,但家庭危机并非都由家庭压力事件导致;②家庭异常互动模式、不成功的角色、不完整的结构、病态人格等,也可以引起家庭危机;③家庭危机出现的概率与社会因素有关,情感、经济、价值观的突变,导致家庭危机综合征;④亚婚姻状态使爱情成为泡影,幸福感极低等。

第三节　家 庭 照 顾

家庭照顾是全科医生工作的核心,也是全科医疗的独特内容和主要形式。家庭照顾有其丰富的内涵、详细的流程、独到的作用。

一、基本含义

家庭照顾(family care)是指全科医生在医疗实践中充分考虑服务对象的社会背景与家庭背景,考虑家庭对疾病发生、发展与康复的影响,以及通过对特定家庭的咨询、评估、干预等手段使家庭正常发挥其应有的功能,尽力满足患者及其家庭正常发展的需要。基层医疗中常见的家庭照顾形式有:家庭咨询、家庭访视、家庭病床、家庭治疗、家庭康复等。家庭访视分为评估性家访、连续照顾性家访和急诊性家访。家庭病床在很大程度上方便患者,有利于促进社区卫生事业发展,但要防范其隐含的医疗风险。当家庭处于功能障碍状态时,家庭本身就无法有效地解决家庭问题,会使家庭处于危机状态,处于危机状态的家庭便需要全科医生提供必要的帮助,这种帮助可以是家庭咨询,也可以是家庭治疗。

以家庭为单位的健康照顾是指全科医生始终关注家庭与个体健康之间的相互影响,始终视家庭为一个照顾单位的照顾模式。这种照顾模式既重视家庭价值观、权力中心、就医行为等对个体健康的影响,同时也重视个体健康对家庭功能的影响。其内容包括咨询、教育、预防和家庭治疗等。这种健康照顾模式体现了对患者全方位照顾的理念,是全科医学的重要特征。

二、家庭咨询

家庭咨询是指针对整个家庭提供解决有关家庭关系、家庭沟通障碍等所有成员共同面临的基本家庭问题的服务。家庭咨询的对象是整个家庭,而不是某个人。家庭咨询的内容是家庭问题,是所有成员共同面临的问题。最常见的家庭咨询是对家庭关系问题的咨询,如婆媳关系等。引起家庭出现问题的原因是多样化的,常常是多种因素共同作用的结果。但从根本上讲,家庭问题往往是家庭成员间的交往方式问题所致,缺乏知识、缺乏技能、认知错误、感情危机和遭遇紧张事件等其他原因也可能导致家庭问题。

(一)家庭咨询的主要内容

1. 家庭遗传学咨询 包括遗传病家族中发病的规律、婚姻限制、生育限制、预测家庭成员的患病概率等。

2. 婚姻咨询 如新婚夫妇之间的相互适应问题、感情发展问题、适应新亲戚关系、性生活问题、生育指导、角色扮演等。

3. 家庭关系问题 如婆媳关系、祖孙关系、兄弟姐妹关系、继父或继母与子女关系、养父母与养子女关系等。

4. 家庭生活问题 如孩子出生、孩子离家、退休、丧偶、空巢等不同生活周期中遇到的问题。

5. 子女教育问题 如青春期的生长发育问题,习惯养成、角色适应问题等。

6. 患病成员的家庭照顾问题 如家庭支持、营养计划、传染病隔离等。

7. 严重的家庭功能障碍 如沟通问题、重大事件等。

(二)家庭咨询的作用

1. 教育 全科医生针对整个家庭和所有的家庭成员扮演教育者的角色。家庭教育的内容包括家庭动力学、儿童发育、家庭生活中的紧张事件的应对、精神或躯体疾病的处理、与家庭成员讨论他们的问题和对成员的疾病做出反应等。

2. 预防 家庭在任何一个生活周期内,都会遇到一些特殊问题,全科医生可以预测到这些问题,并能够通过有针对性的预防性教育,使家庭提前做好准备,避免家庭问题与家庭危机的产生,或对问题做出主动妥善处理。

3. 支持 支持是家庭咨询的核心功能。处于危机状态的家庭最需要全科医生的有效支持,全科医生可以在问题的认知、交往方式、情感表达和资源利用等多个方面给予支持和指导,使家庭妥善应对家庭危机。

4. 激励或鞭策 激励或鞭策家庭成员改变不良的行为方式或交往方式,是全科医生开展家庭咨询的重要目的。

三、家庭访视

家庭访视(home visit),简称家访,是全科医生根据照顾服务对象的需要,主动走访患者家庭,提供健康咨询、健康教育、健康回访,甚至疾病诊疗等服务的过程。这是全科医生主动开展人性化、连续性、协调性、综合性、可及性照顾的重要服务方式。

在全科医学的发展历程中,家访曾是许多国家全科医生日常工作的组成部分。随着通信技术、远程媒介不断发展,家庭访视的形式也有所创新。近年来,我国由于人口老龄化、高龄化加快,医疗模式和疾病谱、死因谱的改变,促进了全科医生家访频率和效益的不断提高。为了适应新时代为人们提供全方位、全周期的健康保障的需要,全科医生要更加高效、优质地做好家访工作。

(一)家访的意义

家访是全科医生的重要工作内容,做好家访工作,具有以下重要意义。

(1)可以掌握患者及其家庭真实的家庭背景资料,找到问题产生的根源,以便做出正确的判断或诊断。

(2)可以接触到未就诊的患者和家庭成员,接触早期的健康问题或全面评价个人的健康危险因素,便于早发现、早诊断、早预防、早治疗。

(3)可以满足残疾人、老年人、长期卧床患者、不愿意住院患者等特殊患者及其家庭对医疗保健的需求。

(4)可以为患者提供便利的指导,仔细观察和监督患者的遵医行为,提高疾病康复率和患者的生活质量。

(5)可以真切了解患者对治疗的反应和对医生服务态度、服务质量的建议,有利于构建和谐的医患关系。

(二)家访的种类

按照家访的目的不同,可将家访分为以下三类。

1. 评估性家访 评估性家访是为了对照顾对象的家庭进行评估而进行的家访,这类家访通常是一次性的,常用于有家庭问题或心理问题的患者,以及对年老体弱患者的家庭环境进行考察。

2. 连续照顾性家访 连续照顾性家访是为了给患者提供连续性的健康照顾而进行的家访,这类家访常定期进行,主要用于患有慢性病或活动受限的家庭病床患者,以及临终患者。

3. 急诊性家访 急诊性家访是临时处理患者或家庭的紧急情况而进行的家访,多为随机开展。

(三)家访的适应证

目前,家访的适应证主要有以下几类。

(1)某些急症患者:如心绞痛发作、结石引起绞痛、外伤大出血、昏迷等。

(2)行动不便者:如中风后遗症者、残疾者、行动不便的老人等。患多种慢性病的老人,活动量增大可能会引起身体更加不适。

(3)有心理问题或遵医行为较弱的患者:通过家访,一是可以提供家庭咨询;二是可以了解其家庭背景资料,发现问题的真正原因,以便做出正确的分析和判断,改善其遵医行为。

（4）家庭结构和功能评价：通过家访去了解家庭结构和评价家庭功能，让患者能够在家里轻松地表达其思想和感情，能够发现一些深层次的家庭生活压力事件。

（5）初次接诊的新患者。

（6）有新生儿的家庭。

（7）临终的患者及其家庭。

（四）家访的程序及注意事项

1. 家访的程序

（1）评价家访的必要性。

（2）确定家访的目的。

（3）制订家访计划。

（4）记录家访内容。

（5）书写家访报告。

2. 注意事项

（1）目的明确，计划周密。

（2）时间合适，时限恰当。

（3）平等相约，融洽沟通。

（4）简单总结，圆满结尾。

四、家庭生活周期的照顾

在家庭发展过程中的任何阶段，所发生的任何重大事件都会给其成员的心理和生理健康造成影响。因此，在个体生命发展模式的基础上，提出了家庭生活周期的概念。家庭生活周期（family life cycle）是指家庭遵循社会与自然的规律所经历的产生、发展与消亡的过程。有关家庭生活周期的分类有很多，目前通常采用杜尔凡（Duvall）1997年提出的家庭生活周期的分类方法，将家庭生活周期分为新婚、第一个孩子出生、有学龄前儿童、有学龄儿童、有青少年、孩子离家创业、空巢、退休八个阶段。每个阶段的家庭都有其普遍存在的主要问题（表5-4），但不同的家庭还有其特殊性。因此，全科医生在提供家庭照顾的过程中，要仔细询问患者存在的主要问题，以便提供更有针对性的照顾。

表5-4 家庭生活周期及存在的主要问题

阶段	定义	主要家庭问题	健康照顾重点
新婚	在遵守相关法律基础上男女结合	性生活协调和计划生育；稳定婚姻关系；双方互相适应及沟通；适应新的亲戚关系；准备承担父母角色等	婚前健康检查；性生活指导；计划生育指导；心理咨询
第一个孩子出生	最大孩子介于0～30个月	父母角色适应；经济压力增加；生活节律变化；养育和照顾幼儿；母亲产后恢复等	母乳喂养；哺乳期性指导；新生儿喂养；预防接种；婴幼儿营养与发育
有学龄前儿童	最大孩子介于30个月至6岁	儿童的身心发展问题；安全保护问题；上幼儿园的问题等	合理营养；监测和促进生长发育；疾病防治；形成良好习惯；防止意外事故
有学龄儿童	最大孩子介于6～13岁	儿童的身心发展；上学与学业问题；性教育问题；青春期卫生等	学龄期儿童保健；引导正确应对学习压力；合理"社会化"；防止意外事故

续表

阶段	定义	主要家庭问题	健康照顾重点
有青少年	最大孩子介于13~30岁	青少年的教育与沟通;与父母代沟问题、社会化问题;青少年性教育及与异性交往、恋爱等问题	防止意外事故;健康生活指导;青春期教育与性教育;防止早恋早婚
孩子离家创业	最大孩子离家至最小孩子离家	父母与子女的关系;有孤独感;疾病开始增多;重新适应婚姻关系;照顾高龄父母等	心理咨询;消除孤独感;定期体检;更年期保健
空巢	父母独处至退休	重新适应两人生活;计划退休后的生活;疾病问题等	防止药物成瘾;防范意外事故;定期体检;改变不健康生活方式
退休	从退休至死亡	适应退休生活;经济收入下降;生活依赖性增强;面临老年病、衰老;丧偶、死亡	慢性病防治;孤独心理照顾;提高生活自理能力;提高社会适应能力;丧偶期照顾;临终关怀

但并不是每个家庭都要经历上述八个阶段,家庭可在任何一个阶段开始或结束,比如一个人离婚后再婚、重组家庭等。在家庭生活周期各阶段中出现任何重大生活事件,如患病、高龄孕妇产子等,不仅会对家庭及其成员的心理造成一定影响,还可能影响家庭成员的健康。了解家庭生活周期可帮助全科医生鉴别正常和异常的家庭发展状态,预测和识别家庭在特定阶段可能或已经出现的问题,及时地进行教育和咨询,采取必要的预防和干预措施,以避免出现严重后果。

五、家庭病床

家庭病床是医疗单位对适合在家庭条件下进行检查、治疗和护理的某些患者,在其家庭就地建立的病床。家庭病床主要是针对需要连续治疗,又需要依靠医护人员上门服务的患者。家庭病床坚持普及与提高相结合、中西医结合,医疗、预防、保健、康复相结合的原则。家庭病床所服务的患者多数是慢性病患者和老年病患者。对于病情复杂、严重、多变的患者仍需要到医院治疗,家庭病床不能取代医院病床。

历史资料显示,我国家庭病床始于20世纪50年代。20世纪70年代,在我国各地已经初步建立专科性家庭病床。随着社区卫生服务的广泛深入开展,以家庭为单位的健康照顾成为全科医生开展健康服务的重要特征,家庭病床服务模式也得到了长足的发展。

(一) 社会作用

1. 有利于减轻社会及家庭的经济负担 家庭病床的环境、设施主要由家庭提供,患者家庭不需要支付床位费、往返交通费等,医院可以节省床位,以便满足有需要的患者,这样,既节省了患者家庭的医疗费用,又减轻了医院床位紧张的压力。

2. 有利于疾病的康复 患者能在温馨的家中接受治疗,与亲人朝夕相处,饮食起居自由,消除住院的畏惧心理,能以最好的心理状态接受健康照顾,对疾病的康复起到了积极作用。家庭病床除了能减轻患者的痛苦外,还能通过一系列手段使疾病后期需要康复训练的患者,实现生活自理。

3. 有利于为患者就医提供方便 对行动不便的患者来说,设立家庭病床后,全科医生及其团队成员可同时提供医疗性和非医疗性的辅助服务。让患者看病不出门、取药不排队,避免了一人治疗、全家跑医院的劳累。

4. 有利于合理地利用卫生资源 开设家庭病床可以充分利用社区内部的卫生资源,从而

知识链接 5-2

Note

提高了医院的床位周转率,是解决"住院难"的有效途径之一。

5. 有利于向社会提供更多的健康服务 家庭病床扩大了健康服务的范围,是以人为中心的健康照顾模式的真实体现。由于家庭病床是将医疗、护理和康复服务送到家,所以其可以为社会人群提供疾病治疗、康复、护理和健康咨询等全方位的健康服务。

6. 有利于向社会传播卫生知识 为家庭病床的患者提供健康服务的同时,对患者和家属反复讲解该病的基本知识、病情转归及治疗中可能出现的反应,教会他们观察病情变化、护理方法和自救互救要领,指导改善生活环境、膳食结构和休息方式,从而提高了患者及家属健康知识水平,满足了患者对健康知识的需求。家庭病床患者在此期间,不但自己获得了健康知识,而且直接影响其周围人群,引导他们积极改善卫生状况,增强健康意识,提高防病能力。让广大居民领会自身保健是免除疾病、减少疾病、增进健康的重要环节,健康的生活方式是减少高血压、糖尿病、冠心病、颈椎病、肥胖等慢性病发生的关键。

7. 有利于发展社区卫生服务 家庭病床服务对社区老年慢性病防治有特殊的优越性。随着人口老龄化社会的进程加快,高血压、心脑血管疾病、肿瘤等各种慢性病的发病率都呈上升趋势。通过开设家庭病床提供上门服务,不仅可以减少家属的劳务负担和大量医疗费用,还可以大大改善医患关系,将医疗、预防、保健、康复与健康教育等结合起来,能全面提高对慢性病的防治质量,更有利于促进社区卫生服务的高质量发展。

另外,开展家庭病床服务工作,要与医疗保险制度接轨,确保在降低医疗费用的基础上提高人群的健康水平。家庭病床只有与医保制度相适应,才有生命力。

（二）主要任务及收治病种范围

1. 家庭病床的主要任务 ①做好对建床患者的医疗服务;②扩大预防,开展健康体检、疾病普查以防治疾病;③开展家庭条件下的康复医疗;④宣传、普及防治疾病、家庭医学保健知识;⑤选择适当病种,进行疗效观察,研究治疗、预防和康复措施,不断加以总结。

2. 家庭病床收治病种范围 医院一般只在所负责的地段内建立家庭病床。家庭病床收治病种的范围,应由各级医疗单位根据自身的医疗条件和技术水平确定。一般是:病情适合在家庭医疗的老年病、常见病、多发病患者;出院后恢复期仍需治疗、康复的患者;老弱病残到医院连续就诊困难的患者;适合家庭病床治疗的部分妇产科疾病、传染病、职业病、精神病患者;晚期肿瘤需要支持治疗和减轻痛苦的患者。对在门诊看病困难而不需要住院的长期慢性病患者,要做好出诊,可不建床。

（三）服务内容和方式

家庭病床开展的服务项目应以安全、有效为准则,是在家庭中医疗安全能得到保障、治疗效果较确切、消毒隔离能达到要求、医疗器械能拿到家庭使用、非创伤性、不容易失血和不容易引起严重过敏的项目。检查项目一般有血常规、尿常规、粪常规检查,做心电图、测血糖等。治疗项目一般有肌内注射、皮下注射、换药、导尿、吸氧、健康教育、护理指导以及针灸、推拿、拔罐等中医康复指导。

为适应医疗市场需求,根据患者病情需要及家庭需求,可开设家庭特需护理、临终关怀服务等项目,可开展家庭保健、家庭健康网络服务等多种服务形式。对病情较重或长期慢性病患者,医生每周应不少于 2 次上门巡诊。若是康复期患者,可住家保健,医生每周巡诊 1 次,也可根据患者需要,随时巡诊。对于健康人群,为了增强保健意识,提高生活质量,建立了健康网络,可通过电话进行健康咨询,接受健康教育。

（四）建床

1. 建床条件

（1）由患者或家属申请建立家庭病床,并填写申请表。

（2）生活不能自理或丧失完全民事行为能力的患者,在家庭责任医生及其他医务人员对其进行医疗服务时必须有具备完全民事行为能力的家属或看护人员在场。

（3）建立家庭病床双方应签订建床协议,协议内容包括:建床原因、服务模式、医务人员责任、患者及家属的责任、查床及诊疗基本方案、收费、可能发生的意外情况等。

2. 建床指征

（1）高血压病3级伴有并发症、能在家中治疗的患者。

（2）糖尿病合并并发症或需监测血糖调整降糖药物用量者。

（3）老年衰竭、各种慢性病伴发各种并发症,不愿住院治疗者或需提供临终关怀服务者（必须家属签字）。

（4）中晚期肿瘤患者姑息治疗（临终关怀）、放化疗间歇期支持治疗者。

（5）心脑血管疾病遗留后遗症（功能障碍或残疾）必须进行肢体康复者。

（6）骨折患者（长期卧床、需要家庭治疗者）。

3. 建床程序

（1）需要建立家庭病床的患者向家庭责任医师提出建床要求,领取（填写）家庭病床申请表,并如实填写基本信息,提交给家庭责任医生。

（2）家庭责任医师在申请表上如实填写建床指征等相关信息后,提交负责人审核同意。

（五）撤床

1. 撤床条件 建床患者符合下列情况之一的,可以考虑撤床。

（1）经治疗疾病得到治愈。

（2）经治疗病情得到稳定或好转。

（3）病情变化,受家庭病床服务条件限制,需转诊至本社区卫生服务机构病房或上级医院进一步诊治。

（4）患者能自行到医院就诊。

（5）患者由于各种原因自行要求停止治疗或撤床。

（6）患者死亡。

2. 注意事项 责任医师应开具家庭病床撤床证,指导患者（或家属）按规定办理撤床手续,并书写撤床记录。建床患者（或家属）要求停止治疗或撤床,责任医师应将该情况记录在撤床记录中,经患者（或家属）签字后办理撤床手续。撤床后,家庭病床病历归入患者病史由社区卫生服务机构一并保存,并按病历存档要求进行存档保管。

总之,全科医生上门服务,既方便患者,又减轻社会及家庭经济负担。对缓解患者"看病远、看病难、看病挤"的问题具有积极意义。但在实施过程中,要注意治疗的安全风险防控,避免医疗纠纷。

六、家庭治疗

家庭治疗（family therapy）是指对家庭的功能、角色、互动模式的调适,涉及心理和行为问题的治疗,是一种综合性的、广泛性的家庭关系治疗。家庭治疗以家庭为对象,以解决家庭危机为宗旨,通过有效的干预措施,使家庭建立新型的相互作用模式,改善家庭的人际关系,维护家庭整体和谐功能。

家庭成员在每个阶段的心理发展与其家庭影响有密切的关系,家庭中每个成员的价值观、个性特征,以及对社会的适应状态等,都是在家庭的影响下形成的,又影响着家庭其他成员。当家庭功能不良,如家庭权力中心紊乱、家庭界限不清、家庭关系扭曲、家庭沟通类型机械、单亲家庭、重组家庭、寄养家庭、家庭关系冷漠等,都会使家庭成员在不同程度上卷入家庭纠纷,导致各种病态情感和行为障碍,产生家庭危机。

（一）家庭治疗的实施步骤

1. 创造良好的家庭沟通氛围 全科医生选择合适的机会介入全体家庭成员,首先要营造和谐的氛围,每个家庭成员都能自由、心平气和地发表意见。注意观察家庭成员之间的关系,如谁和谁坐得最近、家庭成员选择座位的方式、每个人发言的频度、其他成员的反应和表情等。

2. 指导协调交流 由家庭治疗者担任指导、启发、协调角色,引导家庭成员在思想和情感上进行交流,鼓励互相尊重,避免争吵、抱怨,多做自我批评。

3. 分析和找出问题 家庭的结构形式可以引导出家庭存在的问题。比如,家庭可分为不和谐家庭、破碎家庭(有人死亡或离异的家庭)、杂合家庭(一方或双方带有子女的重组家庭)、不幸家庭(有慢性病患者、残疾人的家庭)。治疗者通过接触每一家庭成员了解其交往方式、家庭权力中心、家庭不和谐原因,找出目前的烦恼和困境产生的根源有哪些。

4. 协商讨论问题 家庭治疗者和家庭所有成员共同分析、讨论,找出问题的症结,让每个家庭成员认识到自己对存在问题的责任,发表自己的看法,研究如何摆脱困难,解决家庭成员之间的矛盾。强调每个成员都应承担义务和责任,互通信息,相互理解,相互尊重和包容,不能一味指责他人。家庭治疗还应包括家庭生活艺术、家庭管理、心理卫生知识介绍,让家庭成员了解照顾老人和患者的护理知识,以及如何运用社会资源的支持等。

5. 建立新的互动模式 随着家庭原有的交往互动方式、成员的角色被否定,需要建立新的互动模式,而建立新的互动模式的过程较长,有时家庭会发生"真空"现象。家庭治疗者要鼓励家庭成员积极面对,逐渐适应新模式,及时反馈新模式的优劣。

6. 家庭治疗的效果评价 在实施家庭干预(治疗)一定周期后,需要进行评估。如果效果好,则需要制订更长周期的干预来巩固疗效;如果效果不佳,则需要重新分析问题,查找问题的症结所在,调整干预方案。

（二）家庭治疗的注意事项

全科医生需要与家庭签订相关协议,了解家庭问题的来龙去脉,了解家庭成员的角色状态、家庭相互作用模式及成员的认知和行为,逐步改变家庭的互动机制。整个家庭是一个个案,其中可能有一个特定的案主,但家庭治疗是对整个家庭而不单是对案主。有些棘手的家庭问题,需要专业的家庭治疗,并要求整个家庭参与。一个家庭是一个系统,家庭存在系统内部的相互制约与调整机制。调整家庭内部机制会改变整个家庭系统,而改变家庭可能是改变个人最有效的途径。所以,家庭治疗要改变家庭内部的相互作用模式,而不是仅改变某成员的行为。

对家庭危机的治疗,取决于压力事件的性质及医生可能介入的程度,并不是所有家庭医生都能把家庭治疗做得很好。参与家庭治疗需要经过专业的、系统的家庭治疗训练,需要有心理学方面资深的阅历,掌握精神分析的方法。因此医生们应该谨慎、量力而行。只有接受过专业训练的家庭医生,方可提供5级服务(表5-5)。只有认识到自己的不足,才能保持与家庭的较好关系,约定与家庭的会面,逐步使家庭功能恢复正常。

表 5-5　家庭治疗的服务等级

级　别	内　容
1.对家庭的考虑最少	与家庭只讨论生物学方面的问题
2.提供医疗信息和咨询	诊治中考虑家庭因素,能简单地识别家庭功能紊乱并转诊
3.同情和支持	同家庭的讨论中,强调压力和情感对疾病和治疗的作用

Note

续表

级　　别	内　　容
4.评估和干预	同家庭讨论中,帮助他们改变角色和相互作用模式,以便更有效地适应压力、疾病和治疗
5.家庭治疗	定期同家庭会面,改变家庭内与身心疾病有关的不良的相互作用模式

七、家庭康复

我国自 2000 年进入老龄化社会以来,老龄化程度逐步加重,随着医疗保健质量的提高和健康生活方式的养成,我国已开始迎来了高龄化时代。根据统计,2016 年 60 周岁及以上的人口达 2.3 亿人,占总人口的 16.67%。各种慢性病,如心脑血管疾病、糖尿病、帕金森病、老年性痴呆等已占疾病谱和死因谱的主导地位,人们对康复的需求越来越大。世界卫生组织最新数据显示,到 2020 年,全球癌症发病率将增加 50%,即每年将新增 1500 万癌症患者。癌症患者手术或放射治疗后可能出现终生残疾,患者会出现明显的紧张、恐惧、焦虑、抑郁等心理障碍。世界卫生组织 2017 年发表的一份报告显示,抑郁症是一种比许多人想象的还要更为普遍的精神疾病,患者人数在不断增加,有 3 亿人生活在这种状况之下,在 2005 年至 2015 年期间增加了 18%,且世界卫生组织对抑郁症的最新估计表明,每 25 个人当中就有一人以上患有抑郁症。2016 年,中国残联、原卫生部、民政部、教育部、人力资源社会保障部联合制定的《残疾人康复服务"十三五"实施方案》显示,我国有各类残疾人共 8500 多万,其中持证残疾人近 3000 万。以家庭为基地的家庭康复在减轻医疗费用、改善生活自理能力和生活质量方面有重要作用。

1. 康复的定义　康,健康也;复,即恢复或复原,康复即是恢复健康或用健康(科学)的手段让患者的身心状态及社会功能得以恢复。龚廷贤《万病回春·后序》载"旬日康复如初"。中国传统康复的思想和技术方法,可追溯至先秦时期。在现代康复医学里,康复是指综合运用各种有效手段,消除或减轻病伤残者的各种功能障碍,努力促进其生理、心理功能和社会适应能力达到最佳状态,从而提高其生存与生活质量并重返社会、回归家庭的过程。

2. 全科医学的家庭康复　在全科医生的指导下,在家庭环境中,以家庭为基地进行康复的过程,不涉及复杂的技术,而是充分利用现有的资源,对患者进行康复训练,帮助患者适应家庭生活环境,参加家庭生活和家务劳动,以家庭一员的身份与家庭其他成员相处,使家庭康复成为康复医学整体服务中的一个组成部分。

3. 家庭康复的目的　加快患者疾病好转或痊愈,使其生理功能得到康复、心理障碍得到解除,使残疾者能更多地获得生活和劳动能力,达到全面康复。

4. 家庭康复的主要内容

(1) 开展家庭教育,提高家庭成员对康复的认识,激发社区居民、患者及其家属参与康复的意识。

(2) 以家庭为单位、以社区为基础,对需要康复的患者采取相应的康复措施,包括运动训练、语言能力训练、生活自理能力训练、劳动技能训练和体能训练,以及开展心理咨询、中医药保健及社会服务等,改善生活自理能力和劳动能力,提高其生命质量。

(3) 协调社区有关部门,开展教育康复、职业康复、社会康复,促进全面康复的实现。

5. 家庭康复应遵循的原则

(1) 因人而异,科学施策。需根据康复对象的个体差异,科学制订康复计划,不盲目康复,不漏施康复,也不过度康复。

(2) 因需而施,早期介入。根据社区居民、患者的需要,有针对性地开展恰如其分的家庭康复服务。一旦患者需要实施康复服务,应尽早介入康复治疗,提高康复疗效。

(3)团队协调,保障疗效。随着康复医学的快速发展,"人人享有康复"的愿望正逐步实现。由于全科医生专业领域的差异,在康复专业知识与技术上缺乏系统性,因此,需要康复医生或康复治疗师加入全科医疗团队,为社区居民提供更加系统的康复服务。

知识链接 5-3

第四节 家 庭 评 估

一、概述

(一)概念

家庭评估(family assessment)是以家庭为单位的健康照顾的重要组成部分,是针对家庭及家庭相关的个体、家庭健康问题,综合分析家庭相关资料,对家庭资源、家庭结构、家庭功能、家庭压力事件、家庭生活周期等做出一定的评价。目的是进一步发现和分析家庭存在的健康问题,寻找解决患者健康问题的有效途径。

(二)评估类型

家庭评估可分为主观评估、客观评估、分析评估和工具评估等。在全科医疗实践中,全科医生并不需要对每一个患者的家庭实施家庭评估,但在有家庭评估的适应证时应开展家庭评估,帮助分析家庭存在的健康问题并实施干预。

1. 主观评估 了解家庭成员对家庭的主观感受、愿望和反应,可以用自我报告或主观测验等方法。

2. 客观评估 对家庭客观的条件、背景、环境、结构和功能进行了解和评价。

3. 工具评估 利用事先设计好的家庭评估工具进行家庭结构和功能状况的评价。

4. 分析评估 利用家庭学原理、家庭系统理论以及家庭发展的一般规律的知识来分析家庭的结构和功能状况。

(三)评估内容

家庭评估的内容一般包括以下几个方面。

1. 家庭内部结构情况 全科医生可以通过收集家庭基本资料、绘制家系图等方法了解家庭结构情况。

2. 家庭资源情况 可以通过绘制家系图、绘制家庭圈和家庭访谈等方式,了解患者家庭的内、外资源的情况,并帮助患者寻找可以利用的家庭资源来应对家庭压力事件以顺利渡过家庭危机。

3. 家庭功能情况 可以通过家系图、家庭关怀度指数等家庭评估工具来评估家庭功能状态。

4. 家庭动力学情况 家庭动力学反映家庭组成成分、家庭关系、家庭成员间相互作用和家庭最终目标的运作机制,可以通过家庭咨询、访视、家庭成员活动观察以及家庭评估工具等方式来了解。

二、家庭基本资料的收集

家庭基本资料的收集是全科医生做家庭评估最常用的方法。全科医生与患者及其家庭成员有着良好的医患关系和长期的照顾关系,对家庭资料的收集既准确又方便。家庭资料的收

Note

集应包括以下几个方面。

1. 家庭的环境 家庭的地理位置(如与学校、车站、医院、派出所等社区机构的距离)、周围环境(如工厂、空气、绿化、水源、噪声等)、居住条件(如住房面积、空间布局、卫生条件、厕所形式、安全程度、舒适程度、厨房设施、食物来源、烹调方法等)、邻里关系、社区服务状况等。

2. 家庭成员基本情况 家庭成员的姓名、性别、年龄、家庭角色、职业、文化程度、婚姻状况、主要健康问题等。

3. 家庭经济状况 家庭主要经济来源、年总收入、人均收入、年均开销、年度积累、消费观念、经济目标等。

4. 家庭生活史 主要的家庭生活事件、家庭生活周期、家庭主要问题、家庭成员的健康问题等。

5. 家庭健康信念和行为 包括:①主要生活方式、健康维护与健康促进,如吸烟、酗酒、食物构成及体育锻炼等;②疾病预防,如免疫接种、疾病筛检、预防性口腔保健、儿童保健、妇女保健、老年保健等;③自我保健能力;④对健康的关心程度、就医行为、照顾患者的能力;⑤医疗保健服务的可及性、熟悉程度和可利用程度等。

三、常用家庭评估方法

(一) 家系图

家系图(family tree)是以符号的形式来描述家庭结构、家庭关系、家庭成员疾病及有无家庭遗传联系、家庭重要事件等资料的树状图谱。家系图是家庭评估类型中的客观评估方法。家系图不但能描绘家庭的人口结构,而且还能准确表达成员的基本状况,如长辈、晚辈、年龄、性别、健康及职业状况等,以此了解家庭中的疾病、劳动力、经济水平及可利用资源等情况;同时可了解家庭的遗传背景及其对家庭成员的影响,了解其他的主要医疗、社会问题及其相互之间的作用。

家系图由全科医生绘制,它能让全科医生迅速掌握大量的与家庭健康有关的基础情况和重要信息,且家系图相对比较稳定,可作为家庭档案的基本资料存于病历中。同时,对家系图的绘制和家庭相关信息的记录是一个动态连续的过程,随着全科医疗实践的开展,全科医生对患者个体和家庭照顾的持续,全科医生还会进一步了解和记录更多的家庭信息。

1. 绘制家系图的基本原则

(1) 绘制 3 代或 3 代以上,一般从家庭中首次就诊的患者这一代开始绘制,然后分别向上、向下开展,包括夫妇双方的父母及兄弟姐妹等家庭成员的情况。

(2) 长辈在上,晚辈在下,同辈中;长者在左,幼者在右;夫妻中,男在左,女在右。

(3) 可以在每个家庭成员的符号附近注明姓名、年龄或出生日期、重大生活事件、主要疾病和健康问题等。若标记的是患者的年龄,则应注明制图日期,以便按时间推算年龄。

(4) 任何死亡需标明死亡原因、死亡年龄或日期。

(5) 用虚线标出居住在一起的家庭成员。

(6) 一般 5～15 min 完成,图中的内容可不断积累、修改和完善。

2. 家系图常用符号及家系图绘制示例 分别见图 5-1 和图 5-2。

从图 5-2 可见,前来就诊的患者是 36 岁的女性患者,患者被诊断为糖耐量异常;其丈夫 39 岁,有高血压病;患者的公公 66 岁,有高血压病;患者的母亲 60 岁,患有糖尿病;患者育有两个小孩,大女儿 18 岁,正在读高中三年级,小儿子 15 岁,正在读高中一年级;患者和其父母、丈夫、女儿、儿子居住在一起。因患者对家庭成员患病的具体日期不太确切,故图中没有标注患病时间,但从图中得出患者有糖尿病家族史,其丈夫有高血压家族史,因此,可以在患者以后随

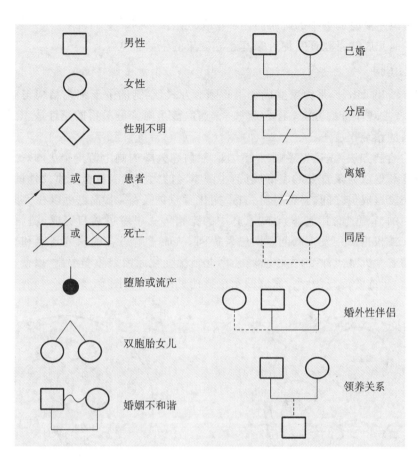

图 5-1 家系图常用符号

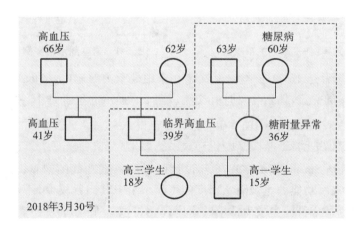

图 5-2 家系图示例

访的过程中进一步完善信息。

3. 家系图的主要用途

（1）家系图是了解家庭客观资料的最佳工具，是家庭档案的重要组成部分，能为某些诊断困难的病例提供新的线索。

（2）让医生快速了解家庭的情况（家庭的人数、结构类型、家庭生活周期、家庭关系、遗传病的发病情况、成员的基本资料等），如高血压的家族史等。

（3）让其他医生和护士快速了解、评估家庭情况，更好地实施连续性、综合性的照顾。

（4）熟悉家庭成员的情况，了解在家庭中居住的人员，有助于同家庭建立和谐的关系。

（5）快速识别家庭成员中的健康问题和潜在危险因素。

（6）更好地开展健康教育并促进家庭建立健康的生活方式。

（二）家庭圈

家庭圈（family circle）是由家庭成员用画圈的方式，绘制的关于家庭结构与家庭关系的图形，是一种患者主观评价的方法，主要反映一个家庭成员对家庭关系的感性认识、情感倾向、家庭成员间关系的亲疏程度等。

家庭圈的绘制方法：先让患者画一个大圈，然后在大圈内画上若干个小圈，大圈代表家庭，小圈代表患者和他认为最重要的家庭成员，小圈本身的大小代表权威或重要性的大小，小圈之间的距离代表家庭成员之间的亲密度。由于文化背景的差异，患者也可以在大圈内画出他认为对他很重要的"家庭"的其他部分，如家庭中的宠物等。患者可独自完成，随后，医生让患者解释图的含义或根据图中发现的问题向患者提问，从而了解患者的家庭情况和家庭问题。家庭圈也可以随着个人观点改变而发生变化，因此情况变化后需要重新绘制，以便医生获得新的资料，开展下一步的咨询或治疗。家庭圈示范案例见图 5-3 和图 5-4。

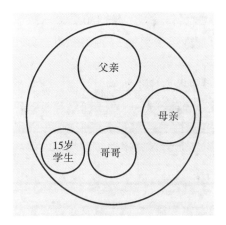

图 5-3　家庭圈示范案例一（家庭关系疏远）

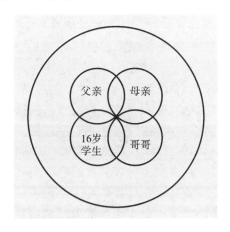

图 5-4　家庭圈示范案例二（家庭关系亲密）

图 5-3 中提示患者是 15 岁的学生，其父亲在家中处于主导地位，父母关系疏远，患者处于自卑状态，极少与父母交流，偶尔与哥哥有交流。图 5-4 提示的患者是 16 岁的学生，全家人关系融洽，亲密度高。

（三）家庭关怀度指数

APGAR 量表，是 Smilkstein 于 1978 年设计的检测家庭功能的问卷，是一种能简单明了地反映家庭成员对家庭功能的主观满意程度的工具。由于其问题较少，评分容易，可以快速地评价家庭功能，因此是全科医生最为常用的家庭评估方法。尤其适用于有心理问题或家庭问题的患者。

家庭关怀度指数测评量表由两部分组成，第一部分测量个人对家庭功能的整体满意程度，即 APGAR 量表，其内容有五项指标：适应度（adaptation）、合作度（partnership）、成熟度（growth）、情感度（affection）、亲密度（resolve），又称为"家庭功能评估 APGAR 问卷"。第二部分是了解受试者与家庭其他成员间的个别关系，采用开放式问答的形式，分良好、较差、恶劣三种程度，因较为复杂，不在此书中叙述。

APGAR 量表（表 5-6）的具体内容和含义如下。

1. 适应度　家庭遭遇危机时，个人和家庭利用家庭内、外资源解决问题的能力。

2. 合作度　家庭成员分担责任和共同做出决定的方式。

3. 成长度　家庭成员在身心发展与自我实现方面如何获得家庭其他成员的支持和指导。

4. **情感度** 家庭成员间相互关爱的程度。

5. **亲密度** 家庭成员间共享相聚时光、金钱和空间的情况。

表5-6 家庭功能评估量表(Family APGAR 量表)

问　题	经常这样	有时这样	几乎很少
1.当我遇到问题时,可以从家人那里得到满意的帮助。补充说明:＿＿＿＿＿＿＿＿＿＿＿＿＿＿＿	□	□	□
2.我很满意家人与我讨论各种事情以及分担问题的方式。补充说明:＿＿＿＿＿＿＿＿＿＿＿	□	□	□
3.当我希望从事新的活动或发展时,家人都能接受且给予支持。补充说明:＿＿＿＿＿＿＿	□	□	□
4.我很满意家人对我表达感情的方式及对我情绪的反应。补充说明:＿＿＿＿＿＿＿＿＿	□	□	□
5.我很满意家人与我共度时光的方式。补充说明:＿＿＿＿＿＿	□	□	□

以上每个问题有 3 个答案可供选择,若答"经常这样"得 2 分,"有时这样"得 1 分,"几乎很少"得 0 分。将 5 个问题得分相加,总分 7～10 分表示家庭功能良好,4～6 分表示家庭功能中度障碍,0～3 分表示家庭功能严重障碍。另外,通过分析每个问题的得分情况,可以粗略地了解家庭功能障碍的基本原因,即哪一方面的家庭功能出现了问题。

在使用 APGAR 量表时,应注意两个问题,首先是需要将本量表通俗化和本土化,但又不能失其精髓;其次是正确地对待用该表测评出来的结果,注意其时效性和主观性的特点。

🖥 本 章 小 结

以家庭为单位的健康照顾	学习要点
概述	现代意义上的家庭是指通过生物学关系、情感关系或法律关系连接在一起的社会团体。 家庭结构包括家庭的外部结构与内部结构,主要是反映家庭成员的组成、类型及各成员间的相互关系。家庭的外部结构包括核心家庭、主干家庭、联合家庭、其他家庭类型。家庭的内部结构是指家庭内部运作机制,是对内部运作关系的描述,反映家庭成员之间的相互作用及相互关系;包括家庭角色(角色认知、角色期待、角色学习、角色冲突)、家庭的权力结构(传统权威型、工具权威型、分享权威型、感情权威型)、家庭沟通类型、家庭价值观。 家庭功能包括满足情感需要功能、经济功能、社会化功能、生殖与性调节功能、抚养和赡养功能、赋予家庭成员地位功能。 家庭资源包括家庭内资源和家庭外资源。家庭内资源包括经济支持、维护支持、健康维护、情感支持、信息教育、结构支持。家庭外资源包括社会资源、文化资源、宗教资源、经济资源、教育资源、环境资源、卫生服务资源等
家庭与健康的关系	家庭对家庭成员的健康有重要影响。家庭对健康的影响可表现在遗传、儿童生长发育及社会化、疾病发生与传播、疾病康复、疾病死亡率、就医行为与生活方式等方面。疾病对家庭的影响,主要体现在增加家庭成员的精神心理压力;增加家庭的经济负担;影响家庭的发展与完整性

Note

以家庭为单位的健康照顾	学习要点
家庭照顾	家庭照顾是指全科医生在医疗实践中充分考虑服务对象的社会背景与家庭背景,考虑家庭对疾病发生、发展与康复的影响,以及通过对特定家庭的咨询、评估、干预等手段使家庭正常发挥其应有的功能,尽力满足患者及其家庭正常发展的需要。基层医疗中常见的家庭照顾形式有:家庭咨询、家庭访视、家庭病床、家庭治疗、家庭康复等
家庭评估	家庭评估是以家庭为单位的健康照顾的重要组成部分,是针对家庭及家庭相关的个体、家庭健康问题,综合分析家庭相关资料,对家庭资源、家庭结构、家庭功能、家庭压力事件、家庭生活周期等做出一定的评价。常用的家庭评估方法有家系图、家庭圈、家庭关怀度指数等

能力检测

一、单项选择题

1. 现代社会推崇的家庭权力结构类型是(　　)。

A. 传统权威型　　　　　　B. 工具权威型　　　　　　　　C. 感情权威型

D. 分享权威型　　　　　　E. 以上都不是

2. 决定家庭成员的就医、遵医行为和生活方式形成的是(　　)。

A. 家庭评估　　B. 家庭照顾　　C. 家庭功能　　D. 家庭价值观　E. 家庭访视

3. 由一对已婚子女及其父母、未婚子女所构成的家庭称为(　　)。

A. 核心家庭　　B. 主干家庭　　C. 联合家庭　　D. 传统家庭　　E. 现代家庭

4. 通常来讲,以下哪类家庭的关系最复杂?(　　)

A. 核心家庭　　B. 单亲家庭　　C. 主干家庭　　D. 联合家庭　　E. 单身家庭

5. 图中虚线内3人组成的家庭属于哪类家庭?(　　)

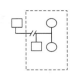

A. 核心家庭　　B. 单亲家庭　　C. 主干家庭　　D. 联合家庭　　E. 混合家庭

6. 家庭的内在结构不包括(　　)。

A. 家庭角色　　B. 家庭人数　　C. 权力结构　　D. 沟通类型　　E. 家庭价值观

7. 一般发生在家庭功能不良晚期的沟通障碍是(　　)。

A. 情感性沟通　　　　　　B. 机械性沟通　　　　　　　　C. 掩饰性沟通

D. 代替性沟通　　　　　　E. 直接性沟通

8. 在下列哪个儿童发育期,家庭要尽量避免与孩子长期分离?(　　)

A. 0~3个月　　　　　　　B. 3个月至1岁　　　　　　　C. 1~3岁

D. 3个月至5岁　　　　　　E. 3~5岁

9. 根据家庭的不同发展时期,将家庭生活周期分为(　　)。

A. 3个阶段　　B. 6个阶段　　C. 7个阶段　　D. 8个阶段　　E. 10个阶段

10. 空巢期的主要问题不包括(　　)。

A. 重新适应两人生活　　　　B. 药物成瘾　　　　　　　　C. 意外伤害

D. 孤独失落感　　　　　　　E. 二孩问题

11. 家系图一般由几代组成?(　　)

A. 二代　　　B. 三代　　　C. 四代　　　D. 五代　　　E. 没规定

12. 家庭圈反映的是(　　)。

A. 家庭问题　　　　　　　B. 家庭破裂　　　　　　　C. 家庭危机

D. 家庭压力　　　　　　　E. 家庭结构与关系

13. 有位 25 岁的女青年,个性非常男性化,恋爱屡遭挫折,心理咨询发现,父母在她 1 岁时就离婚,其由父亲带大,父亲一直没再娶。这是家庭对健康与疾病哪方面的影响?(　　)

A. 遗传方面　　　　　　　　　　B. 儿童发育方面

C. 成人发病与死亡方面　　　　　　D. 疾病预后方面

E. 生活方式与行为方面

14. 一个 5 岁男孩,一向受到家里父母、祖父母的宠爱,他一不称心就大发脾气、打人、摔东西,家人也只好多哄哄他。如今,他在幼儿园里也常常大闹,致使老师、同学都不喜欢他。该家庭哪项功能最成问题?(　　)

A. 社会化　　　　　　B. 满足情感需要　　　　　　C. 抚养或赡养

D. 生殖和性调节　　　E. 赋予家庭成员地位

二、简答题

1. 家庭对健康的影响有哪些?

2. 简述各个家庭生活周期的主要家庭问题及全科医生的照顾重点。

3. 请描绘你的家系图和家庭圈。

4. 简述家庭病床的作用。

参考答案

(肖文冲)

Note

第六章　以预防为导向的健康照顾

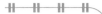

学习目标

1. 知识目标：掌握以预防为导向的健康照顾、健康教育与健康促进、临床预防的概念；三级预防的内涵；临床预防的原则。熟悉健康教育与健康促进的方法和内容、行动领域；临床预防的意义和内容。了解健康教育与健康促进的理论。

2. 能力目标：具有预防医学的观念；能设计、实施健康教育与健康促进项目；能运用一些医疗保健方法和措施进行自我保健。

3. 素质目标：树立以预防为导向的健康照顾理念，重视并理解临床预防的意义；转变医学观念，以新的观念审视疾病和健康。

案例导入

　　患者，男，58岁，到消化科就诊，主诉如下：进行性左下腹疼痛4个月，伴体重减轻，感觉疲劳，4天前出现血便。肠镜活检示乙状结肠癌，即行部分结肠切除术和结肠造口术。这名患者26岁时曾被诊断为溃疡性结肠炎，当时未进行进一步治疗，也无人建议他定期进行肠镜检查。该患者吸烟、酗酒，喜欢吃肉。

　　讨论：

　　1. 结肠癌的危险因素有哪些？

　　2. 对溃疡性结肠炎患者健康教育的内容有哪些？

　　3. 你认为应该采取哪些临床预防措施？

第一节　概　　述

　　预防医学是现代医学的一个分支。随着社会的进步和现代医学的发展，医疗卫生服务从以患者和疾病为中心的被动式服务，逐渐转变成以人群健康为目标、预防疾病和促进健康为中心的防治结合型主动服务。预防医学的重心也从传染病的群体预防，逐渐转移到慢性病的群体和个体相结合的预防。因此，以全科医生为主体，针对患病个体和社区人群进行预防、治疗、保健、康复和健康教育一体化的临床预防医学应运而生。全科医生在社区卫生服务中，需要强化预防医学观念，坚持预防为主的原则，把公共卫生和临床预防医学相结合，把群体预防和个体预防相结合，这样才能提供连续性、协调性和综合性的卫生服务，真正成为居民健康的"守门人"。

一、以预防为导向的健康照顾概念

预防医学是以人群为对象,针对人群中疾病的发生、发展以及转归的规律,研究社会环境和自然环境中影响健康和引起疾病的因素,探讨各个因素之间的相互作用,从而采取有效防治措施,达到预防和控制疾病、保护和促进健康、提高生命质量目的的一门学科。以预防为导向的健康照顾是指全科医生始终把预防思维、预防策略视为对群体和个体健康负责的临床思维方式,为患者提供全周期前瞻性服务的健康照顾模式。

二、三级预防内涵

医学的目的是预防疾病、促进健康。在中国医学发展史上,"治未病"一直是历代医家遵循的重要医学思想。我国现存最早的医学专著《黄帝内经》指出,圣人不治已病治未病。唐代医学家孙思邈在《千金要方》中提出"上医医未病之病,中医医欲病之病,下医医已病之病"的观点,充分说明了当时对疾病预防的认识。预防医学学科的发展在人类与急性传染病的斗争中发挥了巨大作用,比如,天花的消灭,结核、麻疹、脊髓灰质炎、百日咳、白喉等传染性疾病的发病率大幅度降低,一些对人类健康和生命威胁较大的传染病得到了有效控制。随着医学模式的转变,预防医学在现代医学中的地位不断提高,人们对预防医学有了新的认识,从预防疾病发生逐渐转向保持健康和维持良好的生命质量。

疾病的自然史是指疾病的发生、发展和转归的整个过程,在这个过程中,不给任何治疗或干预措施。不同疾病的自然史差别较大,了解疾病的自然史,对疾病的预防、早期诊断、判断治疗效果等都有重要意义。疾病的自然史包括四个阶段:即生物学改变期、临床前期、临床期和转归期。疾病是可以预防的,研究表明,人类在疾病自然史的不同阶段通过采取有效的预防措施可以使疾病停留在一定的自然史阶段,甚至可能向健康转归。在疾病自然史的不同阶段都可以采取有效的预防措施,防止疾病的发生和发展,预防工作也可相应地分为三级,称为疾病的三级预防。

(一)第一级预防

第一级预防也称病因预防或发病前期预防,是在疾病还未发生时针对引起疾病的主要危险因素采取的预防措施,也是预防疾病的最根本措施。社区卫生服务中的第一级预防必须个体预防和社区预防并重。个体预防可采取增进健康和自我保健的措施,具体包括:①保持良好的社会心理状态;②建立和培养良好的生活方式;③适量的体育运动;④合理营养与平衡膳食;⑤创造良好的劳动条件和生活环境等。社区预防主要采取一些特殊的预防措施,具体包括:①开展公共健康教育,提高公众健康意识和自控能力;②有组织地进行预防接种和计划免疫,提高人群免疫水平;③做好妇女保健、儿童保健和老年保健工作;④高危人群的保护;⑤环境保护和环境污染的治理;⑥提供清洁、安全的饮用水和食品;⑦修建公共体育场所和措施;⑧执行国家职业卫生标准,做好职业人群的健康监护;⑨执行生活环境卫生标准,保护居民的健康等。

(二)第二级预防

第二级预防也称临床前期预防,是指在疾病的临床前期做到早发现、早诊断、早治疗,目的是防止或减缓疾病的发展和恶化,促使疾病痊愈,保护机体健康。尤其是慢性非传染性疾病,因为其发病多是致病因素长期作用的结果,所以如果能做到早期发现,则可以制止或延缓其向临床期发展。主要措施包括筛检、普查、定期健康检查、周期性健康检查、高危人群重点项目检查、个案发现、自我检查等。通过采用先进的诊断方法和诊断技术,能尽早明确诊断,诊断明确后要积极治疗,包括药物治疗、手术治疗、心理治疗、社区康复等,有利于疾病的康复。

做到"三早"的最好办法是进行卫生知识的宣传,加强健康教育,提高社区居民的防病意识和卫生保健技能;加强医务人员业务知识的培训,加强早期诊断技术和方法的研究,可以提高诊断、治疗水平。对于某些可能逆转、停止或延缓的疾病,早期检测和预防性健康检查尤为重要。对于传染病,除了上述"三早"外,还必须做到"疫情早报告"和"患者早隔离",即"五早"。

(三)第三级预防

第三级预防也称临床预防,是指对患者采取及时、有效、正确的治疗措施,防止疾病恶化,预防并发症和伤残,促进患者早日康复,最大限度地改善患者的生活质量。对丧失劳动能力或残疾者,通过采取功能性康复、家庭护理指导、社会关爱、心理康复等措施,使患者尽量恢复生活和劳动能力,促进患者身心康复,提高生活质量,延长寿命。第三级预防的主要措施有积极有效的临床治疗、康复措施、功能训练等。如脑卒中后的抢救和肢体运动功能训练、智力低下儿童的干预、脑瘫患儿的运动和语言功能训练等。

在三级预防策略中,第一级预防最为重要。不同类型的疾病,有不同的三级预防策略。对于多数疾病,不论其致病因素是否明确,都应强调第一级预防。如多数恶性肿瘤疾病的预后较差,其发病原因虽然未完全明了,但一些致癌因子已经得到认同,因此,针对其致癌危险因素的第一级预防更为重要。有些疾病的病因是多因素的,如心脑血管疾病、代谢性疾病等,通过筛查可以做到早发现、早诊断、早治疗,从而能有效地改善预后。除了针对其危险因素积极进行第一级预防外,还应该重视第二级预防和第三级预防。对于那些病因和危险因素都不明确,又难以早期觉察的疾病,只有采取第三级预防措施。

对很多传染病来说,针对个体的预防同时也是针对公众的群体预防。例如,如果个体的免疫接种达到一定的人群比例后,就可以保护整个相应的人群。传染病的早发现、早隔离、早治疗,阻止了其向人群的传播蔓延,也是群体预防的措施。有些危险因素的控制既可能是第一级预防,也可能是第二级或第三级预防。例如,高血压的控制,就高血压疾病本身来说,是第三级预防,但对脑卒中和冠心病来说,是第一级预防。

根据三级预防措施服务对象的不同,可将预防服务分为社区预防服务和临床预防服务。社区预防服务是在社区范围内进行的,以群体为对象开展预防工作。临床预防服务是在临床场所进行的,以个体为对象开展预防服务。社区预防服务主要由公共卫生人员实施,临床预防服务主要是由临床医务人员进行。

三、全科医生的预防医学观念

在为个人、家庭提供综合性整体卫生服务的过程中,全科医生是医疗卫生保健服务的主角,他们不但具有为社区居民提供持续性和综合性的医疗服务的能力,还应具有预防疾病的知识和技能,因此,全科医生必须树立预防医学的观点。

预防和临床相结合是医学发展的必然趋势,除了公共卫生专业人员承担预防医学工作外,作为全科医生也必须牢固树立预防医学思想,坚持"预防为主"的原则,在为个体或家庭提供卫生服务时,善于发现早期健康问题,积极开展三级预防服务,使全科医生真正成为社区居民的健康"守门人"。全科医生在社区卫生服务中,是否建立了预防医学的观念,是否贯彻了预防为主的思想原则,可以从以下几个方面衡量:①对健康和疾病的认识上,是否能够以人的健康为中心来认识健康和疾病的概念。全科医生应该从健康的角度,正确地认识健康和疾病的概念以及两者之间的关系,不仅仅是运用治疗和康复技术,更能以预防为导向,运用防治结合的技术路线来解决社区健康问题。②能否自觉采用现代医学模式研究病因和发病机制。全科医生应该运用生物-心理-社会医学这种现代医学模式研究健康危险因素,并且能够根据其对健康危险因素的研究提出相应的预防保健措施。③在服务范围方面,全科医生应该着眼于社区人群和健康问题,开展以人为本,以个人健康为中心,以家庭为单位,以社区为基础的个体与群体互相结合的卫生服务。④在服务方式方面,全科医生应能发现社区居民的主要健康问题,做出社区诊断,并能制订出相应的预防、保健计划,提供集"医、防、保、康、教、计"一体化的卫生服务,能有效地解决个体健康问题、家庭健康问题、社区健康问题。

四、全科医生的预防医学优势

目前我国占有大多数卫生资源的综合性医院,仍然将学科建设、科目齐全、设备超前作为主要效益目标,就诊者在挂号、检查、化验、交费、取药等排队等候过程中,耗去了较长的时间。另外,由于患者较多等原因,诊室的医生只能用很短的时间询问病史,开出处方也就意味着完成了任务,至于疗效如何、患者是否满意已无暇顾及,更没有时间指导就诊者采取预防保健措施;而全科医生是服务于社区一线的医生,他们会将为患者或者其家庭的每一次服务,都看作是提供预防保健服务的时机,在整个工作过程中贯彻预防为主的服务原则,为居民提供一体化的全方位的服务。全科医生的工作性质和服务方式不同于一般的专科医生,专科医生经常是在医院被动地坐等患者,只为就诊的患者进行治疗,只对医疗的某些方面负责,所以提供的是片面化的、专科化的服务。

与专科医生相比,全科医生的工作性质和服务目的决定了其在预防医学工作中具有独特的优势,具体表现:①全科医生的工作范围以社区为主,提供首诊服务,与社区居民接触最频繁,不仅接触到患者,也能接触到健康人和未就诊者,所以为社区居民提供预防服务的机会就比较多;②全科医生既掌握临床医学知识,又懂得预防医学知识,他们能为社区居民提供"医、防、保、康、教、计"一体化的全方位的卫生服务,同时善于发现早期健康问题,并提供三级预防措施,可更好地节省卫生资源;③全科医生以人的健康为中心,通过与患者及家庭的长期接触,容易建立良好的医患关系,对居民的健康信念模式充分地了解,可以很好地对患者及其家庭开展深入细致的健康教育,这样有利于帮助个体和家庭改变不良的行为和生活方式;④全科医生以家庭为单位,提供连续性、协调性、综合性的卫生服务,在这过程中,有机会了解到个体和家庭的完整背景,能全面评价健康危险因素,有利于制订适当的疾病预防计划;⑤全科医生的社会工作能力较强,有很强的医疗资源协调能力,能充分利用社区内外的各种资源,为社区居民提供包括公共卫生和临床预防在内的卫生服务。

全科医生所提供的卫生服务是"从生到死"的连续性照顾过程,这种服务贯穿了人生的每一个阶段,从围生期保健开始,直到临终关怀,全科医生照顾了人的一生。这种连续性的服务使全科医生开展临床预防工作时不受时间、地点的约束,这也是全科医生有别于临床医生的突出特点之一。

第二节　健康教育与健康促进

健康是人类生命存在的正常状态,是经济发展、社会进步、民族兴旺的保证。影响健康的因素主要有以下四类:一是行为与生活方式因素。在现代社会,行为与生活方式因素是影响健康的最主要因素。国内外大量研究资料表明,吸烟、酗酒、不良饮食习惯、缺乏锻炼等不良行为与生活方式是使人群中高血压、冠心病、糖尿病、癌症等疾病的患病率和死亡率逐年上升的主要原因。美国通过 30 年的努力,使心血管疾病死亡率下降了 50%,其中,2/3 是通过改善行为和生活方式取得的。二是生物学因素,包括遗传、病原微生物感染等。遗传与糖尿病、高血压、肿瘤等疾病的发生有关。从古代到 20 世纪初,人类死亡的主要原因是病原微生物引起的传染病和感染性疾病,也被称为生物致病因素。随着医学模式的改变,行为和生活方式因素致病占的比例逐渐加大。三是环境因素。人类生活在自然环境与社会环境之中,所有健康问题都与环境有关。自然环境包括阳光、空气、水、土壤等,是人类赖以生存的物质基础。社会环境包括政治制度、文化教育、经济水平、人口状况、科技发展等。环境污染、卫生条件差、营养匮乏等会导致传染病、寄生虫病和地方病等疾病的流行;经济决定着与健康密切相关的衣食住行;文化决定着人的健康观、与健康相关的习惯及风俗;人口拥挤给健康带来负面影响;职业决定着人们的劳动环境、劳动强度、劳动方式等。四是卫生服务因素,主要包括医疗服务和卫生保健系统、药物供应、疫苗供应与冷链系统、卫生专业人员等。良好的卫生保健服务可以指导人们在无病时能防病,有病时能获得正确、及时的治疗,促进健康。在上述四类因素中,行为与生活方式因素受到人们越来越多的关注和重视,因此,行为干预将是促进健康有力的措施之一。以个人、群体的行为改变和环境改变为主的健康教育与健康促进成为全球第二次卫生革命的核心策略。

一、健康教育与健康促进的概念

1. 健康教育　健康教育是通过有计划、有组织、有系统的社会教育活动,向人们普及卫生保健知识和技能,促使人们树立科学的健康观,自觉地改变不良的行为和生活方式,消除或减轻影响健康的危险因素,预防疾病,促进健康,提高生活质量。

健康教育的重点是增强人们卫生保健意识,改变不良行为生活方式。当然,改变一个人的行为和生活方式是个艰巨、复杂的过程,许多不良的行为和生活方式受文化背景、社会习俗、经济条件、卫生服务等因素影响,根深蒂固,不是有了个人的愿望就可以改变的,因此这些不良行为并非属于个人责任。所以,改变行为除了要有个人愿望外,还必须增进健康行为的相关因素,如社会的支持、充足的资源、自我帮助的技能等。此外,还要采取各种方法帮助人们了解自己的健康状况并做出自己的选择,来改善他们的健康,不是强迫他们改变某种不良行为。因此,健康教育必须是有计划、有组织、有系统的教育过程,这样才能达到预期目的。

健康教育与卫生宣传不同。卫生宣传通常只是卫生知识的单向传播,宣传对象较泛化,不注重活动信息的反馈和行为改变的效果,只侧重改变人们知识结构和态度。而健康教育的对象比较明确,以双向传播为主,注重反馈和效果,是卫生宣传在内容上的深化、范围上的拓展、功能上的扩充。卫生宣传是健康教育的基础和重要手段,但它不是健康教育的全部。健康教育实质是一种干预,它为人们提供改变行为所必需的知识、技能、服务等,使人们在面临健康问题时,有能力做出行为抉择。

健康教育的研究领域非常广泛,按目标人群分为城市社区健康教育、农村社区健康教育、学校健康教育、医院健康教育、工作场所健康教育等;按教育目的分为疾病防治健康教育、营养健康教育、环境保护健康教育、心理卫生健康教育、生殖健康教育等;按业务技术分为健康教育的行政管理、健康教育的组织实施、健康教育的人才培训、健康教育的计划设计、健康教育的评价等。

2. 健康促进　健康促进的概念要比健康教育更为完整。有关健康促进的含义,随着健康促进的快速发展而不断发展。1986 年 11 月 21 日世界卫生组织在加拿大的渥太华召开的第一届国际健康促进大会上首先提出了这一词语,大会发表的《渥太华宣言》指出健康促进是促使人们提高、维护和改善他们自身健康的过程。这一定义表达了健康促进的目的和方法,也强调了范围,健康促进是在全社会范围内开展的包括经济、政治、文化等多方面的综合性的过程,需要人们主动参与。2005 年第六届全球健康促进会议发表的《曼谷宪章》对健康促进的概念进行了补充,指出健康促进是使人们能够对自身的健康及其决定因素加强控制并从而改善其健康的过程。它是公共卫生的一项核心职能,有助于开展工作应对传染病、非传染病及其他健康威胁。

美国教育学家劳伦斯·格林(Lawrence W. Green)教授指出:健康促进是指一切能促使行为和生活条件向有益于健康改变的教育与环境支持的综合体。其中所指的教育是健康教育;环境包括政治的、社会的、经济的、自然的环境;支持包括政策、财政、立法、组织等各个系统。开展健康教育,实施健康促进,需要政府的承诺,也需要政策、财政、组织、环境的大力支持,还有群众的积极参与,如果缺乏这些条件,健康教育的质量和效果很难保证。健康和环境的整合需要多个部门合作完成,才能消除健康危险因素,提高人群健康素质,实现人和环境的和谐。在促进行为和生活方式改变、提高人群自我保健能力方面健康教育起着直接的作用,所以健康教育是起主导作用的。另外,健康教育还可以激发领导者实施健康促进的政治意愿、引导人群积极参与、寻求社会各方面的全面支持。

健康促进不仅仅是局限于某一部分人群和针对某一疾病的危险因素,而是涉及整个人群健康和生活的各个层面。在疾病三级预防策略中,健康促进更强调第一级预防,使人群避免暴露于各种危险因素,全面增进健康素质,促进机体健康。

卫生宣传、健康教育、健康促进这三个概念是人们在对健康的追求中逐渐发展起来的,反映了人们卫生观念的变化。三者的关系:前者是后者的主要内容和手段,后者是前者的扩展和丰富。所以,健康促进符合时代发展的需求,是最完整的概念,不仅涵盖了健康教育信息传播和行为干预的内容,还强调行为改变所需要的各种环境支持。

健康教育与健康促进是实现初级卫生保健的先导,是卫生事业发展的战略举措,是一项低投入、高产出、高效益的保健措施,是提高广大群众自我保健意识的重要渠道。

二、健康教育与健康促进的研究方法与内容

健康教育与健康促进是一门新兴的交叉学科,它同时兼有自然科学和社会人文科学的特点,在进行目标人群需求评估、社区诊断、健康教育评价时,都离不开数据的收集、整理、分析,在进行这些工作时,需要采用科学的、合理的调查研究方法。健康教育关注人们行为的改变,在研究和实践中要运用种种干预方法来促使教育对象实现知、信、行的转变,这决定了健康教育和健康促进研究和工作方法的综合性、多元性、特殊性。

(一)研究方法

1. 描述性调查研究 描述性调查研究是指利用已有的资料或专门调查获得的资料,按不同地区、不同时间、不同人群特征分组,把该人群中的疾病或健康状态的分布特点描绘、叙述出来。描述性调查研究是最常用的流行病学研究方法,也是流行病学调查研究的第一步。描述性调查研究包括现况研究、筛检、生态学研究等方法。

现况研究是描述性调查研究中最常用的一种方法。现况研究是研究特定时间点或时期、特定人群的疾病或健康状况与某些因素关系的一种最常用的研究方法。由于收集到的资料是调查时所获得的,既不是过去的暴露史,也不是追踪将来的发病结果,故又称横断面研究。现况研究主要用于调查人群疾病现患情况和健康状况,尤其适用于病程较长、发病率较高的慢性病。在现况研究中,疾病或健康状况与研究因素是同时存在的。

根据研究对象的范围,现况研究可分为普查和抽样调查。普查是指在特定时点或时期内对特定范围内的全部人群都要进行调查或检查。调查时期一般1~2天或1~2周,大规模调查也可在2~3个月完成。普查的目的主要是为了早发现、早诊断和及时治疗患者,掌握疾病的流行病学规律,为开展疾病防治提供依据。抽样调查是指从总体中随机抽取部分观察单位(即样本)进行调查,然后根据样本的调查结果推论总体特征的一种调查方法。抽样时必须遵循随机抽样(即总体中的每一个个体被抽取的机会均等)的原则,以保证样本具有代表性,使抽样调查的结果能客观地反映总体的真实情况。常用的抽样调查方法主要有单纯随机抽样、系

统抽样、分层抽样和整群抽样。在一次调查研究中,根据需要可综合运用上述几种方法。

2. 分析性调查研究　分析性调查研究方法包括回顾性调查研究和前瞻性调查研究。

(1)回顾性调查研究:回顾性调查研究是一种由果到因的研究方法,是指在一定时间内,选出一组患某种疾病(或某种行为)的人作为病例组,再选出一组未患该病(或某种行为)的人作为对照组,回顾调查他们过去暴露于某因素的情况,如果两组的暴露比经统计学检验有差别,就可以认为所研究的疾病(或某种行为)与暴露因素有关。例如,调查吸烟和不吸烟的大学生其父母是否吸烟,如果吸烟大学生父母的吸烟比例高于不吸烟大学生父母,就可以认为父母吸烟可能是影响大学生吸烟的因素。

(2)前瞻性调查研究:前瞻性调查研究是一种由因到果的研究方法,是将研究对象按照是否暴露于某因素,分为暴露组与未暴露组,对他们追踪观察一定时间后,比较两组间的发病率或死亡率,从而检验该暴露因素与疾病有无因果关系以及关联强度大小。例如,把健康教育看作是一种因素,某一社区为健康教育组(暴露组),另外一个条件相似的社区作为对照组(非暴露组),暴露组进行健康教育干预,而对照组没有进行健康教育干预,经过一定时间后,比较两组社区人群知、信、行或疾病发生率,如果统计学检验有差异,就可以认为健康教育干预与人群知、信、行特征和疾病之间有因果关系。

3. 专题小组讨论　具体内容见本书"第三章 以社区为范围的健康照顾"。

4. 深入访谈　具体内容见本书"第三章 以社区为范围的健康照顾"。

(二)健康教育与健康促进的内容

(1)积极主动争取和促进政府领导和决策层转变观念。健康是人的基本权利,是社会的责任,政府和人民应该共同承担维护健康的责任。健康教育和健康促进的目的是预防疾病、促进健康,所以,需要政府领导支持有利于健康的活动,需要决策层制定各项促进健康的政策。

(2)创造有利于健康的外部环境。健康教育和健康促进必须以广泛的联盟和支持系统为基础,积极与相关部门合作,努力创造良好的生活环境和工作环境。提倡文明的、科学的、健康的生活方式,树立科学发展观,促进人与自然和社会的和谐发展。

(3)促进人们积极参与改善健康的行动,促进个人、家庭、社区对预防疾病和促进健康的责任感。健康教育帮助人们树立正确健康观,提高自我保健意识和能力,提高自我健康管理的能力,健康促进活动应积极在社区发挥作用,鼓励居民参与其中。健康教育需要社区居民自觉参与,因为这是一种以健康为中心的全民教育,通过自身价值观念和认知态度的改变而采取有益于健康的行为和生活方式。所以,社区和群众的积极参与是健康发展的基础,人群的健康知识和观念是主动、积极参与的关键,通过健康教育可以激发领导者、社区、个人参与的意愿,从而营造健康促进的氛围。

(4)推动医疗部门转变观念和职能,使医疗卫生部门向着提供社区卫生服务方向发展。

三、健康教育与健康促进的理论和实践

(一)健康行为理论

1. 行为　行为是指具有认知、思维、情感、意志等心理活动的人,对内外环境因素做出的能动反应,这种反应可能是外显的,能被他人直接观察到;也可能是内隐的,不能被直接观察。人类的行为表现错综复杂,同一个体在不同环境下行为表现不同,不同个体在相同环境下表现有所差异,即使同一个体在同样环境下行为表现也不尽相同。行为分为本能行为和社会行为,本能行为包括摄食行为、睡眠行为等,社会行为包括职业技能、娱乐行为、社会角色行为等。影响人类行为形成和发展的因素有遗传因素、环境因素、学习因素,而学习因素对于个体工作和生活技能的形成、发展,以及改变不利于健康的行为起着至关重要的作用。

2. 健康相关行为 健康相关行为指的是人类个体和群体与健康和疾病有关的行为。健康相关行为分为促进健康行为和危害健康行为两大类。

（1）促进健康行为：促进健康行为是个体或群体表现出来的、客观上有益于自身和他人健康的一类行为。促进健康行为具有有利性、规律性、和谐性、一致性、适宜性五个特点。

促进健康行为可分为五类：①基本健康行为。基本健康行为是指日常生活中一系列有益于健康的基本行为，如适度的运动锻炼、合理营养、平衡膳食、饭前便后洗手、积极休息和适量睡眠等。②保健行为。保健行为是指正确地、合理地利用卫生保健服务，维护自身健康的行为，如预防接种、定期体检、患病后及时就医、遵从医嘱、配合治疗、积极康复等。③戒除不良嗜好的行为。不良嗜好是指对人体健康有危害的个人偏好，如酗酒、吸烟、滥用药物等。戒烟、限酒、不滥用药物就属于戒除不良嗜好的行为。④预警行为。预警行为是指预防事故发生和事故发生后能正确处理的行为，如驾车时使用安全带，出现车祸、溺水、火灾等意外事故后的自救和他救行为等。⑤避开环境危害的行为。这里的环境危害的范围是广义的，包括人们生活和工作的自然环境和社会环境中对健康有害的各种因素。以积极或消极的方式避开这些环境危害就属于这类行为，如离开污染的环境、积极应对那些引起人们心理应激的紧张生活事件等。

（2）危害健康行为：危害健康行为是指偏离个人、他人和社会的健康期望，客观上不利于健康的一些行为。危害健康行为具有危害性、稳定性、习得性三个特点。

危害健康的行为可分为四类：①不良生活方式和习惯。生活方式是指人们一系列日常生活的行为表现形式，如吸烟、酗酒、高盐高脂饮食、缺乏运动锻炼、不良进食习惯等。肥胖、心血管疾病、癌症等的发生与不良生活方式关系密切。②致病行为模式。致病行为模式是导致特异性疾病发生的行为模式，主要是 A 型行为模式和 C 型行为模式。A 型行为模式是与冠心病密切有关的一种行为模式，表现为敌意和不耐烦。研究表明，A 型行为者冠心病的发生率、死亡率均高于非 A 型行为者。C 型行为模式是与肿瘤发生相关的一种行为模式，表现为爱生闷气、自我克制、情绪过分压抑。研究表明，C 型行为者肝癌、胃癌、宫颈癌、结肠癌的发生率高于其他人 3 倍左右。③不良疾病行为，如疑病、不及时就医、不遵从医嘱、迷信等。④违反社会法律、道德的行为，如吸毒、性乱等。

3. 知信行模式 知信行（KAP）是知识、信念和态度、行为的简称，这一理论认为卫生保健知识和信息是建立积极、正确的信念和态度，进而改变健康相关行为的基础，而信念和态度则是行为改变的动力。只有当人们了解了相关的健康知识，建立起积极、正确的信念和态度后，才有可能主动地形成有益于健康的行为，改变危害健康的行为。

例如，要想使吸烟者戒烟，首先让吸烟者了解吸烟对健康的危害、戒烟的好处，以及如何戒烟，这是使吸烟者戒烟的基础。具备了这些知识后，吸烟者才会进一步形成吸烟有害健康的信念，这样就会对戒烟持积极态度，并相信自己有能力戒烟，这意味着吸烟者已经有动力去采取行动。因此，在知识学习、信念形成、态度转变的情况下，吸烟者才有可能最终放弃吸烟。

但是，使知识转化为行为是一个漫长而复杂的过程，很多因素都会影响这个转化过程，任何一个因素都有可能导致行为转变的失败。

（二）健康教育与健康促进实践

健康教育与健康促进是一项综合性和持续性的复杂的系统工程，其内容涉及多个层面如政策、教育、服务等，其主要的目的是预防疾病、促进健康。任何一项健康教育和健康促进活动都必须有科学的规划设计、实施和评价。

1. 健康教育与健康促进设计

（1）社区需求评估。在制订健康教育与健康促进计划时，首先考虑的应该是人群的需求，明确社区的主要健康问题，要了解社区居民需要解决哪些问题，哪些问题是最为迫切的，哪些问题是最需要优先解决的。通过居民的广泛参与、对资料的详细掌握和分析,可以准确了解需求信息。同时,还要了解开展健康教育和健康促进的资源和条件。

（2）确定优先项目。确定优先项目就是确定最优先干预的行为问题和健康问题。通过社区需求评估,发现社区居民的需求是多方面、多层次的,也就是健康问题或与健康相关的行为问题比较多,因此,需要根据问题的重要性和可行性确定优先开展的健康教育项目。优先项目能真实反映居民最迫切的需要,通过确定优先项目,能把有限的资源应用于居民最关心、干预最有效的项目上。确定优先干预的健康问题,要考虑该问题对人群健康威胁的严重性、该危险因素的可干预性,同时还要通过成本-效益分析估计其社会效益和经济效益。

（3）制订项目目标。任何一个健康教育与健康促进的计划都必须有明确的目标,它是项目计划实施和效果评价的根据。目标包括总体目标和具体目标。总体目标是宏观的,是给计划提供一个总体的努力方向,是计划理想的最终结果,一般不要求可测量。具体目标是为实现总体目标设计的具体的、量化的指标,是明确的、可测量的。健康教育的具体目标可分为教育目标和行为目标。教育目标是目标人群知识、信念和态度、行为的理想转变程度;行为目标是健康促进对象行为转变的理想程度。

（4）制订干预策略。健康教育与健康促进的目的是使人群改变行为并创造支持性环境。许多内在的和外来的因素都会影响某一行为的改变,因此,要全面分析这些影响因素,才能制订出合适的教育策略。

（5）制订计划实施方案。将健康教育与健康促进干预活动和策略进一步具体化,按照时间进度,制订出具体的、可操作性的实施方案。

（6）制订计划评价方案。明确健康教育与健康促进项目的评价方法、评价指标、评价时间和评价实施者等。

2. 健康教育与健康促进实施　健康教育与健康促进实施是将计划落实为具体行动的过程。这个过程耗费时间长,动用经费多,动用人力多,是健康教育项目实现其目标的关键。一个健康教育项目的实施是一个多部门合作和协调行动的复杂过程,一般要完成五个方面的工作:①制订实施时间表。制订项目实施具体的时间进度表,可以使各项活动在项目周期内得到合理安排,使项目人员能够遵守时间表协调一致地开展工作,从而保障活动项目的时间进度,为项目的顺利实施奠定基础。②实施质量控制。质量控制的目的是保证干预项目各种活动的质量都能达到要求。如果发现实施过程中出现了问题,应及时调整实施策略,调整各项工作的进度,调整人力、物力、财力的分配,保证计划的顺利实施,从而取得预期效果。③组建实施项目的组织机构。在制订好实施计划并开始实施活动时,首先要建立领导实施项目的领导机构和具体承担实施工作的执行机构,还要确定合作单位,建立合作关系,这是项目实施的基本保证,是决定着一个计划实施成败的重要因素,必须予以足够的重视。④实施人员培训。通过培训,实施人员能熟悉项目的程序,掌握相关知识和技能,能更好地适应工作的需要。没有这样的人员,项目的计划目标是不可能实现的。⑤配备设备和材料。计划的实施除了需要有组织机构、人员保障外,还需要物质条件的保障,如项目活动所需要的设备、仪器、车辆、健康教育材料、日常办公用品等。

3. 健康教育与健康促进计划评价　评价是指客观实际与预期目标进行的比较。评价工作贯穿于整个健康教育与健康促进规划的始终,是全面控制、监测、保证计划设计合理、实施成功并取得预期效果的关键性措施。

评价可以确定健康教育与健康促进计划的合理性和先进性、可以确定计划实施的质量、可以科学地说明计划的价值、可以为决策者提供决策依据、可以提高健康教育专业人员的理论和实践水平。根据评价的内容、指标和研究方法的不同,评价分为形成评价、过程评价、效果评价和结局评价。形成评价是在计划开始之前对社区进行的需求评估,对计划的科学性、合理性、可行性等进行评估;过程评价是在计划实施过程中监测各项工作的进度、质量是否存在问题,如何改进等;效果评价是测量干预活动的效果;结局评价是对整个计划的总结性概况。

四、健康促进的行动领域和基本策略

(一) 健康促进的行动领域

1986 年 11 月 21 日世界卫生组织在加拿大的渥太华召开的第一届国际健康促进大会发表的《渥太华宣言》中明确指出,健康促进涉及以下五个行动领域。

1. 制定促进健康的公共政策 健康促进不仅仅是卫生部门的责任,还要求各级政府、各个部门、各个组织共同参与,都要把健康问题提到议事日程上,使他们了解他们的决策对健康后果的影响并承担健康的责任。政府部门要制定有利于健康的政策,促进卫生资源的公平使用,消除或减轻影响个人、家庭的健康危险因素,使人们树立科学健康观,掌握相应卫生保健知识和技能,能做出最有利于健康的选择。促进健康的政策包括政策、法规、财政、税收、组织变革等。

2. 创造健康支持环境 健康与环境的关系非常密切,促进健康就必须为人们创造一种安全、舒适、愉悦的社会环境和工作环境。任何健康促进策略必须提出:保护自然,创造良好的环境以及保护自然资源。

3. 强化社区行动 健康促进工作是通过具体和有效的社区行动,包括确定需优先解决的健康问题,做出决策,设计策略及其执行,达到促进健康的目标。这一过程的核心是赋予社区足够的发言权,挖掘社区资源,充分发动社区力量,鼓励居民积极参与卫生保健计划的制订和执行,帮助人们认识自己的健康问题,提出解决办法,提高人们自身改善健康的意识和能力。

4. 发展个人技能 健康促进通过提供信息、教育和提高生活技能来支持个人和社会的发展,目的是使人们能改变不良行为,更有效地维护自身的健康和他们的生存环境。发展个人技能要有正确的健康观和维护健康的意识,获得相应的知识和技能后,人们就有能力维护自身健康,并做出有利于健康的选择。

5. 调整卫生服务方向 健康促进中的卫生服务需要个人、卫生部门、社区组织、政府等共同承担责任。卫生部门应该转变服务观念,不仅提供临床与治疗服务,还必须坚持健康促进的方向。

(二) 健康促进的基本策略

策略是为了达到计划目标所采取的战略措施。不同计划目标有不同的策略。在《渥太华宣言》中确定了健康促进的三大策略。

1. 倡导 倡导是一种有组织的个体及社会的联合行动。为了创造有利于健康的社会、经济、文化和环境条件,倡导政策支持,争取获得政治承诺;倡导社会对各项健康举措的认同,激发社会对健康的关注及群众的参与意识;倡导卫生及相关部门提供全方位的支持,最大限度地满足群众对健康的愿望和需求。

2. 赋权 赋权与权利和政治密切相连。健康是基本人权,健康促进的重点在于实施健康方面的平等,缩小目前存在的资源分配和健康状况的差异,保障人人都有享受卫生保健的机会与资源。为使人们最充分地发挥各自健康的潜能,应授予人们正确的观念、科学的知识和有用的技能,有能力维护自身健康,并做出有利于健康的选择。把健康权牢牢地掌握在自己手里,这是实现卫生服务、资源分配平等、合理的基础。

3. 协调 健康促进涉及政府、卫生部门、社会其他经济部门、非政府组织、社会各行各业以及社会各界人士、社区、家庭和个人。在改善和保护健康的健康促进活动中,必须使个体、社区及相关部门等各利益相关者之间协调一致,组成强大的联盟和社会支持体系,共同协作实现

健康目标。

五、社区居民的自我预防保健方法

（一）自我保健的含义

自我保健是指人们采取自助或互助的方式实现健康目的的活动，是个人、家庭、邻里、亲友和同事自发进行的卫生活动，并做出与健康有关的决定，包括自我疾病、自我诊断、自我治疗、自我康复、维护健康、健康促进等。自我保健是运用一些医疗保健方法和措施，来维护和增进自身的健康，也就是利用自己所学习和掌握的医学知识、科学的保健养生方法、简便易行的治疗和康复手段，依靠自己、家庭、周围的力量，对自身进行自我观察、判断、治疗、护理和预防，同危害自己身心健康的不良习惯、疾病和衰老进行斗争。通过自我保健，个体主动改变不良行为生活方式，创造有利于健康的生活环境，达到提高机体抗病能力、延缓衰老、促进健康的目的。

自我保健属于自我保健医学范畴，自我保健医学是在临床医学、预防医学、康复医学、保健医学之后的第五医学。随着经济的发展、社会的进步，人们的健康观念发生了改变，人们越来越关注自我保健。全科医生在进行健康教育和健康促进的活动中，应增强社区居民的自我保健意识，提高其自我保健能力，促进健康自我完善。

（二）自我保健的意义

1. 自我保健可以有效降低疾病风险 影响人类健康的因素有很多，如社会因素、自然因素、心理因素、行为生活方式、营养、运动、医疗条件等。世界卫生组织提出：人的健康长寿与遗传因素的关系只占15%，社会因素占10%，医疗条件因素占8%，气候条件因素占7%，而60%取决于自己，可见自我保健多么重要。自我保健是一种保健行为，是对健康的自我管理行为，人们通过自我管理可以消除、减轻、控制一些自身存在的或潜在的健康危险因素，逐步养成良好的生活方式，建立起一套适于自己身体健康状况的养生保健方法，可以有效降低患病风险，最大限度地促进健康。

2. 自我保健是防治慢性病的有效方法 慢性病已成为严重危害我国人民健康的公共卫生问题，发病率高，死亡率高，多为终生性疾病。慢性病的危害主要是造成心、脑、肾等重要脏器的损害，易造成伤残，影响劳动能力和生活质量，且医疗费用极其昂贵，增加了社会和家庭的经济负担。常见的慢性病主要有心脑血管疾病、癌症、糖尿病、慢性呼吸系统疾病等。慢性病成因比较复杂，很大一部分原因取决于个人的行为生活方式，如吸烟、过量饮酒、身体活动不足和高盐、高脂等不健康饮食等都是慢性病发生、发展的主要行为危险因素。高血压要求低盐、低脂饮食，控制情绪，戒烟限酒；糖尿病的防治需要控制饮食、加强锻炼。这些行为和生活方式很难改变，患者只有具备较强的自我保健意识和毅力，才可能达到疾病的防治目标。自我保健可以利用自己掌握的医学知识，通过自我观察，发现异常征兆和危险信号，从而为医生诊断提供重要的线索，这样可以有效地预防和早期发现并发症，有利于改善慢性病患者的预后。另外，慢性病的治疗和康复大多数需要采取综合性措施，卫生资源是有限的，不能单纯依靠医疗专业技术人员，还需要自我保健、自我管理。

3. 通过自我保健可以逆转亚健康状态 亚健康是健康和疾病之间的临界状态，是指机体无明显的疾病，但呈现活力降低、适应能力不同程度减退的一种状态。亚健康表现为身体上或精神上的不适，如疲乏、烦躁、头痛、胸闷、失眠、食欲减退等，经各种仪器和化验检查却无明显的器质性改变。如果能加强自我保健，改变不良行为生活方式，合理营养，适度运动，采取综合保健措施，可使亚健康状态转向健康状态，否则，可能导致疾病的发生。WHO调查指出，人群中真正健康的人的比例为5%，而亚健康状态的人的比例占75%。所以，自我保健能改善生命质量，促进人群健康。

（三）自我保健的方法

1. 合理营养和平衡膳食 合理营养是指每日膳食中所含的营养素种类齐全、数量充足、比例适当,膳食中所供给的营养素与机体的需要量保持平衡。平衡膳食是实现合理营养的重要前提。平衡膳食要达到以下要求:①满足人体所需要的能量和营养素。膳食应提供足够的能量和各种营养素以保证机体正常的生理功能,促进生长发育,维持机体健康。同时也要保证能量的摄入和消耗保持平衡,保持正常体重。②科学的加工烹饪方法。食物烹调加工后具有良好的色、香、味,可促进食欲,易于消化吸收。在食物加工过程中采用科学的烹调方法,尽量减少营养素的损失,如先洗后切,急火快炒,多蒸、煮,少煎、炸。③食物应对人体无害。食物中不应有致病微生物的污染及腐败变质,不含可能造成人体健康损害的各种有害物质,食品中的农药残留、微生物、食品添加剂等应符合相关规定;④合理的膳食制度和膳食环境。膳食制度是保证合理营养的重要因素。正常情况下是一天三餐,三餐要定时、定量,两餐之间间隔4～5 h为宜,三餐的热能比例应适当,早餐、中餐、晚餐分别占全天总热能的30%、40%、30%。同时,进餐环境要舒适、优雅、安静和卫生,用餐时应心情愉快。

为了指导居民合理选择食物,科学搭配食物,吃得营养,吃得健康,从而增强体质,预防疾病,我国于1989年首次发布了我国居民膳食指南,之后于1997年、2007年、2016年进行了三次修订。

《中国居民膳食指南(2016年版)》由一般人群膳食指南、特定人群膳食指南和中国居民平衡膳食实践三个部分组成。同时推出了中国居民膳食宝塔(2016)、中国居民平衡膳食餐盘(2016)和儿童平衡膳食算盘等三个可视化图形,指导大众在日常生活中进行具体实践。一般人群膳食指南适用于2岁以上的人群,共有六条:食物多样,谷类为主;吃动平衡,健康体重;多吃蔬果、奶类、大豆;适量吃鱼、禽、蛋、瘦肉;少盐少油,控糖限酒;杜绝浪费,兴新食尚。中国居民平衡膳食宝塔是根据《中国居民膳食指南》,结合中国居民的膳食结构特点把平衡膳食的原则转化成各类食物的重量,并以宝塔的形式表现出来,以直观的方式告诉人们食物分类的概念和每天应该食用各类食物的合理范围。平衡膳食宝塔共分五层,分别表示五大类食物,宝塔各层面积大小不同,体现了五类食物推荐量的多少,由底层到顶层所占比例逐渐减少。最底层是谷薯类食物,每人每天应摄入250～400 g;第二层是蔬菜和水果,每人每天应摄入蔬菜300～500 g,水果200～350 g;第三层是鱼、肉、蛋等动物性食物,每人每天应摄入120～200 g;第四层是奶类和豆类食物,每人每天应摄入相当于鲜奶300 g的奶类及其奶制品,坚果和大豆制品25～35 g;第五层塔顶是烹调油和食盐,每人每天应摄入烹调油不超过30 g,食盐不超过6 g。膳食宝塔增加了身体活动和水的形象,建议成年人每天主动进行相当于6000步以上的身体活动,每天至少饮水1500 mL(7～8杯水)。

2. 适量运动,养成长期锻炼习惯 体育锻炼可以改善全身各个系统的机能,坚持规律的运动有利于人体骨骼、肌肉的生长,可以提高身体的柔韧性、灵活性,增强心、肺功能,尤其是可以明显改善心脑血管功能以及营养和脂质代谢,从而预防动脉粥样硬化,降低心脑血管疾病的发病率。体育锻炼可以延缓机体衰老,能改善神经系统的调节功能,提高神经系统对人体活动时错综复杂变化的判断能力,并及时做出协调、准确、迅速的反应。

目前,我国大多数居民身体活动不足或缺乏运动锻炼,能量摄入过多,导致超重和肥胖的发生率逐年增加。超重和肥胖是许多疾病的危险因素,如糖尿病、冠心病、乳腺癌等。运动不仅可以保持健康体重,还能调节机体代谢,增强体质,降低冠心病、糖尿病等慢性病的发生危险。运动也有助于调节心理平衡,有效消除压力,缓解抑郁和焦虑等不良精神状态,可以陶冶情操,保持健康的心态,充分发挥个体的积极性、创造性和主动性,从而提高自信心和价值观。

体育锻炼应该是有计划、有目的的过程,要注意以下几个原则:①持之以恒,养成每天适当锻炼的习惯。因为体育锻炼的功效在于持续性的积累，所以应使之成为日常生活的不可或缺的组成部分。另外，已有的锻炼效果如果不进行强化巩固就会慢慢消退。无论从锻炼行为、锻炼意识还是健身效果的保持来看，都必须持之以恒。②适度运动、循序渐进。每个人都应该根据自己实际的身体情况选择适当的运动负荷，做到量力而行。运动量应从小到大，负荷从轻到重，使身体逐渐适应运动强度。③保证安全。体育锻炼目的是强身健体，应注意安全，避免做危险性动作。年龄不同，适宜的运动也不同，尤其是老年人、慢性病患者更应该选择适合自己的运动方式，如核心力量练习、下肢力量练习、柔韧性练习、平衡练习等，可以有效、显著降低跌倒的风险；同时要注意控制运动量，防止意外发生；④科学选择锻炼方式。根据个人爱好、兴趣、身体状况等因素选择锻炼方式。主动性运动的形式多种多样，有抗阻运动、有氧运动、柔韧性运动、平衡协调类运动等。在锻炼过程中，应设置目标，逐步达到，先有氧，后力量，重视柔韧性运动。运动前要充分热身，运动后要充分拉伸。年轻人可以选择各类球类等比较剧烈的运动，老年人可以选择太极拳、中速走、游泳、广场舞等运动。

3. 保持良好心态，促进心理健康　健康包括生理健康和心理健康。所以，心理健康是健康的一个重要方面，心理健康是指一种持续且积极发展的心理状态，心理健康的理想状态包括保持性格完美、智力正常、认知正确、情感适当、意志合理、态度积极、行为恰当、适应良好的状态。心理健康和生理健康是互相联系、互相作用的，心理健康每时每刻都在影响人的生理健康。

随着自然科学的飞速发展和信息时代的到来，人们的生活节奏不断加快，竞争日益激烈，面临着各种各样的压力，一些不良情绪如烦躁、压抑等时常出现。研究表明，不良心理因素如过于紧张、情绪激动等可以导致血压升高、心率加快，从而诱发心绞痛、心肌梗死等心血管疾病。长期不良情绪可以引起机体抵抗力下降，导致恶性肿瘤的发生。所以，保持良好的心态和乐观的情绪对于健康非常重要。可采取以下措施增强不良心理因素的自我调控能力：加强自我修养，学会宽容和理解他人，培养豁达大度的胸怀，以一颗平常心对待生活中发生的一切；当有情绪波动或心理压力时，应采取措施调控和化解，可以向亲朋好友倾诉心中不快和烦恼，也可以试着做一些其他事情转移和分散注意力，还应该学会接受已经成为事实的事情，顺其自然，适应环境；提高自我认识能力，培养自我调节能力，正确地评价自己，当遇到困惑或挫折时，用平静的心态去分析、认识、对待，要学会直面挫折，从挫折中学会生活。

4. 建立健康的行为生活方式　人的行为和生活方式与疾病的发生、发展关系密切。WHO 指出，影响人类健康的因素中，不良生活方式已占主导地位。健康的行为生活方式包括：不吸烟；不饮酒或适量饮酒；保证每天 7～8 h 睡眠；不暴饮暴食，规律进餐；良好的卫生习惯；适度的规律的运动；合理利用卫生保健服务等。

5. 自我诊断　自我诊断是指运用自己已经掌握的医学知识和经验，对身体出现的功能异常和不适进行自我观察和判断。自我诊断目的是了解自己的身体情况，及时采取自我治疗和保健，或者寻求医务人员的帮助。对于某些疾病如恶性肿瘤，自我诊断很重要，因为这些疾病的治疗时机对预后影响非常大，如果能做到早发现、早诊断、早治疗，可以取得非常好的疗效。为了提高自我诊断水平，应在医务人员指导下，学习有关医疗卫生保健的知识和技能。

6. 自我治疗　自我治疗是在诊断明确后，在没有监护的条件下，根据医嘱或自行选择的治疗方法、自行用药实施的治疗。自我治疗方便、经济。对已确诊的慢性病和常见病，在条件允许的情况下，可以采取自我治疗。自我治疗最常见的方式有药物治疗、物理疗法等。自行服药时注意药品有效期、适应证、剂量、疗程等。密切观察药物的不良反应，如有异常及时就医。

自我保健是一门综合性很强的技术，涉及的知识和技能较为广泛，全科医生具有全面的医学知识和良好的可及性，是提高社区居民自我保健能力的最佳促进者。全科医生应不断提高自身素质，以便更好地促进人们自我保健的开展。全科医生应充分利用各种场所对居民进行健康教育,介绍常用的卫生保健知识和技能,利用开展健康咨询、家庭病床服务、慢性病访视等机会为居民解决具体的健康问题,这样促使人们从被动服务者变为主动自我服务者。组织居民开展自我保健活动,通过建立社区互助群体,使人们主动参与、互相支持和帮助,不断强化自我保健意识,提高自我保健技能,有利于居民健康行为生活方式的养成,增强人们对自身健康的责任感,提高人们改善自身健康状况的信心和能力。

第三节 临床预防服务

自 20 世纪 70 年代起,预防医学的主要任务由原来的群体预防为主逐渐转为个体预防和群体预防相结合,从生物学预防扩大到心理、社会、行为预防,从独立的预防服务发展为"医、防、保、康、教、计"一体化的综合性预防服务,从以公共卫生人员为主的预防服务发展为临床医务人员共同参与的协同预防,从原来的被动预防转为现在的主动预防,预防医学的任务从传染病的群体预防逐渐转移到慢性病的群体和个体相结合的预防。因此,以基层临床医生为主体的临床预防应运而生。

一、临床预防的概念

临床预防又称个体预防,是指医务人员在临床服务的工作中,向患者、健康者、无症状者提供的融医疗、预防、保健、康复等为一体的综合性卫生服务。

临床预防适合临床环境,包括社区卫生服务人员在家庭和社区场所进行的以患者为导向,以医生为主体,强调社会、家庭、患者共同参与,针对生命周期的、个体化的、防治结合的卫生保健服务,是连续性的,弥补了预防医学和临床医学的裂痕。临床预防服务的主要目的是防止疾病的发生、发展、传播,是一项基本的、不可缺少的卫生服务,是医疗卫生工作的重要组成部分,适宜采用第一级预防和第二级预防措施。

二、临床预防的意义

随着社会的发展、人民生活水平的提高,人们对健康越来越重视,希望医生能提供更加有效的健康服务。同时,由于对健康知识缺乏了解,人们会有很多不良生活习惯,导致许多慢性病的发病率增高,因此,临床预防服务的需求更加迫切。另外,开展临床预防服务的成本-效益非常良好,对控制医疗费用、减轻家庭和社会经济负担起着非常重要的作用。开展临床预防服务的意义具体如下:①提供临床预防服务,是贯彻我国以预防为主的卫生工作方针,可以推动全民族的健康促进工作;②强调和实施临床预防服务,可以强化临床医生的疾病预防意识,通过采取早期预防措施,对阻止疾病的发生、发展有着重要意义;③通过对人群进行健康教育、疾病筛检、早期诊断,同时给予及时、合理、正确的治疗和适时的保健,可以明显地改善患者的生命质量,延长寿命;④预防接种和综合防治不仅对传染病有效,对慢性非传染性疾病也有很好的预防效果;⑤社区卫生服务将临床和预防紧密地结合起来,有助于改善医患关系,对社区预防保健工作的开展起到促进作用;⑥在临床工作中开展疾病预防工作具有明显的及时性、针对性、有效性,有利于提高服务对象的依从性,能充分发挥全科医生的优势。

临床预防服务具有公共卫生的理念,但是更多地使用临床医学的方法。与公共卫生相比,临床预防服务的对象更强调个体化,很少使用群众运动和法律手段达到目的。与临床医学相比,临床预防更加积极地关注疾病的预防,而临床医学主要是被动地应付各种疾病的诊断治疗。另外,临床预防和临床医学的服务对象不同,临床预防对已病者和无病者都提供预防照顾,而临床医学一般仅服务于已病者。

随着慢性病预防工作的深入开展,临床预防服务的重要性渐渐突出,在卫生服务中得到了很广泛的应用,特别是在全科医学服务中,临床预防服务已经成为其主要的工作内容之一。

三、临床预防的实施原则

1. 降低疾病的发病率、伤残率和死亡率是临床预防服务的基本原则　在疾病预防的三级预防策略中,第一级预防是对人群行为和生活方式进行干预,强调采取健康的行为生活方式,控制不良的行为和习惯,提高人群的健康素质。第二级预防主要是做到"三早",即早发现、早诊断、早治疗。在社区卫生服务中应尽量实施行之有效的第一级和第二级预防,可以提高居民的健康水平,降低某些疾病的发病率,其预防意义更加深远。

2. 重视危险因素的收集,选择适合干预的危险因素　全面收集个人信息、体检结果和实验室检查资料,并对个人的健康危险因素进行评价,确定最佳预防措施和方案。对危险因素的选择要注意以下两种标准:一是危险因素在人群中的流行情况,二是危险因素对疾病影响的大小。应综合考虑两者,一个相对弱的危险因素如果流行范围较广,它比一个相对强的却流行范围较小的危险因素更加值得关注。

3. 临床预防服务方法应遵循个性化的原则　不同年龄、不同职业的人群,个体健康影响因素不同,健康危险因素也会有差异。在临床预防服务中,临床医生应考虑患者的年龄、性别、行为生活方式以及存在危险因素的程度,选用适宜的方法,可能造成服务对象承受较大的精神压力和经济负担的方法不宜选用。例如,婴幼儿时期,除了免疫接种和预防意外伤害,也要关注肥胖、被动吸烟和铅接触问题;青少年时期,比较常见的健康危险因素有意外伤害、吸烟、未婚性行为、性传播疾病以及心理问题等;中青年时期,主要健康问题与行为生活方式、心理问题以及职业因素等有关;老年期,除了更加关注行为生活方式和心理问题外,也应关注与老年人生活质量有关的一些因素。

4. 医患双方共同决策　医患双方共同决策,以面对面、一对一的方式进行健康教育和咨询是临床预防服务很重要的一个特点。临床医生通过健康教育和咨询,把不利于健康的危险因素以及后果告诉就医者,帮助他们做出正确的决定。如果人们能够积极、主动参与到与自己健康有关的医疗保健决策中,服务产生的效果会更好。因此,决定是医患双方共同商量和决策的,如果临床医生采用权威的方式迫使就医者改变自己的决定,收效甚微。

5. 选择适当的疾病开展临床预防服务　对疾病的选择可以参照以下两种标准:一是将疾病的严重性和危害性作为优先考虑的因素,对罕见病、早期发现方法还不成熟而且发现后又没有较好疗效的疾病一般不宜列入优先考虑范围;二是将疾病的预防是否具有确切效果作为决定参考指标。

6. 健康咨询和健康教育优先　在临床预防服务中,临床医生常常采用疾病筛检、化学预防、治疗性预防服务,但是,健康教育和健康咨询对不良行为的干预可以更早地预防和延缓疾病的发生,甚至逆转疾病的进程,具有非常重要的作用。

7. 对临床预防服务的实施效果进行评价　运用循证医学的方法对临床预防服务的效果与效益、副作用进行评价,同时也要评价干预措施操作的难易度、费用、安全性、可接受性等情况,主要目的是不断优化临床服务项目,提高其社会效益和经济效益。

四、临床预防服务的内容与方法

临床预防是为人群提供以第一级和第二级预防为主的,治疗和预防一体化的卫生保健服务,其主要内容有患者健康教育、免疫接种、疾病筛检、化学预防、周期性健康检查、健康危险因素评估等。

（一）患者健康教育

健康教育是通过有计划、有组织的教育活动,使人们掌握健康保健知识、树立健康观念,促使患者采取有益于健康的行为,去除不良的生活方式和行为,目的是预防疾病、促进健康、提高生活质量。患者健康教育是健康教育的一种具体形式,是全科医生在医疗工作中针对具体患者进行健康教育的方式,是一种有计划的教育介入,具有特定的目标和方法。患者健康教育也是全科医生和患者进行交流的一种方式,通过为患者提供健康信息,可以使患者在面临疾病预防、治疗和康复等健康问题时有能力做出正确的行为选择。

1. 患者健康教育的方法

（1）面谈:全科医生通过与患者进行直接会谈、交流,可以了解患者的就医背景,了解患者是否存在不良的行为生活方式以及产生的原因,有助于选择健康教育的切入点,确定患者健康教育的重点和健康教育的措施。通过面谈,可以帮助患者分析不良生活方式的原因,给患者解释不良行为对健康可能产生的后果,与患者一起制订改变不良行为的行动计划。

（2）宣传媒介:全科医疗门诊是全科医生对患者进行健康教育的主要地方,可以利用健康宣传手册、板报、健康教育影像资料等为患者提供相应知识,也可采用健康知识讲座、座谈会等形式交流互动,使患者在候诊和就诊时都有机会受到健康教育。健康教育并非仅仅是提供健康知识和信息,还应综合各方面信息,为患者提供可行的实施方案。

2. 患者健康教育的原则　全科医生在实施患者健康教育时,应遵循以下原则,才能使患者教育获得良好效果。

（1）个性化和科学性原则:患者教育是针对具体患者进行的,因此应有较强的个体针对性,医务人员应充分了解患者的社会背景、性格特征、对疾病的认识和态度、期望、疾病类型等,提出针对性、可行性、实用性的建议。无论为患者采取何种健康教育方法,都要注意保证患者获得的健康保健知识的准确、科学、一致,避免因为知识的相互矛盾而使患者产生疑惑,从而无所适从。

（2）互信和自愿原则:全科医生与患者良好的沟通是建立良好医患关系的基础,良好的医患关系,对疾病的了解和治疗效果都能起到积极的作用。医务人员要站在患者的角度看待患者的健康问题,要真诚地对待患者,才能获得患者的信任,患者只有在信任医生的前提下,才能接受医生的健康指导。患者只有真正认识到自己存在的健康问题,才能正确地面对,才能自觉自愿地接受建议,并认真执行。只有在建立了良好医患关系基础上,患者才能接受健康教育,提高遵医行为,更有可能改变不良行为。

（3）简单明了、便于实施原则:患者的健康教育应有明确的目标和方法,应使用简明扼要、通俗的语言,避免使用专业术语,避免说教。医务人员所提的建议应该简单明了、便于实施,重要的是告诉患者为什么去做、应该如何去做,如果使用健康教育影像资料效果会更好。

（4）循序渐进和连续性原则:危害健康的因素是多方面的,改变只能逐步进行。在医患双方充分沟通的基础上,医务人员可以建议患者先对最主要的危险因素进行干预,避免同时予以多项建议,即健康教育和行为改变应该循序渐进,否则,欲速则不达。经过一段时间后,如果患者取得了成功,医务人员可以继续鼓励患者对其他的危险因素采取干预行为。

健康教育的实施就是一种干预行为,医务人员要与患者共同制订出切实可行的干预计划并付诸实施。制订健康教育计划时,首先要分析患者的需求,了解患者对其所患疾病的认识、态度和一般知识、技能,是否有不健康的观点,其家属能否帮助治疗等;其次确定教育目标,教育目标要明确、具体,并且是可以测量的;最后是制订教育计划,在制订教育计划时要考虑时间、场所、内容、教育方式等。

医生要追踪观察患者的计划实施进展情况,帮助其解决实施过程中遇到的困难,并给予鼓励,增强患者的自信心,同时与患者家属多沟通,从而达到预期目的。这种干预计划是一个连续的过程,要及时对干预效果进行阶段性评价,根据评价结果适当调整实施计划。

3. 患者健康教育的内容 患者健康教育的内容比较广泛,对某一个患者的健康教育内容应根据患者的具体情况而定。患者健康教育内容包括以下几个方面:疾病的性质、发生、发展及其预后;健康危险因素与疾病的关系及控制的策略;有关疾病的预防、治疗、保健和康复的措施;有关药物应用的基本知识;指导患者保持良好的心理状态;指导患者采取良好的行为生活方式等。

（二）免疫接种

免疫接种是指用特异性抗原或抗体使机体获得对疾病的特殊的免疫力,目的是提高人群免疫水平,预防和控制传染病的发生和流行。免疫接种是公认的最有效、最可行、特异性的第一级预防措施,具有有效、经济、方便的优点。自从我国开展儿童计划免疫工作以来,许多危及儿童生命健康的传染病如脊髓灰质炎、麻疹等的发病率和死亡率显著下降。我国生物制品的研究和生产迅速发展,质量不断提高,新的疫苗不断研制成功并投入临床使用,例如,甲肝疫苗、乙肝基因工程疫苗等已经用于临床预防,为进一步控制传染病做出了新的贡献。

近年来,一些传染病有明显的年龄后移现象,有些常见传染病在成年人中发病率逐年增高,新发传染病也不断出现,这些疾病感染成年人的机会超过了儿童。所以针对成年人的免疫接种项目逐渐增多,如近年来使用的肺炎疫苗、流感疫苗、风疹疫苗,这些疫苗可以提高人群免疫力,有效预防和控制传染病的发生,在一定程度上减少了老年人的发病和死亡。

（三）疾病筛检

筛检是运用快速、简便的检验、检查或其他方法,从健康的人群中,发现那些表面健康,但可能有病或有缺陷的人。筛检只是从健康人群中早期发现可疑患者的一种手段,不是对疾病做出诊断,对筛检结果阳性者或可疑阳性者需进一步进行确诊检查,进而对确诊者进行治疗。

1. 筛检的目的 早期发现可疑患者,做到早诊断、早治疗,可以提高治愈率,实现疾病的第二级预防,如直肠癌、乳腺癌、宫颈癌的筛检等;发现高危人群,延缓疾病的发生,通过实施相应的干预措施,可以降低人群的发病率,实现疾病的第一级预防,如筛检高血压可以预防脑卒中等。

2. 筛检的原则 筛检对象是表面健康的人群,因为人数较多,工作量较大,为了确保受试者的利益,顺利完成筛检工作,必须明确目的,制订好具体计划,遵循以下原则。

（1）所筛检的疾病是当地现阶段的重大公共卫生问题。

（2）所筛检的疾病经过确诊后有可行的治疗方法。

（3）所筛检的疾病应该有可识别的早期症状和体征。

（4）对所筛检疾病的自然史,从潜伏期到临床期的全过程了解地比较清楚。

（5）用于筛检的试验必须要快速、简便、经济、可靠、安全、有效并易为群众所接受。

（6）对筛检试验阳性者,保证能提供进一步的诊断和治疗。

（7）有连续而完整的筛检计划,能按计划定期进行。

（8）对患者的治疗标准要有统一规定。

（9）要考虑整个筛检试验、诊断以及治疗的成本和效益问题。

（四）化学预防

化学预防是指对无症状的人使用药物、营养素、生物制剂或其他天然物质,提高机体抵抗疾病的能力,从而达到防止某些疾病目的的一种临床预防措施。目前临床常用的化学预防有以下几种。

1. 用阿司匹林预防冠心病、脑卒中 临床试验充分验证了无症状的男性每日服用阿司匹林可降低未来冠心病的发病率。已经确诊的心血管疾病,如心肌梗死、心绞痛、短暂性心肌局部缺血等患者服用阿司匹林可以改善症状。阿司匹林作为化学预防药物,主要不良反应是容易引起出血,所以,应针对不同人体予以正确评估。

2. 绝经后妇女使用雌激素预防骨质疏松和心脏病 随着社会人口老龄化,骨质疏松已经成为影响健康的公共卫生问题,是造成老年人骨折的主要原因。绝经后女性体内雌激素水平急剧下降,不仅造成骨质流失加速,也和血胆固醇升高、冠状动脉疾病发病率增高、绝经后症状有关。雌激素替代疗法,可有效提高骨质无机盐的含量,减少骨质疏松性骨折的发生,降低缺血性心脏病的发生。但是雌激素替代疗法可以增加患乳腺癌和子宫内膜癌的风险,在临床上应注意。

3. 维生素、无机盐用于肿瘤的预防 维生素的防癌研究主要集中在维生素 A、维生素 C、维生素 E 方面。流行病学研究资料表明,癌症患者血清中的维生素 A 和 β-胡萝卜素的含量低于正常对照组,维生素 A 的功能有增强机体免疫功能、维持上皮组织结构的完整和功能、抑制癌细胞的生长,具有防癌作用,因为肿瘤细胞的发生与上皮细胞分化能力丧失有关。有些致癌物在体内经过代谢、活化形成自由基,攻击 DNA,产生致癌作用,而维生素 C 是水溶性的抗氧化剂,维生素 E 是脂溶性的抗氧化剂,都能清除体内氧自由基,起到防癌的作用。维生素 C 还能分解亚硝酸盐,阻断亚硝胺在体内形成,具有防癌、抗癌作用。

无机盐中与肿瘤有关的元素较多,微量元素特别受到人们的关注,其中,微量元素硒的防癌作用比较肯定。流行病学研究资料表明,土壤及植物中硒的含量、人群中硒的摄入量、血清中硒的水平,都与人类各种癌症的死亡率呈负相关。硒能清除氧自由基,保护细胞和线粒体膜的结构和功能,硒能提高机体免疫功能,因此具有预防肿瘤的作用。

另外,育龄或怀孕的妇女、幼儿补充含铁物质可降低缺铁性贫血发生的危险;在缺氟地区,补充氟化物可降低龋齿患病率;孕期妇女补充叶酸可降低神经管缺陷婴儿出生的危险。化学预防必须在医生的指导下进行,应注意其禁忌证和副作用。

(五)周期性健康检查

周期性健康检查是应用格式化的健康检查表,根据不同性别、不同年龄段健康危险因素、易患疾病、高死亡原因的差异,设计出不同年龄段应做的健康检查项目。周期性健康检查目的是为个体积累健康基础信息,发现高危人群、亚健康者以及早期患者。周期性健康检查与既往的年度体检不同,它的检查项目的依据是"临床预防服务指南",而"临床预防服务指南"是事先设计好的格式化的表格,它所列的检查充分考虑了不同性别和不同年龄段人群对卫生保健的不同需求,同时也考虑了成本效益。周期性健康检查较年度体检更有科学性和针对性。由于周期性健康检查选择性强,减少了不适当的卫生服务,提高了医疗保健服务的质量和效率,充分利用了卫生资源,符合成本-效益原则。周期性健康检查表中的项目可以根据患者的具体情况发生改变,特别是可以增加危险因素服务项目。

(六)健康危险因素评估

健康危险因素是指机体内外存在的使疾病发生和死亡概率增加的诱发因素,包括环境因素、个人特征、社会因素、行为等。健康危险因素评估是指根据流行病学资料、人群死亡率资料,运用数理统计学的原理和方法,对个人的行为以及生活方式等进行评价,目的是通过健康危险因素评价,评估服务对象患病的危险程度,确定主要可控危险因素,为进一步开展有针对性的干预措施提供依据。

进行健康危险因素评估,首先是收集并掌握评估对象的个人和家族史、既往史、生活方式、就医行为、健康信念模式、体检结果等,确定评估对象的主要健康危险因素,并分析这些因素可能对健康造成的伤害,预测未来可能发生疾病的概率。用客观数据警示高危人群,鼓励其改变其不良行为和生活方式,以促进健康。通过收集各种与健康相关的危险因素信息,为进一步开展有针对性的干预措施提供依据。

本 章 小 结

以预防为导向的健康照顾	学 习 要 点
概述	以预防为导向的健康照顾概念;三级预防内涵;全科医生的预防医学观念
健康教育与健康促进	健康教育与健康促进概念、研究方法和内容、理论和实践;自我保健
临床预防服务	临床预防服务概念、意义、原则、内容和方法

能 力 检 测

一、单项选择题

1. 以下是第二级预防措施的是(　　)。

A. 体育锻炼　　B. 预防接种　　C. 合理营养　　D. 健康教育　　E. 定期健康检查

2. 临床预防方法不包括(　　)。

A. 化学预防　　B. 免疫预防　　C. 临床治疗　　D. 疾病筛检　　E. 健康教育

3. 以下属于促进健康行为的是(　　)。

A. 平衡膳食　　　　　　　　B. 吸烟　　　　　　　　C. 酗酒

D. 缺乏运动锻炼　　　　　　E. 高盐高脂饮食

4. 《渥太华宣言》中确定的健康促进的基本策略是(　　)。

A. 倡导、控制与管理　　　　B. 指导、赋权与协调　　　　C. 指导、控制与协调

D. 倡导、赋权与协调　　　　E. 倡导、赋权与管理

5. 有关疾病筛检的说法,正确的是(　　)。

A. 疾病筛检就是疾病诊断　　B. 筛检结果阳性者就是患者

C. 所有的疾病都可以筛检　　D. 疾病筛检是第三级预防措施

E. 筛检只是从健康人群中早期发现可疑患者的一种手段

6. 用阿司匹林预防冠心病、脑卒中是临床预防服务中的(　　)内容。

A. 免疫接种　　　　　　　　B. 化学预防　　　　　　　　C. 健康危险因素评估

D. 患者健康教育　　　　　　E. 疾病筛查

二、简答题

1. 《渥太华宣言》中的健康促进的行动领域有哪些?

2. 临床预防的意义有哪些?

3. 自我保健的含义是什么?方法有哪些?

(王永红)

参考答案

Note

第七章　社区慢性病管理

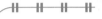

学习目标

1. 知识目标：理解慢性病概念及其特点；熟悉社区常见慢性病；熟悉高血压、慢性阻塞性肺疾病、糖尿病及颈肩腰腿痛等社区常见慢性病的社区管理策略；了解慢性病的危险因素。

2. 能力目标：具有在社区全科工作中发现高血压、慢性阻塞性肺疾病、糖尿病等慢性病的能力，并能正确判断转诊时机，能良好完成社区慢性病的预防及康复指导，做好患者及专科医师的桥梁。

3. 素质目标：充分认识到慢性病对于人类健康的威胁，树立以人为本、全面关怀的人文精神。

教学 PPT

案例导入

患者，男，56 岁，初次到本诊所就诊。母亲有糖尿病病史。患者本人无"三多一少"症状，体形偏胖，查体：身高 170 cm，体重 78 kg，空腹血糖 6.4 mmol/L，复查OGTT，服糖后 2 h 血糖 10.1 mmol/L。主动前来询问应如何预防糖尿病。

讨论：

1. 请为该居民提供预防糖尿病方案。
2. 该患者随访频率、随访内容是什么？

第一节　概　　述

社区慢性病管理是社区卫生服务的主要内容，发展社区卫生服务是为了满足人民群众日益增长的卫生与健康需求，也是提高人民健康水平的重要保障。社区慢性病管理是全科医生的日常重要工作内容之一。全科医生在慢性病的防治中主要负责社区病例综合管理，并结合服务对象的不同特征开展慢性病的预防及筛查，实施第一级及第二级预防。健康管理作为新的卫生服务理念，对慢性病防治和社区卫生服务有重要意义。健康管理与社区卫生服务可以互相促进、互相补充，共同服务于慢性病防治工作，有利于健康管理和社区卫生服务资源的优化整合。全科医生及其团队要在尊重我国国情、整合现有社区卫生服务资源的基础上，探索社区慢性病健康管理服务模式，以便更好地提高人民健康水平。

一、慢性病的概念及特点

世界卫生组织于 2005 年 10 月发布的《预防慢性病：一项至关重要的投资》中指出：慢性病

Note

129

是世界首要的死亡原因,慢性病导致的死亡约占所有死亡原因的60％,80％因慢性病死亡者出现在低收入和中等收入国家,无论男性还是女性,慢性病死亡率基本相同。慢性病正威胁着人类的健康。

（一）慢性病的概念

慢性病全称是慢性非传染性疾病,不是特指某种疾病,而是对一类起病隐匿,病程长且病情迁延不愈,缺乏确切的传染性生物病因证据,病因复杂,且有些尚未完全被确认的疾病的概括性总称。慢性病主要造成脑、心、肾等重要脏器的损害,易造成伤残,影响劳动能力和生活质量,且医疗费用极其昂贵,增加了社会和家庭的经济负担。世界卫生组织报道:心脏病、中风、癌症、慢性呼吸系统疾病和糖尿病等慢性病是迄今世界上最主要的死因,占所有死亡的63％。

（二）慢性病的特点

根据美国慢性病委员会(1987年)提出的定义方式,慢性病患者需具有下列一种及以上特性:①患病的时间是长期的;②病后常留下残障;③疾病的原因常是不可逆的病理变化;④因病况不同,而需要不同的医疗照顾及指导;⑤因病况差异需要不同的康复训练。慢性病是使身体结构及功能发生变化,很难彻底治愈,需要长期治疗、护理及特殊康复训练的疾病。慢性病通常都病因相似、起病隐匿、病程长、对患者健康的伤害不可逆、并发症多、致残致死率高、给患者家庭带来沉重的经济负担,也影响社区、社会等多个方面。全球都在为人类的健康而与慢性病做斗争,减少慢性病对人类健康的威胁。

（三）慢性病的危险因素

慢性病的危险因素分为可改变的危险因素和不可改变的危险因素。

1. 可改变的危险因素　主要包括:①高血压:血压升高可使心脏和血管系统的负荷增大,是心血管病中最重要的危险因素。高血压是一种慢性病,长期得不到控制可导致冠心病、脑卒中、肾功能衰竭和眼的损害。②高血糖:血糖升高也是心脑血管疾病发病的危险因素,糖尿病作为一种慢性病,控制不好会大大降低生活质量,可引起许多急、慢性并发症。③血脂异常:包括血液中总胆固醇(TC)过高、低密度脂蛋白胆固醇(LDL-C)过高、甘油三酯(TG)过高、高密度脂蛋白胆固醇(HDL-C)过低,LDL-C容易沉积在血管壁导致动脉粥样硬化,HDL-C可帮助机体运出多余的胆固醇,TG是机体脂肪存在的主要形式,可为机体提供能量,也可以脂肪的形式储存起来,血中TG过高可增加心脏病的风险。④超重和肥胖:能量摄入过多和身体活动较少是导致肥胖的主要原因,肥胖与糖尿病、高血压、骨关节疾病及心血管病等均密切相关。⑤水果和蔬菜摄入不足:蔬菜、水果所含能量相对较少,而纤维素、维生素和矿物质的含量相对较高,低能量有助于控制体重,纤维素有助于预防胃肠道肿瘤,维生素和矿物质有助于维持机体正常生理功能和内环境的稳定,果蔬中的钾、钙等离子对控制血压和情绪稳定也有重要作用。⑥缺乏运动锻炼:锻炼身体是能量消耗的主要决定因素,对能量平衡和体重控制至关重要,运动锻炼可降低血压、提高有益的HDL-C水平、改善血糖水平、减少结肠癌和妇女中乳腺癌的危险。⑦吸烟:吸烟对健康的危害不低于糖尿病和血脂异常,吸烟与多种癌症关系密切,导致血管壁损害、斑块及血栓形成,吸烟还可通过降低HDL-C水平增加心脏病和脑卒中的发生风险。

2. 不可改变的危险因素　主要包括:①年龄:年龄越大,发生各种慢性病的机会越大,慢性病多发生在中老年,但其病变的积累往往从青少年开始,慢性病的防治应该越早越好。②性别:与绝经前女性相比,男性多伴有更多的危险因素,患心血管事件的可能性大而且早,对于大多数肿瘤(除少数妇女肿瘤外)也是男性患病风险高于女性,女性绝经后,心血管病的发病危险迅速上升,并逐年赶上同年龄段的男性。③遗传因素:高血压、糖尿病、血脂异常、肥胖、冠心病、脑卒中和肿瘤均为多基因遗传病,即其遗传受许多对基因控制,每个基因作用都很微弱,但有累加效应,致病基因越多,则患者患病的可能性越大,多基因遗传病同时受环境和心理因素的影响,遗传因素和环境因素作用的综合决定一个人是否易于患病(即易患性),易患性超过阈值才会发病。

二、社区常见慢性病

目前,慢性病已经成为全世界几乎所有国家成年人的最主要死因。《中国慢性病报告》提出我国目前的疾病负担以慢性病为主,位列死因谱前四位的分别是脑血管疾病、恶性肿瘤、呼吸系统疾病和心脏病。社区排名前十位的慢性病是高血压、胃肠炎、糖尿病、类风湿性关节炎、脑血管病、椎间盘疾病、慢性阻塞性肺疾病、缺血性心脏病、胆结石、胆囊炎和消化性溃疡。《中国慢性病报告及国际慢性疾病防控最新进展》称,我国有超重人口 3.05 亿,肥胖人口 1.2 亿,高血压人口 2.36 亿,高胆固醇血症人口 3293 万,糖尿病人口 9681 万人。

在 2015 年中华人民共和国国务院新闻办公室《中国居民营养与慢性病状况报告(2015)》新闻发布会上,国家卫生和计划生育委员会副主任、国家中医药管理局局长王国强介绍:①关于重点慢性病患病情况:2012 年全国 18 岁及以上成年人高血压患病率为 25.2%,糖尿病患病率为 9.7%,与 2002 年相比,患病率呈上升趋势。40 岁及以上人群慢性阻塞性肺疾病患病率为 9.9%。根据 2013 年全国肿瘤登记结果分析,我国癌症发病率为 235/10 万,肺癌和乳腺癌分别位居男、女性发病首位,十年来我国癌症发病率呈上升趋势。②关于重点慢性病死亡情况:2012 年全国居民慢性病死亡率为 533/10 万,占总死亡人数的 86.6%。心脑血管病、癌症和慢性呼吸系统疾病为主要死因,占总死亡人数的 79.4%,其中心脑血管病死亡率为271.8/10万,癌症死亡率为 144.3/10 万(前五位分别是肺癌、肝癌、胃癌、食道癌、结直肠癌),慢性呼吸系统疾病死亡率为 68/10 万。经过标化处理后,除冠心病、肺癌等少数疾病死亡率有所上升外,多数慢性病死亡率呈下降趋势。

第二节　社区慢性病管理策略

一、基本步骤

慢性病社区管理具有规范化的模式。基本步骤依次是管理前诊断性评估、个体干预计划的制订与实施、日常随访、定期管理效果评估。

首先,在管理前进行诊断评估,将人群进行分类以便进一步管理,例如,根据患者目前血糖控制情况将糖尿病患者分为糖尿病前期、血糖控制良好和血糖控制不佳,对不同人群实施不同的健康教育、管理措施、随访时间及内容,有利于对不同人群实施有效指导及管理。然后对不同个体制订个体化的干预计划并实施,制订干预计划的原则:①个体化原则;②药物与非药物结合的原则;③患者实际和个人意愿相结合的原则;④初始干预目标的设定近期易达到原则(具体、实际、数量少)。

其次,在日常随访工作中,因为不同的人群随访的目的、内容、频率及方式均不相同,只有做好日常随访工作,才能与社区内患者建立良好的联系,实时掌握辖区内慢性病患者的病情变化情况,更好地为患者提供医疗服务、完善干预措施并为专科医院提供有价值的信息。

最后,要进行定期管理评估,针对群体,应评估该社区患者总人数、管理覆盖率、规范管理人数、管理效果、管理失访等情况;针对个人,应评估病情控制情况、危险因素干预的效果、靶器官是否出现损害或有无加重等。遵循慢性病社区管理的基本步骤,更好地管理慢性病,减少其对社区居民健康的威胁。

二、基本策略

慢性病的发生与人类的不良行为和生活方式及环境中存在的多种因素有关,所以社区对慢性病的管理显得至关重要。社区的全科医生应在良好的管理策略下做好慢性病的第一级、第二级及第三级预防,慢性病得到控制有利于患者个人、家庭及全社会。下面介绍社区慢性病的管理策略。

1. 建立慢性病防治网络 社区慢性病防治三级网络是慢性病防治的基础,即以市级慢性病防治中心为龙头、各区县慢性病防治医院为骨干、各社区卫生服务中心(或乡镇卫生院)为基础的三级防治网络体系。通过社区慢性病防治三级网络将各类慢性病纳入监控网络,市慢性病中心负责制定防治规划、方案、策略、工作规范等并组织落实,开展培训、督导、研究和开发适宜新技术;区县慢性病防治医院实施辖区内慢性病预防控制、诊疗与管理,在辖区推行慢性病防治策略,提供技术服务;社区卫生服务中心(或乡镇卫生院)落实有关防治策略,直接为居民提供服务。

2. 制定慢性病管理考核标准 根据慢性病防治中心考核标准,每年制定或修订社区卫生服务慢性病管理考核标准及社区慢性病防治工作要点。在社区卫生服务中心及社区推广使用《社区慢性病防治工作手册》,通过一系列管理考核标准使社区慢性病工作逐步规范化、系统化。

3. 加强慢性病常规管理工作的督导 对慢性病的管理需要规范化、系统化,疾病控制中心慢性病科负责社区卫生服务中心的业务指导,同时对社区卫生服务中心的工作有督导的责任,监督社区卫生服务中心慢性病相关工作实行及对慢性病知识推广情况,引导社区卫生服务中心逐步开展常规化的慢性病管理。

4. 社区卫生诊断 建立健康档案、开展慢性病监测是社区卫生诊断的数据来源。社区卫生服务中心开展社区卫生诊断,可以掌握本社区居民的总体健康状况、疾病流行态势及影响居民的主要危险因素。主要社区卫生服务中心有本社区的社区卫生诊断,能更好地防治慢性病,为专科医院提供准确的信息。

5. 对社区慢性病实行考核及质量控制评估 疾病控制中心慢性病科每季度对社区卫生服务中心上报的慢性病管理季报表进行核对,年底按照考核标准进行考核评估,现场查阅资料工作记录,评估的目的在于发现工作缺陷,提出改进措施,提高工作质量。主要考核社区慢性病管理的覆盖率、管理率、控制率,评估个体防治效果及总体防治效果。

第三节　常见慢性病的社区管理

慢性病正威胁着人类的健康,据世界卫生组织统计,至 2020 年,慢性病将占我国死亡人数的 79%,其中心血管病将占首位。慢性病的社区管理是全科医生的重要任务之一。对于常见慢性病的社区管理,一方面,服务对象是健康者和无症状的"患者",通过临床对疾病发病和损伤危险因素的评价和预防干预来实施,对健康者和无症状的"患者"采取个体化预防措施,是第一级和第二级预防的结合;另一方面,服务对象是在专科或综合医院确诊的患者,对患者采取及时治疗措施、防止病情恶化、预防并发症和病残,通过家庭护理指导、社会关爱、功能性康复及心理康复等方式来促进其身心健康,提高生命质量并延长生命。

一、高血压的社区管理策略

高血压的社区管理策略是社区常见慢性病预防控制的主要内容。社区高血压病例管理流程为三个步骤，即评估、分类及处理，全科医生首先依据对服务对象的评估结果进行分类，再按照其分类结果采取不同的处理方案。全科医生的高血压社区管理策略主要体现在以下几个方面。

（一）早期发现危重患者尤其是早期发现高血压并发症

社区高血压病例管理的评估步骤中包括测量血压，检查有无危险体征以及检查是否有其他特殊情况（如妊娠、不能处理的其他疾病等），上述评估内容的目的在于早期发现急、危、重症患者，尤其是早期发现高血压并发症患者，例如，检查有无危险体征中的"一看七问"（看：患者有意识改变吗？问：剧烈头痛或眩晕吗？恶心、呕吐吗？视物模糊、眼痛吗？心悸、胸闷吗？喘憋不能平卧吗？心前区疼痛吗？四肢发麻、下肢水肿吗？）就主要是针对心、脑血管意外的早期发现。

（二）对危重患者早期进行适当的处理和及时转诊

根据血压测量以及危险体征评估结果，要求对符合下列情况之一的患者立即进行转诊：①收缩压≥180 mmHg 和（或）舒张压≥110 mmHg；②有危险体征之一；③血压高于正常的妊娠或哺乳期妇女；④有不能处理的其他疾病。并要求全科医生对上述患者一周内随访。此外，对于符合转诊条件前两条之一者，规范还明确指出，须在紧急处理后立即转诊，并制订了紧急处理的具体措施以及转诊时的监护要求，使全科医生做到早期、恰当处理危重患者。

（三）高血压患者的随访和健康教育

对于不符合转诊条件的服务对象进行进一步的评估，评估内容主要是高血压相关的危险因素，包括既往是否有高血压病史、一般情况和近期症状、所处的临床状态、生活方式，进行一般体格检查，并记录最近一次各项检查结果。根据血压测量结果，结合危险因素评估结果，对服务对象进行分类，对其中既往有高血压病史者再根据血压控制等情况进行随访和健康教育等处理。

1. 高血压患者的随访　社区高血压患者的随访是社区高血压管理策略的重要内容，随访的目的：一方面是了解高血压患者的血压控制情况，另一方面是早期发现治疗过程中出现的特殊情况，包括出现新的并发症、原有并发症加重或出现药物副作用等。患者根据随访时间要求不同，分为三种情况：①血压控制满意且无其他异常者，维持目前治疗，提醒患者按时服药，在一个月时随访；②血压控制不满意，无其他异常情况，且为首次出现时，应查找血压异常或出现药物副作用的原因，调整用药，在两周时随访；③对再次出现药物副作用或新出现并发症或并发症加重者，转诊至上级医院，待病情稳定后社区医生根据上级医生的建议进行治疗，两周时随诊。

2. 高血压患者的健康教育　社区高血压患者的健康教育包括有针对性的生活方式指导以及就医和遵医行为指导。高血压患者每一次随访（包括患者到社区卫生服务机构就诊、给患者打电话、到患者家中访问等）都应包含健康教育内容。

有针对性的生活方式指导既是高血压的第一级预防措施，又是高血压患者的非药物治疗措施，是有效控制血压、预防并发症的关键措施之一。生活方式指导包括强调合理搭配膳食、限制钠盐的摄入、控制体重、戒烟、加强体育锻炼、控制饮酒和保持良好的心理状态等。对每一个服务对象具体指导应结合病例评估结果，选择其中最重要的危险因素进行干预，教育方法也因人而异，重点突出。以下是社区高血压患者的生活方式指导的基本内容。

（1）合理膳食：详细询问居民的饮食习惯，膳食评估除了一日三餐规律饮食外还应包含零

Note

食、酒精等摄入量,告知居民其膳食是否合理(合理、基本合理、不合理),指出其膳食存在的主要问题,包括总热量和钠盐摄入是否合理、摄入量超标的营养素、摄入量不足的营养素,提出改进意见。

膳食中需要特别强调限制钠盐的摄入,世界卫生组织建议食盐摄入量的标准为每天不超过 6 g。食盐的总量应包含烹调中的盐及其他食物中所含钠折合成食盐的含量。减少食盐摄入的具体措施包括:减少烹调用盐;限制酱油等含钠调味品的使用;使用代用盐(低钠高钾盐);增加副食品种类,如新鲜蔬菜、水果、鱼类、瘦肉等,少吃加工食品等。

总热量的摄入应根据年龄、性别和劳动强度,结合服务对象体重指数确定,对于体重指数(身体质量指数,BMI)大于 24 kg/m² 的患者,力争做到热量负平衡,即实际热量摄入为理论需求的 80% 左右为佳。热量负平衡应以减少含脂肪较多的高热量食物(如食用油、肥肉、各种肉皮、油炸食品)为主,适当减少主食,严格控制零食,并控制饮酒量。对于 BMI 正常的患者可参考中国营养学会提出的"居民膳食宝塔",从事轻微体力劳动的成年男子可按中等能量(2400 kcal/d)来安排膳食;中度体力劳动者按高能量(2800 kcal/d)安排膳食;不参加劳动的老年人参照低能量(1800 kcal/d)安排膳食。女性总热量摄入往往比从事同等强度劳动的男性低 200 kcal 或更低一些。对于 6 岁以上的一般社区居民,合理膳食宣教的一个重要途径是根据国家卫生健康委员会发布的《中国居民膳食指南(2016)》进行指导。需要注意的是,膳食指导应结合患者膳食习惯中存在的问题有针对性指导,不能千篇一律;改变膳食习惯不能急于求成,应鼓励患者逐步改善。

(2)进行有规律的体育锻炼:规律的体育锻炼不仅可以降血压,而且有助于控制体重。体育锻炼应循序渐进、量力而行、持之以恒,急性期或严重心脑血管疾病患者暂时不应进行体育锻炼。锻炼中坚持以下原则:①根据自己的年龄、身体状况及爱好选择适宜的运动项目,如快步走、慢跑、游泳、健身操、太极拳等,但不宜选择激烈的运动项目,以锻炼后不出现疲劳和明显不适为度;②锻炼的频率和强度可参照"1、3、5、7 方案",即每天至少活动 1 次,每次活动 30 min,每周至少活动 5 天,活动后心率不超过 170 减去年龄(岁)。

(3)控制体重:体重控制目标为保持 BMI<24;或男性腰围<85 cm,女性腰围<80 cm。超过上述标准的患者应减重,主要措施有:控制膳食脂肪和热量摄入,增加体力活动,增加热量的消耗;必要时药物治疗。应注意:①减重速度因人而异,以每周减 0.5~1 kg 为宜;②初步减重不要超过原体重的 15%;③BMI 在 24~27.9 之间的患者以控制饮食和增加体力活动为主,BMI 在 28 及以上者,如果非药物减重效果不理想,可以在医生指导下用减肥药物辅助治疗;④不要采取极度饥饿的方法减重。

(4)戒烟:对高血压患者应提倡戒烟或限制吸烟量,首先应对患者的烟瘾程度进行评估,可采用以下问卷(表 7-1)。

表 7-1 烟瘾程度评估问卷

问 题	得 分			
	3	2	1	0
你早上醒来多久才会吸第一口烟?	5 min 内	6~30 min	31~60 min	>60 min
你是否感到在不准吸烟的地方克制吸烟是非常困难的?			是	否
你最不愿意放弃在何时吸香烟?			早上第一口	其他所有
你每天吸多少支烟?	≥31 支	21~30 支	11~20 支	≤10 支

续表

问　　题	得　分			
	3	2	1	0
你是否早上起来 1 h 内所吸的烟比其他时间更多？			是	否
当你生病不能起床时，你是否会吸烟？			是	否

注：按总分判断烟瘾程度，0～2 分为极轻；3～4 分为较轻；5 分为普通；6～7 分为较重；≥8 分为极重。得分达到 5 分者，则采用尼古丁替代疗法。达到 8 分者若不采用尼古丁替代疗法，几乎很难达到戒烟目标。

对抗烟瘾的策略有：宣告戒烟；拖延吸烟时间；烟瘾发作时深呼吸或饮水或做其他事情转移注意力。戒烟第一周戒断症状最严重，但很快会消失。戒断症状主要表现为头昏、头痛、口干，甚至发生溃疡、咳嗽、多痰、胃肠道功能紊乱等。可采取以下方法帮助戒烟：消除紧张情绪、保持体重、加强戒烟意识、寻找替代办法、打赌并承诺、少参加聚会、扔掉烟具、转移注意力等。戒烟后又吸烟不等于戒烟失败，应仔细分析重吸原因，避免以后再次发生。

（5）保持良好的心理状态：对于精神压力大、心情抑郁的患者，全科医生应了解其紧张原因，有针对性地对其进行心理调节，必要时协调患者家属帮助进行心理疏导，提倡和鼓励患者选择适合自己的体育、绘画等活动，增加社交机会。通过上述活动缓解心理压力，保持积极乐观的心态，有助于控制血压。

对高血压患者的就医和遵医行为的指导也是全科医生进行高血压预防、控制健康教育的必要内容之一，主要目的是强化患者的自我管理责任，督促患者遵守医嘱，帮助患者识别高血压的急、慢性并发症以及其他危险情况，使患者能采取恰当的方式进行紧急自救处理和呼救。就医行为指导主要是告知患者如有下列异常须立即复诊：①头晕、头痛；②恶心、呕吐；③心悸、胸闷；④心前区疼痛；⑤视物模糊、眼痛；⑥四肢发麻、水肿、间歇性跛行。遵医行为指导包括对建议转诊的患者询问是否去上级医院就诊，就诊结果如何；督促患者按时服药；询问患者生活方式改变情况。

（四）社区一般人群的管理

根据高血压社区管理策略，评估结果既不属于需要立即转诊又不属于既往有高血压病史的服务对象即社区一般人群，也是全科医生进行高血压管理的对象。这是全科医生同其他临床专科医生服务的主要区别，全科医生以预防为导向的健康照顾将社区一般人群也纳入高血压管理对象范畴，主要任务是开展针对高血压病的第一级预防及第二级预防服务。

第一级预防主要是针对高血压危险因素的健康教育和咨询，无论是高血压患者还是一般人群均应接受有针对性的生活方式指导。对社区一般人群进行第二级预防是为了早期发现和及时转诊高血压患者。早期发现高血压患者的主要措施是进行血压测量，血压测量对象包括所有一年内未监测血压的 35 岁以上居民。对上述服务对象进行高血压危险因素评估、结合血压测量结果进行分类：①既往无高血压的 50 岁以下的居民每年至少监测血压一次，50 岁以上的居民每半年至少监测血压一次，发现异常及时就诊；②既往无高血压，本次血压测量收缩压 ≥140 mmHg 和（或）舒张压 ≥90 mmHg 者，充分休息三天后复查血压，复查血压高于正常者转诊至上级医院，两周内随访，复查血压正常者三个月后随访。这样，通过对社区一般人群的持续随访管理，就能第一时间发现高血压患者并及时转诊，继而纳入高血压患者规范化管理的范畴。

二、慢性阻塞性肺疾病的社区管理策略

慢性阻塞性肺疾病是世界范围内的健康问题，具有高流行性、高患病率、高死亡率和高费

用的特点,是成年人患病和死亡的主要原因。我国最近的流行病学调查资料显示,40 岁以上人群慢性阻塞性肺疾病的患病率为 8.27%,其中男性为 12.4%,女性为 5.1%。呼吸系统疾病对我国人民健康的危害极大,需要广大医务工作者尤其是全科医生做好呼吸系统疾病的防治工作。

（一）社区在慢性阻塞性肺疾病预防中的策略

1. 慢性阻塞性肺疾病的危险因素　呼吸道与外界相通,慢性阻塞性肺疾病的发生与吸入外界环境的有机或无机物质有关,一旦机体抵抗力下降或致病因素过于强烈,就可导致疾病的发生。如果能够预防与慢性阻塞性肺疾病密切相关的因素,就有可能预防慢性阻塞性肺疾病的发生或因此而改善患者的预后。

（1）吸烟:吸烟与许多疾病的发生有关已是不争的事实。烟草中除了含有多种化学物质外,估计每吸一口烟内,含有 10^{14} 个自由基和 $(300\sim500)\times10^{-6}$ 的一氧化氮和二氧化氮。由于烟雾直接刺激呼吸道,因此吸烟是慢性阻塞性肺疾病的重要危险因素。吸烟除了直接使支气管黏膜充血、水肿,黏液积聚,支气管上皮纤毛变短、运动受抑制外,还可刺激中性粒细胞释放弹性蛋白酶,使弹性蛋白酶和弹性蛋白酶抑制因子失平衡,引起肺气肿改变。氧自由基则可引起肺的氧化损伤。对于慢性阻塞性肺疾病,戒烟可使患者每年肺功能的下降程度减少,这是延长患者生命的主要办法。全科医生可利用和社区、家庭和个人的密切关系,说服和督促吸烟者戒烟。

（2）大气污染:随着工业化发展,大气污染也造成呼吸疾病的增加。家庭中的燃料燃烧、烹调过程中产生的油烟都可产生有害物质,汽车废气、工业废气、二氧化碳、二氧化硫、氯气、臭氧等都对支气管和肺部产生刺激。

（3）病原微生物:呼吸道是最易受到微生物侵犯的器官。呼吸道的不同部位,致病的病原微生物有所不同。上呼吸道感染以病毒为主,下呼吸道的感染以细菌为主,目前由于抗生素的广泛应用,出现病原体变迁和耐药菌的增加。有条件的全科医生,应配合有关部门,做好致病菌的流行病调查,了解本社区常见的感染病原体,更有效地进行抗生素的经验治疗。

2. 社区全科医生在临床预防方面的策略　慢性阻塞性肺疾病的第一级预防是指虽有致病因子存在,但疾病尚未发生,是预防病因和健康危险因素对机体的侵害。全科医生工作在社区,有与居民密切接触的有利条件,可对所管理的社区调查研究,了解家庭的不良生活行为和生活习惯,社区或家庭的空气污染等,通过健康教育、高危人群保护,预防疾病发生。如戒烟的宣传、饮食的指导、呼吸道感染的预防等。

慢性阻塞性肺疾病的第二级预防,即致病因子已使患者发生病理改变,但尚未出现有确诊意义的临床表现,需要早诊断、早治疗。因此,第二级预防可通过体检、筛检等手段发现新患者。肺功能试验对早期发现慢性阻塞性肺疾病患者有确诊价值,因许多患者处于肺功能代偿期,临床表现可不典型。一旦查出病因,全科医生应向患者及其家属介绍检查的结果及可能的诊断,根据情况给予治疗或转给专科医师治疗。

慢性阻塞性肺疾病的第三级预防是指患者的诊断已明确,积极治疗可减少合并症和后遗症的发生。慢性阻塞性肺疾病除了药物治疗外,还要结合其他的综合治疗措施,方能最大限度地改善患者的生活质量。慢性阻塞性肺疾病的患者应该鼓励其做有氧运动,每周 3 次适当的或持续的运动可提高运动耐量和耐力,减少急性发作的次数,防止呼吸衰竭的发生。

（二）社区在慢性阻塞性肺疾病诊治过程中的策略

全科医生在诊治过程中需要认真采集病史,寻找症状的特点,进行认真的分析,进行细致的体格检查和必要的实验室检查,做出初步的诊断和处理。对于诊断不明或危重的患者,应该请专科医师会诊或转院、住院治疗。

慢性阻塞性肺疾病的常见症状是呼吸困难。呼吸困难是一种呼吸费力，或呼吸不适的感觉。有些患者对呼吸困难的表述可以是胸部压迫感，或感到空气不足。对呼吸困难的患者，病史询问应了解下列问题：①呼吸困难是突然发生还是逐渐发生？②患者的年龄，以及症状缓解和恶化的特点。③是休息还是活动时出现呼吸困难？④出现呼吸困难症状时的活动程度如何？急性呼吸困难常常导致严重的后果，需要立刻评估和治疗。慢性阻塞性肺疾病的呼吸困难常见于中年以上患者，呼吸困难多在活动后出现，经休息或治疗可缓解。需要判断呼吸困难有否限制活动及受限程度。肺部的体格检查同样重要。视诊胸廓，如有异常或不对称的胸部运动，表明有肺部基础疾病。如有可能，观察患者休息及活动时的呼吸方式，有无辅助肌肉参与呼吸运动；触诊包括检查气管有无偏移，呼吸运动是否匀称，触觉语颤是否正常，胸廓有无压痛等；听诊注意有无呼吸音的减弱。

针对转诊或住院，全科医生需要正确判断患者病情。2007 年慢性阻塞性肺疾病全球倡议（Global initiative for chronic obstructive lung disease，GOLD）建议的慢性阻塞性肺疾病患者转诊或住院标准为：①症状出现的频率明显增加，如突然发生休息时呼吸困难，生命体征改变；②重度急性加重慢性阻塞性肺疾病；③出现新的体征，如发绀、外周水肿等；④对初始药物治疗无反应的急性加重；⑤有明显的并发症；⑥经常发生急性加重；⑦新发生的心律不齐；⑧诊断未能明确；⑨老年人；⑩家庭照顾不足。患者转诊或住院治疗后，全科医生应与患者、专科医师保持密切联系，追踪诊断和处理情况，协助专科医师和患者沟通，改善患者的治疗依从性，使患者早日康复。

对于在初级保健门诊诊治的患者和转诊至专科医院门诊或住院的患者，全科医生有责任对其进行随访和复查，提供持续性、综合性的服务。随访和复查的目的应包括：①去除可能引起疾病急性加重的诱发因素；②对肺功能定期检查，观察病情发展的情况；③评价治疗的效果和患者对治疗的依从性。全科医生可以根据自己掌握的知识或与专科医师商量，对慢性阻塞性肺疾病的患者制订详细的随访和复查计划。首先，应与患者和家人解释随访和复查的目的在于改善呼吸功能，提高患者工作和生活能力；其次，说明随访复查计划的内容，如戒烟和防止感染、家庭氧疗、药物治疗、康复治疗等，定期复查肺功能和治疗情况，以评估治疗计划是否成功，如何进行调整。

（三）社区在慢性阻塞性肺疾病康复治疗中的策略

慢性阻塞性肺疾病患者大多数开始关注度不足，而一旦确诊，肺的结构性病变多不能恢复，病情逐渐发展，后期或晚期均存在不同程度的并发症或致残，因此，慢性阻塞性肺疾病患者需要终生的医学照顾，全科医生起到重要作用。

1. 对生活方面的指导策略 慢性阻塞性肺疾病患者需要全科医生对其生活进行指导，以提高工作及生活质量，预防急性加重，预防并发症的发生。

（1）饮食指导：晚期慢性阻塞性肺疾病的患者，由于缺氧、感染、心功能障碍等原因，多食欲减退，引起营养不良和低体重、抵抗力下降，易发生呼吸道感染而引起呼吸功能衰竭。因此，全科医生可根据自己掌握的知识，或和营养师一起制订患者每天需要的热量，嘱咐家人在烹调方面尽量满足患者的口味，使患者摄入足够的热量以满足机体的需要，鼓励患者服用抗氧化药物，如维生素 E、维生素 C 和 N-乙酰半胱氨酸等。

（2）戒烟指导：香烟对人体健康的危害往往需要很长时间才能显现出来，如从开始吸烟到发生慢性阻塞性肺疾病常常要经历十几年甚至几十年的时间，致使许多吸烟者并不认为吸烟有害健康；但是吸烟一旦达到致病的程度，往往又是不可逆的，而其烟雾（被动吸烟）对儿童和孕妇的影响也是极大的。目前的证据表明，戒烟可使肺功能下降的速度减慢，是治疗慢性阻塞性肺疾病的最有效方法，可延长慢性阻塞性肺疾病患者的生命。全科医生向患者及家人解释吸烟的利害,取得患者和家庭的同意和配合;并可在社区推广一些戒烟的方法,如代替方法、深呼吸法、有氧运动法、大量饮水法、记日记法、家庭鼓励支持法、针灸、耳穴法等。对于个体患者,则应结合具体情况,选择患者易于接受的戒烟方案。在戒烟同时,应鼓励患者戒酒。

(3)心理指导:慢性阻塞性肺疾病的患者多有情感障碍。呼吸困难和疲劳导致抑郁和恐惧,因此生活质量全面下降,包括社会活动、性生活、工作和娱乐活动等,使患者自尊心受到伤害,感到孤独。全科医生应鼓励慢性阻塞性肺疾病的患者尽可能做到生活自理,即使在需要氧气和轮椅的情况下,也要为他们尽可能创造条件,提供参加一般家庭和社区活动的机会,使他们觉得和常人一样,生活在社会之中,而不会觉得被拒于社会之外。只要接受正确的治疗方案和指导,病情就可得到完全控制。所以应尽可能让他们参加家庭和社区所有的活动,特别是运动和体育,可减缓精神压力和心理失衡。对于抑郁、焦虑的患者,可配合抗抑郁、抗焦虑的药物治疗,并尽可能减少情绪上的不良刺激,保持心理上的平衡。

(4)旅行指导:鼓励慢性阻塞性肺疾病的患者在有条件的情况下和家人参加旅行活动。慢性阻塞性肺疾病患者活动后呼吸困难明显者,可携带氧气和(或)乘轮椅旅行,但慢性阻塞性肺疾病患者尤其伴有肺大疱者,尽量不要乘坐飞机旅行,以免由于气压的改变产生气胸。

2. 患者教育及康复治疗的指导策略 慢性阻塞性肺疾病患者的康复治疗应贯穿整个医学照顾过程,当患者经过专科医师治疗或出院后,需要进一步康复时,大多可回到社区,接受全科医生的医学照顾。

(1)患者教育:对于急性呼吸困难的患者,全科医生应该强调疾病的严重性,以及需要适当的治疗。必须强调药物及器械(如支气管舒张剂、抗生素、抗焦虑药、抗抑郁药,氧疗器械等)的应用效果,以求患者的配合。对于慢性呼吸困难患者,教会他们掌握能量保存的技巧。每天按时休息和活动有益于患者康复。鼓励患者戒烟,或采取辅助手段帮助戒烟。放松训练包括生物反馈、沉思冥想、静坐和肌肉放松等。缩唇呼吸和前倾坐位可以缓解患者的不舒适感。

(2)家庭雾化吸入:对于慢性阻塞性肺疾病严重气流阻塞的患者,用其他方式的吸入治疗有困难(如压力定量吸入器,因其要求和呼吸动作有较好的协调性)时,可用家庭雾化吸入,用小型的压力雾化器,吸入药物可和专科医师商量确定,一般用支气管舒张剂溶液。

(3)氧疗:慢性阻塞性肺疾病中慢性缺氧的患者(在休息或运动时出现缺氧)应予以氧疗。有条件者可采用非卧床性或称走动性氧疗和长期家庭氧疗。走动性氧疗适用于标准行走试验出现氧饱和度下降者($SaO_2<90\%$,下降超过4%)。长期家庭氧疗用于晚期的慢性阻塞性肺疾病的患者,能改善低氧血症和延长生存时间。每天吸氧的时间应大于15 h。家庭氧疗的指征:①呼吸室内空气时$PaO_2\leqslant55$ mmHg 或动脉血氧饱和度(SaO_2)$\leqslant88\%$。②肺心病或红细胞增多症,且PaO_2 56～59 mmHg 或SaO_2 89%。

(4)运动训练:包括躯体运动和呼吸肌训练,可改善心肺功能。运动形式可采取有氧运动(如步行、慢跑、骑车、跳健身操、跳舞、游泳、打太极拳等)或上肢运动,而采用的运动类型并不重要。缩唇运动和膈肌呼吸能减少或终止呼吸困难的发作。呼吸困难有时可以采取能量保存技巧来预防,如慢步行走;定期采用休息体位,如前倾坐位;避免疲劳;感觉良好时可适当做些家务轻活。

(5)行为疗法:如放松技巧、沉思冥想、静坐都有助于呼吸困难患者缓解精神紧张。

(6)自我管理:慢性阻塞性肺疾病的患者不可能长期住院,往往在门诊治疗,但其易受各种因素的影响,病情可随时发生变化,而全科医生不可能都在患者的身边。因此,全科医生应与患者共同制订自我管理的计划,预防和及时处理疾病的发作。

三、糖尿病的社区管理策略

糖尿病是初级保健门诊最常遇到的内分泌代谢性疾病,是心脑血管、高血压的主要原因。

糖尿病在全世界的患病率呈逐年增高的趋势,已成为继心脑血管病和肿瘤以后的第三大非传染病。糖尿病已成为严重威胁人类健康的世界性公共卫生问题,我国糖尿病的患病率已达到10.9%。糖尿病患者群中冠心病、缺血性或出血性脑血管病、失明、肢端坏疽等严重并发症,较非糖尿病人群高 2~3 倍。糖尿病患者住院率高、住院时间长、医疗费用高,因此,预防糖尿病以及延缓糖尿病进程是改善生活质量和减少个人和社会医疗资源消费的前提。糖尿病是慢性、终生性疾病,糖尿病的治疗是长期且细致的工作,必须结合患者的病情、生活环境、工作条件、性格及经济状况等制订切实可行的有效治疗方案和监督措施。社区全科医生有责任在糖尿病这一需要终生医学照顾的疾病中提供持续性、综合性、协调性、个体化、人性化的医疗服务。

(一)社区在糖尿病预防中的策略

1. 糖尿病的危险因素 糖尿病分为 1 型糖尿病和 2 型糖尿病。

1 型糖尿病是在遗传和免疫相互作用基础上,由于环境因素触发,如食物、毒素、病毒等,导致胰岛 β 细胞自身免疫损伤,胰岛 β 细胞功能衰竭,胰岛素分泌绝对缺乏,引起糖尿病的发生和发展,患者体内多数可以检测到自身抗体,如 ICA、IAA、GAD、IA-2。

2 型糖尿病也是遗传因素和环境相互作用的结果。对同卵孪生子的研究发现,2 型糖尿病父母所生同卵孪生子同患糖尿病的一致性高达 88%。在遗传背景下,环境中的危险因素包括老龄化、超重及肥胖、代谢综合征、高热量、高脂肪、高糖、高蛋白及缺乏纤维素饮食,社会经济状况富裕,体力活动减少,多次妊娠及巨大胎儿分娩史,高血压、冠心病、胰岛素抵抗以及心理应激等。

对于上述因素,有些是我们无能为力的,如遗传因素;而环境中的危险因素则可通过教育、改变不良生活习惯等进行预防,减少糖尿病的发生。因此,全科医生对糖尿病危险因素的认识将有助于社区、家庭和个体糖尿病的预防。

2. 社区对糖尿病的预防、保健措施 应在各级政府和卫生部门领导下,发动社会支持,共同参与糖尿病的预防、保健计划。糖尿病预防实行第一、第二、第三级预防。全科医生立足于社区,熟悉社区环境,并具备人际支持、患者教育、咨询技巧等时,可胜任糖尿病的社区预防工作。

第一级预防旨在预防糖尿病的发生,纠正危险因素,降低发病率,并提高检出率,尽早诊断和治疗糖尿病,应放在防治措施的首位。第一级预防通过减少和消除糖尿病的危险因素,对那些将来可能发展为糖尿病的特殊高危个体或人群采取针对性干预措施来预防糖尿病发生,包括糖尿病防治知识宣传、提倡健康的生活方式、重点人群筛查。重点筛查对象为有糖尿病家族史者、超重和肥胖者、有巨大儿分娩史的妇女、生活方式有明显改变者(从农村移居城市,体力活动明显减少者)、高血压者、脂代谢异常或冠心病发生较早者(表7-2)。及早发现糖代谢异常(impaired glucose regulation,IGR),包括糖耐量减低(impaired glucose tolerance,IGT)和空腹血糖受损(impaired fasting glucose,IFG),并给予干预预防,以降低糖尿病发病率。开展人群筛查、建立防治网是第一级预防的主要措施。2006 年联合国通过决议案决定,从 2007 年起,每年 11 月 14 日定为"联合国糖尿病日",将专家、学术行为上升为各国的政府行为,促使各国政府和社会各界加强对糖尿病的控制,减少糖尿病的危害。

表 7-2 糖尿病筛查重点人群

(1)年龄≥45 岁,BMI≥24,以往有 IGT 或 IFG 者
(2)有糖尿病家族史者
(3)有高密度脂蛋白胆固醇降低(≤35 mg/dL,即 0.91 mmol/L)和(或)高甘油三酯血症(≥250 mg/dL,即 2.75 mmol/L)者

(4)有高血压(成年人血压≥140/90 mmHg)和(或)心脑血管病变者
(5)年龄≥30 岁的妊娠妇女;有妊娠糖尿病史者;曾有巨大儿(出生体重≥4 kg)者;有不能解释的滞产者;有多囊卵巢综合征的妇女
(6)常年不参加体力活动者
(7)使用一些特殊药物者,如糖皮质激素、利尿剂等

注:BMI＝体重(kg)/身高²(m²)

2 型糖尿病的预防应从青少年开始,普及公众健康教育,提倡健康的生活方式。2002 年的 DDP 试验和 STOP-NIDDM 试验均已证实在 2 型糖尿病高危人群中,用生活方式干预可以预防或延缓 2 型糖尿病的发生。健康的生活方式包括改变不良的饮食习惯,避免高脂肪饮食,多吃蔬菜和富含维生素的食品;防止超重和肥胖,保持理想体重;增加体育锻炼和进行适当体力活动,戒除烟酒等。尽早发现和治疗高血压、冠心病和脂代谢异常;对于老年人、妊娠妇女尤其是肥胖者等高危人群定期进行健康体检。1 型糖尿病的病因及发病机制尚未完全清楚,目前尚无公认的预防 1 型糖尿病的有效措施。

全科医生在糖尿病第一级预防中起到重要作用,由于其面对相对固定的人群和背景,可以深入研究每一个体和家庭的完整背景和健康危险因素,为不同个人建立系统化的预防保健措施,提供综合性预防保健服务;全科医生与周围人群形成一种朋友式的医患关系,使周围人群感到安全和信赖,促使预防措施生效,维护和促进个人健康。

第二级预防的目的是对已诊断的糖尿病患者进行治疗,预防糖尿病并发症的发生。尽早控制血糖、血压,纠正血脂异常、超重和肥胖。对 2 型糖尿病患者定期进行糖尿病并发症筛查(表 7-3),了解有无糖尿病并发症及高血压、脂代谢异常或心脑血管疾病。第二级预防应加强并发症教育和提倡健康的生活方式。如并发症的危害性及危险因素,告知非药物治疗的重要性,调整生活方式,根据患者情况给予适合的饮食指导和运动建议。推广自我血糖检测,教会患者如何检测血糖;对于胰岛素治疗的患者,患者应学会如何调整胰岛素剂量。1 型糖尿病患者需胰岛素终生替代治疗,使血糖控制达标。除血糖控制外,还要求血脂、血压正常,体重保持正常范围。筛查发现糖尿病并发症,应及早进行治疗。对无并发症的 2 型糖尿病患者应每年筛查 1 次。1 型糖尿病患者如首次筛查正常,3～5 年后应每年筛查 1 次。

表 7-3　糖尿病并发症筛查项目

(1)眼:视力、扩瞳查眼底
(2)心脏:标准 12 导联心电图、卧立位血压
(3)肾脏:尿常规、镜检、24 h 尿白蛋白定量或尿白蛋白与肌酐比值、血肌酐和尿素氮
(4)神经系统:四肢腱反射、卧立位血压、音叉振动觉或尼龙丝触觉
(5)足:足背动脉、胫后动脉搏动情况和缺血表现,皮肤色泽,有无破溃、溃疡、真菌感染、胼胝、毳毛脱落等
(6)血液生化检查:血脂(总胆固醇、甘油三酯、LDL-C、HDL-C)、尿酸、电解质

第三级预防的目的是减少糖尿病的致残率和死亡率,改善糖尿病患者的生活质量。严格控制血糖可以降低患者病死率和致残率,早期慢性并发症经过有效治疗,可以终止或延缓其进展。预防糖尿病患者发生急性代谢紊乱如酮症酸中毒,高渗性非酮症糖尿病昏迷,低血糖昏迷及严重感染等;积极治疗慢性并发症包括冠心病、缺血性或出血性脑血管病、肾动脉硬化、肢体动脉硬化等大血管病变,糖尿病肾病、糖尿病视网膜病变、糖尿病心肌病等微血管病变,以及神经病变、糖尿病足等。最终目的是保护糖尿病患者劳动力,提高生活质量,延长寿命。全科医生在此过程中要做好专科医生和患者的桥梁,恰当地决定是否需要转诊和联系安排转诊事宜,并向专科医师反映治疗中出现的问题、患者的想法,并鼓励患者遵守医嘱、配合治疗等。

（二）社区在糖尿病诊治过程中的策略

1. 导入专科诊疗前社区的策略 糖尿病典型症状是多尿、多饮、多食、体重减轻(即"三多一少")。如有不能解释的疲乏、感觉异常(尤其在足部)、反复感染可能是患糖尿病的信号。相当多的患者无明显"三多一少"症状,仅因各种并发症和(或)伴发症而就诊,化验后发现高血糖。社区全科医生应向他们解释患糖尿病的可能,需要进一步检查诊断的必要性,以及检查程序。目前糖尿病的诊断以血糖异常升高作为诊断依据,注意单纯空腹血糖正常不能排除糖尿病的可能性,应增加检查餐后血糖,必要时做口服葡萄糖耐量试验(OGTT)。OGTT应在清晨进行,世界卫生组织推荐成年人用 75 g 无水葡萄糖或 82.5 g 含一分子水的葡萄糖溶于 250～300 mL 水中,5 min 内饮完,2 h 后再测静脉血浆葡萄糖。无论是诊断明确或诊断有怀疑存在并发症者,应该导入有效的专科诊疗程序之中,因为糖尿病需要多专科的诊治,如内分泌科、心血管科、眼科、肾科、营养科等。专科诊疗可确定患者是否为糖尿病、糖尿病类型、有无并发症,并为患者制订治疗方案。全科医生应该为患者选择有条件的医院、专科医师,并主动为之联系安排,提供专科转诊便利,以取得患者及家属的信任,为以后患者回到社区治疗打下良好的基础。糖尿病一旦诊断成立,全科医生应该向专科医师详细介绍目前患者所处的状态,有无并发症。与专科医师一起讨论治疗方案,并向患者及家属介绍拟采取的治疗方案,介绍饮食治疗、体育锻炼和血糖检测的必要性,药物治疗的意义,胰岛素和降糖药治疗的适应证、用法和不良反应等,制订详细的自我管理计划,争取患者和家人的同意和支持,以取得患者对治疗的依从性。

2. 社区在专科转诊后的后续策略 糖尿病确诊后,全科医生应该向患者及家人说明糖尿病的病因至今尚未完全阐明,尚无根治措施,糖尿病本身并不可怕,也不是不治之症,威胁生命的主要是并发症。糖尿病患者只要坚持长期合理治疗,并将糖尿病长期的护理纳入日常生活中,使病情得到满意控制,也可以和正常人一起尽享天年。

（1）严格控制血糖:早期诊断及治疗糖尿病可减少和延缓并发症的发生和发展,大量国内外研究证明强化治疗、长期及严格控制高血糖对预防、减少和延缓 1 型和 2 型糖尿病并发症的发生和发展具有深远的影响。应在全科医生及专科医生的指导和监督下采取综合治疗措施,严格控制血糖。全科医生应向患者和家人强调控制血糖的重要性,结合患者的病情、生活条件和工作环境等,制订切实可行的、有效的治疗方案,才能达到控制血糖的目的。表 7-4 是糖尿病控制目标,可作为糖尿病病情控制程度、疗效的参考。

表 7-4 糖尿病控制目标

项目		理 想	尚 可	差
血浆葡萄糖/(mmol/L)	空腹	4.4～6.1	≤7.0	>7.0
	非空腹	4.4～8.0	≤10.0	>10.0
HbA1C/(%)		<6.5	6.5～7.5	>7.5
血压/mmHg		<130/80	130～140/80～90	>140/90
BMI	男	<25	<27	≥27
	女	<24	<26	≥26
总胆固醇/(mmol/L)		<4.5	4.5～6.0	≥6.0
HDL-C/(mmol/L)		>1.1	1.1～0.9	<0.9
甘油三酯/(mmol/L)		<1.5	1.5～2.2	≥2.2
LDL-C/(mmol/L)*		<2.6	2.6～3.3	>3.3

注:* 根据 2003 年美国糖尿病学会(ADA)临床指南。

（2）降糖药物治疗的选择：糖尿病治疗原则是早期治疗、长期治疗、综合治疗、措施个体化。国际糖尿病联盟（IDF）提出糖尿病现代治疗的五个要点：饮食控制、运动疗法、血糖监测、药物治疗和糖尿病教育。对于1型糖尿病患者，因其胰岛素缺乏，一旦诊断应立即使用胰岛素治疗。2型糖尿病患者以饮食治疗和运动为基础，根据病情选择口服降糖药或胰岛素治疗。降糖药物包括口服降糖药、胰岛素和胰岛素类似物。目前批准能够口服的降糖药包括促胰岛素分泌剂（磺脲类药物、格列奈类药物）和非促胰岛素分泌剂（α-糖苷酶抑制剂、双胍类药物和格列酮类药物）。上述药物降糖的机制各不相同。促胰岛素分泌剂刺激胰岛β细胞分泌胰岛素，增加体内胰岛素的浓度。双胍类药物主要抑制肝脏葡萄糖的产生，延缓肠道吸收葡萄糖，提高胰岛素敏感性，促进外周组织摄取和利用葡萄糖。α-糖苷酶抑制剂延缓和减少肠道对淀粉类的吸收。格列酮类药物属胰岛素增敏剂，通过减少胰岛素抵抗而增强胰岛素的作用。全科医生在糖尿病药物治疗中要掌握胰岛素和各种降糖药物的适应证和禁忌证、不良反应，选择适合于糖尿病患者个体的药物和治疗方案。

（3）转诊/住院的指征：如果糖尿病的病情发生变化，超出了社区全科医生处理能力或初级保健门诊医疗资源，全科医生应该向患者及其家人说明病情，解释转诊和（或）住院的必要性，取得患者和家人的同意和配合，ADA提出的糖尿病住院指征可作参考：①合并急性并发症（糖尿病酮症酸中毒、非酮症高渗状态、糖尿病乳酸性酸中毒、低血糖昏迷）；②新诊断的儿童和青少年糖尿病患者；③血糖控制差，或低血糖，或高血糖，需严密监测血糖及调整用药者；④新诊断的妊娠期糖尿病，需用胰岛素治疗者；⑤需用胰岛素泵或其他强化治疗方案，必须密切监测血糖者；⑥慢性并发症进行性发展，需积极治疗者；⑦合并重症感染、急性心肌梗死、脑血管意外、糖尿病足、严重外伤或需行手术者。适当转诊是社区全科医生工作的重要内容，这并不意味着推卸责任，全科医生对转诊后的患者仍然负责。全科医生应该在适当的时候及时地做出糖尿病患者转诊的决定，并向患者和家人说明，以取得患者的理解和同意，转诊过程由全科医生负责。

3. 糖尿病的随访和复查 糖尿病患者均要进行体检和血糖测定，社区应对患者进行定期随访复查。1型糖尿病者每3个月1次；2型糖尿病伴有1个或2个并发症者应定期复查脏器功能受损程度和血糖控制情况，如果患者病情稳定和糖尿病控制良好，每6个月随访1次。糖尿病患者随访复查必须做到：①评价血糖控制情况；②检查眼底、心脏、肾脏、神经和周围血管等终末器官损害是否存在；③检查有无其他的自身免疫疾病，如甲状腺疾病或继发于其他原因引起的糖尿病。随访和复查内容包括空腹血糖和餐后血糖、肝肾功能、血脂、电解质、尿常规、尿微量白蛋白、胸片、心电图等。HbA1c推荐每3个月测定1次。

（三）社区在糖尿病教育和康复中的策略

1. 糖尿病患者教育 对糖尿病患者进行健康教育是重要的基本治疗措施之一。教育的对象包括糖尿病易感人群、糖尿病患者及其家属、普通人群等。要让患者了解糖尿病的基础知识和治疗控制要求，学会自我监测血糖；掌握饮食治疗的具体措施和体育锻炼的具体要求及注意事项；了解降糖药物的使用方法和不良反应，尤其是低血糖的处理；学会胰岛素注射技术；善于自我护理，保持规律的生活，预防各种感染。糖尿病教育可采用多种形式，包括专题讲座、小组座谈和个别谈心等；也可向患者推荐各种有关糖尿病的宣传资料、通俗读物、电子音像产品。还可通过报纸、电台、电视、网络等媒介进行宣传。同时，应建立糖尿病患者档案，以便开展糖尿病教育和系统管理。

2. 对糖尿病患者生活方面的指导 对糖尿病患者来说，社区对其生活方面的指导包括使糖尿病患者习惯于带病生活，学会和糖尿病"相处"，逐步适应糖尿病饮食结构和体育锻炼；遵从医嘱、按时用药；在生活中通过网络、广播、电视、报纸、杂志、书籍等广泛学习和了解糖尿病知识;丰富文化生活,如听音乐、跳舞,使生活丰富多彩;晚上应保证睡眠,可考虑适当使用镇静药物;在日常工作和生活中学会适应及应对各种事件,保持健康心态,避免情绪紧张及应激。保持规律生活,戒烟和烈性酒,讲究个人卫生,预防各种感染等。

(1)饮食调节:饮食治疗是所有糖尿病患者的一项重要的基础治疗措施,不论病情轻重或有无并发症,也不论是否应用降糖药物治疗,应终生实行饮食控制。饮食治疗的目的在于给患者提供足够而均衡的营养,维持理想体重,保持良好的血糖控制以及预防或延缓并发症的发生。糖尿病患者摄取的总热量应根据理想体重及劳动强度来制订。食物总热量由蛋白质、脂肪和碳水化合物组成。在限定的总热量中,50%～60%由碳水化合物提供,蛋白质<15%,脂肪<30%,脂肪以不饱和脂肪酸为宜。三餐按 1/5、2/5、2/5 或 1/3、1/3、1/3 的食物分配比例,计算各餐应提供的三大营养素及热量。

(2)适当运动:体力活动减少及体重增加是发生 2 型糖尿病的重要因素。对于超重和肥胖的患者,尤其需要进行适当的运动,以减轻体重。坚持适当的运动,可提高胰岛素敏感性,降低血糖,在控制饮食的基础上维持体重在正常范围;降低血脂;减少胰岛素或口服降糖药物剂量(因运动可增加糖的利用);提高患者的工作能力,增强患者对生活的信心。运动量应根据患者的体力、心功能状况、血压及并发症的程度制订不同的方案。运动负荷应由少量开始递增,运动时间由短时间逐渐延长,循序渐进。运动时间较长的患者,应随身携带食品,防止低血糖发生。

(3)嗜好管控:糖尿病患者有吸烟嗜好者应劝其戒烟。吸烟可导致血中甘油三酯和胆固醇浓度增高;可减低胰岛素敏感性,升高血糖,并与向心性肥胖相关,显著加重胰岛素抵抗。研究表明,吸烟可加重糖尿病微量白蛋白尿及肾功能减退,并强烈提示其与糖尿病神经并发症有关,可引起动脉硬化、呼吸道感染等,故糖尿病患者应戒烟。长期饮酒可加重糖尿病的脂代谢紊乱;酒精可抑制肝糖输出,如发生低血糖反应时难以纠正;服用磺脲类药物的患者,少数饮酒后可发生血管运动神经失调,出现心慌、气短、恶心、头痛等症状。

3. 对糖尿病康复治疗的全科医学照顾

(1)对患者心理上的疏导:糖尿病为慢性病,糖尿病患者常见的反应是嫉妒、苦恼和自卑。1 型和 2 型糖尿病患者的抑郁发生率比一般人群高 3～4 倍。糖尿病患者出现精神紧张、抑郁、恐惧等不稳定情绪时,可致交感神经兴奋性增高,血糖升高,也可引起脂肪分解加速,诱发酮症酸中毒。因此,全科医生在对糖尿病患者进行治疗前应了解患者性格特点和个人生活经历中发生的应激性情况,以及这些因素对患者个人主观思想上具有的影响。全科医生应与患者家人一起为患者创造温馨和谐、轻松愉快的家庭氛围,使患者保持思想乐观、情绪稳定。

(2)慢性并发症的康复治疗:全科医生和糖尿病患者共同的任务是预防和减缓糖尿病并发症的发生和发展。因此,糖尿病的康复治疗应以避免更多并发症的发生和避免因并发症而致残为主要内容。由于社区医疗资源的限制,糖尿病并发症的发现和处理需要多学科的协作,此时,社区全科医生应对大血管病变、糖尿病肾病、糖尿病视网膜病变、糖尿病足、糖尿病神经病变、各种感染等多种慢性并发症进行指导,帮助糖尿病患者及时就医、及时治疗。

四、颈肩腰腿痛的社区管理策略

颈肩腰腿痛是指以头颈部、肩周、上肢、腰部、下肢等某一个或多个部位疼痛为主要症状,或伴活动受限的一类疾病。最常见于颈椎病、肩周炎、腰椎病变、膝骨关节炎等。随着工作学习压力加大,工作节奏加快,长期保持某种固定的不良姿势已成为广大上班族、学生族每天的必修课,尤其是办公室职员、电脑操作员、会计、打字员、教师、司机和重体力劳动者,发病年轻化趋势愈发明显,脊柱的老化速度加快,发病率极高。如果治疗不及时,会诱发高血压、脑卒中、大小便失禁,甚至造成终生瘫痪。因此,社区对于颈肩腰腿痛应该与专科医院配合,早预防、早诊断、早治疗。

（一）社区在预防工作中的策略

有些颈肩腰腿痛患者疼痛难忍，影响日常生活和工作。社区全科医生应该帮助社区内普通人群了解颈肩腰腿痛的症状及后果，宣教预防其发生的办法。颈肩腰腿痛的病因有很多，这里总结几种社区预防的策略。

1. 避免过度劳累　避免长时间保持同一姿势或重复同一动作，如打电脑、上网、打牌、玩麻将等，同一姿势持续 30～50 min 后，要做 2～3 min 的头部和腰部放松运动，避免精神高度紧张；避免过度房事。

2. 纠正不良姿势　对于坐姿，不宜久坐，不宜坐软沙发，且腰要挺直，避免跷二郎腿，不能盘腿，坐位工作应尽量避免驼背、低头，不要伏在桌子上写字，乘车时避免上下颠簸；对于站姿，站立时腰要挺直，不宜弯腰，且多站少坐；对于行姿，行走时要挺胸抬头，两眼平视前方，不宜进行快速跑步、跳跃，以慢行或散步为宜，不宜一手提重物或肩担重物；对于卧姿，合理应用枕头，避免高枕（但是也不宜过低），不能睡过软的床，睡觉时取仰卧位，并在腰部垫一个 4～5 cm 厚的毛巾，不宜半坐卧位看书或看电视。另外，搬取物品时先双膝屈曲下蹲，再搬取物品，否则容易损伤腰肌，避免在腰椎侧弯或扭转时突然用力，必要时白天要用腰围保护，在家时可用热敷。

3. 避免感受风寒湿邪　生活起居、工作环境要干燥；淋雨后要及时更换衣服；剧烈活动和出汗后不要立即洗冷水澡；冬季的睡床要保证温度，可使用电热毯；夏季时空调不宜温度过低，不能对着颈部、肩部、腰部吹电风扇。

4. 调节饮食　避免吃过冷食物，可用排骨炖杜仲、三七，多喝牛奶、豆浆、骨头汤、乳酪以补充钙质，也可适当摄入蛋类、蔬菜、水果等；戒烟及少喝酒也是很有必要的。

5. 加强身体锻炼　应坚持科学的身体锻炼，既可以提高自身免疫力，一些特定动作（如太极拳、康复操里的动作）也可以预防颈肩腰腿痛。例如，俯卧位时两手和上臂后伸，两膝伸直，使之成为反弓状；仰卧位时双手抱头，用力向前，头后仰做对抗运动；缓慢向后、向左、向右做腰部活动，不宜向前过度弯腰。平时多散步，少做剧烈运动。身体锻炼应该持之以恒。

（二）社区在诊疗和康复工作中的策略

1. 主要临床表现　常见临床表现有：①头痛：以神经血管性头痛和紧张性头痛居多，多因长期伏案低头工作、情绪紧张、睡眠少有关，主要表现为持续性钝痛，疼痛位于头顶部、前额部，可伴头晕、失眠、多梦、注意力不集中、记忆力减退，部分患者还可能有烦躁不安、易怒、情绪波动大、心慌、出汗等。②颈肩部痛：以颈部肌肉、筋膜慢性劳损为主，多因伏案工作、姿势不良、过多使用空调、风扇后受凉所致，主要表现为颈肩部麻木、疼痛，可伴有头痛、头晕、背部酸沉及上肢麻木等症状，严重时可出现转头困难、颈部僵硬、起床困难。③上肢痛：由于长期持续一个姿势，导致肌肉、肌腱、筋膜劳损，常见于长时间抄写、操作电脑键盘、手握鼠标等工作中，表现为一侧（多见右侧）上肢酸沉疼痛、麻木无力、抬腕困难，有时上肢痛也可由颈肩部病变所致。④腰腿痛：如腰肌劳损、腰背肌筋膜炎、棘上韧带损伤、第三腰椎横突综合征、腰椎间盘突出等，多因久坐、不良姿势所致，表现为腰背部疼痛、酸沉、僵硬，不能久坐，弯腰困难等，还可同时出现下肢酸沉、麻木、疼痛等症状。⑤下肢痛：如腰椎间盘突出、臀部肌肉劳损、膝关节副韧带损伤等，多因不良姿势、受凉、受潮，也可由腰部病变所致，主要表现为下肢疼痛、麻木，膝关节疼痛，上下楼困难等。⑥脚痛：如跟痛症、风湿性或类风湿性关节炎、痛风等，多与受凉、受潮有关，表现为踝关节或趾关节疼痛、足跟或足底部疼痛，行走困难。⑦全身性痛：如风湿病、类风湿性疾病、强直性脊柱炎等，也多与受凉、受潮有关。

2. 社区在诊治过程中的策略　对于上述颈肩腰腿痛性疾病，预防胜过治疗。一旦影响工作、生活和学习时，全科医生可以与中医师、康复治疗师共同讨论患者的康复计划；对病情严重者应及时督促其到上级医院就诊,到专科医院进行相关检查,明确病因,针对病因进行积极治疗,不要迷信地摊的"神药、秘方",以免误治引起严重后果。全科医生在转诊患者时应向专科医生提供患者准确的病史以便专科医生对患者病情进行判断,及早发现、尽早治疗,利用专科医师提供的科学方法进行治疗。

3. 社区在康复工作中的策略 目前有许多康复手段被运用到颈肩腰腿痛的康复过程中,比如:①针刺治疗:能恢复神经的功能,止疼痛。②红外线疗法及热灸:能改善血液循环,缓解肌肉痉挛。③推拿治疗:能疏通经络、松解粘连、复位椎间盘、纠正脊椎生理曲线。④各种磁疗:能降低神经末梢兴奋性,加强缓解疼痛,消除炎症。社区可根据自身情况,建立专门康复治疗室,引进专业技术人才,开展康复治疗工作;同时可编制或借鉴一些颈椎操、腰椎操,在社区中推广,在预防和康复工作中均可起到积极作用。

🔲 本 章 小 结

社区慢性病管理	学习要点
概述	慢性病的概念。特点:①患病的时间是长期的;②病后常留下残障;③疾病的原因常是不可逆的病理变化;④因病况不同而需要不同的医疗照顾及指导;⑤因病况差异需要不同的康复训练。慢性病的危险因素分为可改变的危险因素和不可改变的危险因素
常见慢性病的社区管理	慢性病管理基本步骤是管理前诊断性评估、个体干预计划的制订与实施、日常随访、定期管理效果评估。管理策略有建立慢性病防治网络;制订慢性病管理考核标准;加强慢性病常规管理工作的督导;社区卫生诊断;对社区慢性病实行考核及质量控制评估
社区慢性病管理策略	高血压、糖尿病、慢性阻塞性肺疾病、颈肩腰腿痛等社区常见慢性病的三级管理策略

🔳 能 力 检 测

一、单项选择题

1. 下列哪个不是慢性病的危险因素?( )

A. 高血脂　　　　　　B. 吸烟　　　　　　C. 缺乏运动

D. 身高　　　　　　E. 年龄

2. 下列哪个不是高血压预防指导中的合理膳食?( )

A. 食盐摄入量的标准为每天不超过 6 g

B. 增加副食品种类,如新鲜蔬菜、水果、鱼类、瘦肉

C. 增加含脂肪较多的高热量食物

D. 控制饮酒量

E. 限制酱油等含钠调味品的使用

3. 慢性阻塞性肺疾病患者转诊或住院标准不包括( )。

A. 症状频率明显增加,如突然发生休息时呼吸困难,生命体征改变等

B. 重度急性加重的慢性阻塞性肺疾病患者

C. 对初始药物治疗有反应的急性加重

D. 有明显的并发症

E. 新发生的心律不齐

4. 糖尿病重点筛查对象不包括(   )。

A. 糖尿病家族史   B. 超重和肥胖者

C. 有巨大儿分娩史的妇女   D. 高血压发生较早者

E. 生活方式无明显变化者

5. 1 型糖尿病患者的随访频率为(   )。

A. 每 1 个月 1 次   B. 每 3 个月 1 次   C. 每 6 个月 1 次

D. 每 1 年 1 次   E. 每 2 年 1 次

二、简答题

1. 慢性病的概念是什么?

2. 社区常见慢性病有哪些?

3. 高血压患者生活方式指导的基本内容是什么?

(樊天倚)

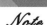

参考答案

第八章 健康档案的建立与管理

学习目标

1. 知识目标:理解居民健康档案的概念、SOAP 问题描述的含义。熟悉居民健康档案的建设方法与内容。了解居民健康档案的管理与使用要求。

2. 能力目标:具有统筹规划、全面思考的能力,能够在工作中进行即时建档并进行档案内容动态更新。

3. 素质目标:树立以人为本、全面关怀的人文精神;增强法律意识,保证健康档案的规范建立、准确记录、及时更新。

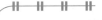

教学 PPT

案例导入

患者,女,68 岁,初次到本诊所就诊。自诉患糖尿病 14 年,近 3 年两小腿麻木,有时出现针刺样跳痛。双手发麻,全身乏力。体检:身高 168 cm,体重 81kg,血压 120/80 mmHg,心率 78 次/分;四肢对称性"手套或袜套"样感觉障碍,双膝腱反射减弱,心电图正常;余无异常发现。

讨论:

1. 请为该居民建立健康档案。

2. 如何用 SOAP 格式对该居民的健康问题进行描述。

第一节 概 述

一、基本概念

居民健康档案是医疗卫生机构为城乡居民提供医疗卫生服务过程中的规范记录,是以居民个人健康为核心,贯穿整个生命过程,涵盖各种健康相关因素,满足居民自我保健和健康管理、健康决策需要的系统化信息资源,即居民健康档案是一个全面记录有关居民健康信息的资料库,是连续的、综合的、个体化的系统文件。

居民个人健康档案是指一个人从出生到死亡的整个过程中,其健康状况的发展变化情况以及所接受的各项服务记录的总和。其内容主要包括个人健康基本信息和主要卫生服务记录两部分。个人健康基本信息包括:每个人的生活习惯、既往病史、疾病诊疗情况、家族病史、历次体检结果等。主要卫生服务记录包括:个人一生中所发生的卫生服务事件的详细记录,主要包括健康体检、重点人群健康管理记录和其他医疗服务记录。记录内容涵盖儿童保健、妇女保

Note

健、疾病控制、疾病管理和医疗服务五大业务领域。

居民健康档案的信息具有特殊性，主要表现在以下几个方面。

1. 专属性　健康档案中记录、储存的信息与特定的个人不可分割，其记录的是一个人成长过程中所有的健康卫生信息。

2. 敏感性　健康档案中的信息包含既往病史、生理状况等，特别是涉及艾滋病等传染病、精神病等特殊疾病的，关乎个人最私密的东西，极具敏感性。

3. 安全保密性　健康档案中的信息具有个人标识，隐私性强，一旦泄露将对个人生活造成巨大影响，需要加强保密。

由此可见，居民健康档案不仅包括了每个人生物、心理、社会等有关的健康状况和资料，以及每个家庭的经济和成员之间、邻里之间的关系等方方面面的内容，同时也包括了传统意义上的疾病诊疗记录（病历）、个人生活方式记录、营养状况、体力活动状况、工作行为、心理状态等内容，区别于临床病历（表 8-1）。

表 8-1　临床病历与健康档案的区别

	临床病历	健康档案
对象	个体	个体、群体、环境、卫生资源
方法	物理（视、触、叩、听）、生化、经验	除临床的方法外还有定性、定量分析方法
服务对象的参与性	被动（没有发言权）	参与确认和行动
资料来源	本人及其亲属	多渠道
结论	病历、疾病诊断	主要问题目录、诊断报告
记录公布对象	患者和医生	社区档案要面向社区领导、群众、社区医护人员

二、建立健康档案的意义

建立覆盖城乡居民的、符合基层实际的、统一科学规范的居民健康档案，以健康档案为载体，更好地为城乡居民提供连续、综合、适宜、经济的公共卫生服务和基本医疗服务，是居民享有均等化公共卫生服务的重要体现，是医疗卫生机构为居民提供高质量医疗卫生服务的有效工具，是医疗卫生领域信息化的一个重要内容，是各级政府及卫生行政部门制定卫生政策的参考依据，具有以下几方面的意义。

1. 为政府的科学决策提供依据　城乡居民健康档案包括了生物、心理和社会三个方面的真实信息。通过对居民疾病谱、死因谱等资料的整理和分析，使各级政府、公共卫生服务机构正确和全面掌握个人、家庭及社区主要健康问题，及时获得居民的健康状况及发现影响健康的危险因素，以及做出正确的健康服务决策，制订切实可行的卫生服务规划等。

2. 有利于基层卫生资源的整合　建立城乡居民健康档案，可以掌握居民的基本情况和健康状况、居民背景资料、健康危险因素、家庭健康状况及社区健康状况等，是主动挖掘并掌握社区卫生问题和有效配置卫生资源，预测城乡居民的健康支出，为居民提供医疗、预防、保健、康复、健康教育、计划生育技术服务等方面系统性、协调性和连续性卫生服务的最佳途径。

3. 为基层卫生服务工作的开展提供便利　基层卫生服务的主动性和系统性建立在占有大量基层卫生健康资料的基础之上。以城乡居民健康档案为基础的各类社区健康档案所提供的个体、人群的动态资料，有利于基层卫生服务渗透到城乡居民的日常生活中。保证了医疗、预防、保健、康复、健康教育、计划生育技术服务"六位一体"综合卫生服务的有效性和连续性。

4. 是正确开展全科医疗服务的重要基础 系统完整的健康档案是全科医生全面掌握城乡居民的健康状况、家庭问题和卫生资源等信息,了解居民的健康状况及趋势的重要基础,有利于减少重复检查,完善转诊制度,节省诊疗时间和降低诊疗成本,是全科医生全面了解患者个体及其家庭问题,做出正确临床决策的重要基础。通过长期管理和照顾患者,全科医生有更多的机会发现患者现存的健康危险因素和疾病,更有利于为居民提供个性化的预防、保健服务,有效地提高了基层医务人员的各项工作效率。

5. 为医学教学、科研工作提供素材 科学规范的健康档案能为流行病学研究、科研、教学工作提供丰富的素材,从而推动我国基层卫生服务健康发展。完整、系统的健康档案记录也是医师本身继续教育的一个重要资料。

6. 为评价基层卫生服务的质量提供依据 健康档案记载着社区、家庭、个体的健康状况,并记载着不同时期健康状况的动态变化。通过不同层面的统计学分析可以评价基层卫生服务的质量,也是评价全科医生服务质量和医疗技术水平的重要依据。

7. 可作为司法工作的法律依据 健康档案记载着个体健康状况及诊疗等社区卫生服务实施的全过程,具有证据的特征。连续而规范的全科医疗健康档案可克服以往门诊病历过于简单、不规范、医疗及法律效力差等缺点,成为基层全科医疗服务领域内重要的医疗法律文书。

8. 有利于健康教育与健康促进工作模式的转变 城乡居民健康档案可以使居民个人更多地了解自身的健康信息,帮助居民建立新的健康观念,增加居民参与健康教育的自觉性。通过评估居民健康水平,对重点人群、重点疾病开展健康生活方式和可干预危险因素的健康教育,提高健康教育的针对性。

9. 是医疗卫生领域信息化建设的基础 卫生信息化是深化医疗卫生体制改革的技术支撑,是改进全民医疗卫生服务,缓解群众看病难、看病贵问题的重要手段。要以居民电子健康档案、电子病历、远程医疗为切入点,开发制订统一的、适应各方面需求的城乡居民健康档案标准和规范,建立标准化的居民健康档案,逐步实现健康档案电子信息化管理,逐步实现电子居民健康档案与电子病历的有效衔接,真正实现为每一个公民建立从出生到临终的健康数据档案,并且以电子数据形式呈现全部记录在案,为推进卫生信息化建设提供保障。

居民健康档案的建立,体现了以人为本、以健康为中心、进行全方位和全过程管理的特点,是基层医疗整体水平提高的标志之一。

三、建立健康档案应遵循的基本原则

1. 逐步完善原则 城乡居民健康档案中的资料有一些是单纯的、表面的、相对稳定的,经过短时间的观察和了解就能做出定论,如家庭的环境、家庭成员的基本情况等;而有一些信息则比较复杂,只有通过长期的观察、分析、综合,才能做出全面、正确的判断,如社会适应状态、家庭关系印象、人格特征等。另外,还有一些资料,只有当患者或其家庭成员与医务人员建立了信任关系时,医务人员才能了解到,如非法性关系等个人隐私、家庭重大不幸等问题。所以,建立健康档案有一个逐步完善的过程。

2. 资料评价前瞻性原则 城乡居民健康档案基础资料记录的重点是过去、现在及将来影响个人及其家庭健康的因素,而在描述一个问题时,重要的是与目前问题密切相关的因素,如吸烟者健康风险预测、家庭生活周期的下一阶段的健康问题等。因此,对资料的评价应具有前瞻性,有助于预测及动态评价健康问题。

3. 客观性和准确性原则 健康档案资料的客观性和准确性是其价值所在、生命力所在。在收集资料时,有关人员要有严肃、认真、科学的态度,并遵循一定的操作规范。

4. 基本项目动态性原则 城乡居民健康档案所列出的基本项目,难以包括所有影响个人

Note

及其家庭健康的重要资料。因此,在实际应用中,应根据客观情况及时更改、补充或注释,日积月累,日臻完善,避免把健康档案看成僵死的教条,因墨守成规而丢失宝贵的资料。健康档案管理只有具备"动态管理,资源共享"两个基本特征,才能称得上合格的健康档案。

5. 重点人群优先原则　重点人群包括国家基本公共卫生服务项目要求的0～6岁儿童、孕产妇、老年人、慢性病和重症精神疾病患者等各类人群。建立健康档案要从重点人群向一般人群扩展,逐步提高建档率和档案使用率。

6. 安全保密原则　健康档案所记录的内容具有隐私性,它是记录隐私的载体。建立电子健康档案要注意保护信息系统安全,健康档案的开放既要维护每一个社会利用者的利用权,又要保护健康档案形成者和隐私关联人的隐私权。妥善处理、利用健康档案有利于解决医疗卫生服务和保护健康档案主体的隐私权的矛盾。充分保障当事人的权利和要求,不得以任何形式向无关人员泄漏。作为卫生服务使用时,也应实行分级管理。

7. 自愿与引导相结合的原则　目前国家没有制定强制性法规要求全体城乡居民提供个人健康信息,所以,健康档案的建立必须征得建档对象的同意或通过正确的解释引导居民自愿建档。不应强制建档或在居民本人不知情的情况下"制造"档案。

8. 信息数字化原则　对采集信息数据实行计算机化与网络化管理,能充分发挥健康档案的基础纽带作用,促进基层卫生服务质量和效率的提高。

9. 因地制宜原则　居民健康档案的建立和使用,要结合实际,本着方便、实用和便于接轨的原则,不能不切实际,生搬硬套其他地区或书本经验,尤其是在经济文化欠发达地区,要做长远规划,分步实施,才能提高其实用性和可操作性,并使之逐步完善。

第二节　健康档案的内容

健康档案一般分个人健康档案、家庭健康档案和社区健康档案三类。个人健康档案在全科医疗中使用率最高,家庭健康档案体现以家庭为单位的健康照顾,社区健康档案是全科医生了解所在社区居民健康状况和社区资源的重要工具,有利于群体观的形成。

每类档案又分为"基本档案"和"动态档案"两部分。"基本档案"内容主要由个人、家庭或社区基本信息组成,个人基本信息就像一份病历卡的封面,记录基本信息,如姓名、性别、出生年月等;家庭基本信息主要有家庭成员基本情况等;社区基本信息有社区人口及分类情况、自然环境、社会经济状况等。"动态档案"主要由卫生服务记录组成,就像病历卡的附页,记载居民健康方面动态的信息,如血压、体重、患病诊疗情况及变化等。社区和家庭"动态档案"根据实际变化定期更新。

健康档案的记录分为书面记录、电子记录等,书面记录简单、易操作,但还需大量的人力录入计算机。电子记录(即无纸化记录)是指采集时直接输入计算机,适用于门诊采集的方式,如采用掌上电脑也可延伸至入户调查。

服务过程中填写的健康档案相关记录表单(门诊及住院服务记录、年检表、随访表等),应装入居民健康档案袋里统一存放。对患有高血压、糖尿病、重性精神病、冠状动脉粥样硬化性心脏病(冠心病)、脑卒中、肿瘤的患者,应在健康档案袋上用红、绿、橙、蓝、黑色等不同颜色标识区分。

一、个人健康档案

个人健康档案包括两个方面的内容,即以问题为导向的记录(problem oriented medical

record,POMR)和以预防为导向的记录(prevention oriented health record,POHR)。

(一) 以问题为导向的记录(POMR)

以问题为导向的健康档案记录方式是1968年由美国Weed等首先提出的,该记录方式具有所收集的资料格式简明、条理清楚、重点突出、便于统计和同行间交流、体现全科医生的思维过程、涵盖现代医学模式、便于计算机处理等优点。在美国,这种记录方式很快赢得医学界尤其是家庭医生的欢迎,大多数家庭医学住院医师培训项目中都采用该法,目前已成为许多国家和地区建立居民健康档案的基本方式。

POMR记录方式一般记录个人及家庭基本资料、健康问题目录、病情进展记录、病情流程表和转、会诊记录等内容。

1. 个人基本资料

(1) 人口学资料:姓名、性别、年龄、民族、文化程度、职业、婚姻状况等。

(2) 生物学基础资料:血型、身高、体重、腰围、臀围、血压、脉搏等。

(3) 家庭生活史:家族史、遗传史、家庭成员的重要疾病等。

(4) 健康行为资料:吸烟、饮酒、饮食习惯、运动、兴趣爱好、就医行为、个性与气质类型、健康信念模式等。

(5) 既往重要事件史:住院、手术、婚姻、失业等。

(6) 医疗费用支付方式:城镇职工基本医疗保险、城镇居民基本医疗保险和新型农村合作医疗、贫困救助、商业医疗保险、全公费、全自费等。

(7) 药物过敏史:青霉素、磺胺、链霉素和其他药物过敏史等。

以上内容一般记录在健康档案封面或首页。封面上应注明档案编号、姓名、联系方式、建档日期等信息。表8-2为《国家基本公共卫生服务规范(第三版)》中采用的个人基本信息表。

表8-2 个人基本信息表

姓名:　　　　　　　　　　　　　　　　　　　　　　　　　编号:□□□-□□□□□

性别	1.男　2.女　3.未说明的性别　4.未知的性别　□		出生日期	□□□□ □□ □□
身份证号			工作单位	
本人电话		联系人姓名		联系人电话
常住类型	1.户籍　2.非户籍　□		民族	1.汉族　2.少数民族_____ □
血型	1.A型　2.B型　3.O型　4.AB型　5.不详/RH:1.阴性　2.阳性　3.不详　□/□			
文化程度	1.研究生　2.大学本科　3.大学专科学校　4.中等专业学校　5.技工学校　6.高中 7.初中　8.小学　9.文盲或半文盲　10.不详　□			
职业	0.国家机关、党群组织、企业、事业单位负责人　1.专业技术人员　2.办事人员和有关人员 3.商业、服务业人员　4.农、林、牧、渔、水利业生产人员　5.生产、运输设备操作人员及有关人员　6.军人　7.不便分类的其他从业人员　8.无职业　□			
婚姻状况	1.未婚　2.已婚　3.丧偶　4.离婚　5.未说明的婚姻状况　□			
医疗费用支付方式	1.城镇职工基本医疗保险　2.城镇居民基本医疗保险　3.新型农村合作医疗　4.贫困救助 5.商业医疗保险　6.全公费　7.全自费　8.其他　□/□/□			
药物过敏史	1.无　2.青霉素　3.磺胺　4.链霉素　5.其他　□/□/□			
暴露史	1.无　2.化学品　3.毒物　4.射线　□/□/□			

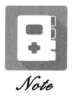

既往史	疾病	1.无 2.高血压 3.糖尿病 4.冠心病 5.慢性阻塞性肺疾病 6.恶性肿瘤_____ 7.脑卒中 8.严重精神障碍 9.结核病 10.肝炎 11.其他法定传染病 12.职业病_____ 13.其他 □确诊时间 年 月/□确诊时间 年 月/□确诊时间 年 月 □确诊时间 年 月/□确诊时间 年 月/□确诊时间 年 月
	手术	1.无 2.有:名称①_____时间_____/名称②_____时间_____ □
	外伤	1.无 2.有:名称①_____时间_____/名称②_____时间_____ □
	输血	1.无 2.有:原因①_____时间_____/原因②_____时间_____ □
家族史	父亲 □/□/□/□/□/□ 母亲 □/□/□/□/□/□ 兄弟姐妹 □/□/□/□/□/□ 子女 □/□/□/□/□/□	1.无 2.高血压 3.糖尿病 4.冠心病 5.慢性阻塞性肺疾病 6.恶性肿瘤 7.脑卒中 8.严重精神障碍 9.结核病 10.肝炎 11.先天畸形 12.其他
遗传病史		1.无 2.有:疾病名称_____ □
残疾情况		1.无残疾 2.视力残疾 3.听力残疾 4.言语残疾 5.肢体残疾 6.智力残疾 7.精神残疾 8.其他残疾 □/□/□/□/□/□
生活环境	厨房排风设施	1.无 2.油烟机 3.换气扇 4.烟囱 □
	燃料类型	1.液化气 2.煤 3.天然气 4.沼气 5.柴火 6.其他 □
	饮水	1.自来水 2.经净化过滤的水 3.井水 4.河湖水 5.塘水 6.其他 □
	厕所	1.卫生厕所 2.一格或二格粪池式 3.马桶 4.露天粪坑 5.简易棚厕 □
	禽畜栏	1.无 2.单设 3.室内 4.室外 □

2. 健康问题目录 全科医疗中,常用"健康问题"而不是以"疾病"来描述居民的健康状况。所谓"问题"是指需要诊断或处理的任何事情、任何居民的不适或是居民感受到会干扰其生活质量的相关事情、生理疾病或心理问题等。

健康问题目录主要记录过去曾经影响、现在正在影响、将来还会影响个人健康的问题,这些问题可以是诊断明确的疾病,也可以是某种症状、特征及异常的化验结果;可以是生物因素所致的问题,也可以是社会、心理、行为方面的问题。

设立问题目录是为了便于全科医生快速、有效地了解患者的所有问题,为患者提供整体照顾。目录中的所有问题最好是已经确定、实际存在的,"不确定"或"还在猜测中"的问题最好不要放在问题目录中。问题目录一般放在健康档案的开始部分,是健康问题的索引;健康问题按诊断日期的顺序编号排序,记录要简单、明了。

可以按照问题的性质,将问题目录分为主要问题目录、暂时性问题目录和主要用药清单。

(1)主要问题目录(master problem list):具有慢性、长期的特点,内容包括已明确诊断的慢性生理或心理疾病、手术、社会问题、家庭问题、行为问题、经济问题、异常的体征或化验检查结果、难以解释的症状或反常态度、危险因素,或虽常见但医师认为是较为重要的问题,如失业、意外事故、丧偶、升迁等。记录格式如表 8-3 所示。

表 8-3 主要问题目录记录表

序号	诊断日期	问题名称	ICPC 编码	处理情况	问题转归
1	2014-9-3	肥胖	T82	饮食控制	效果不明显

续表

序号	诊断日期	问题名称	ICPC 编码	处理情况	问题转归
2	2017-2-4	丧偶	Z15		
3	2018-3-9	非胰岛素依赖型糖尿病	T90	饮食治疗 二甲双胍肠溶片，250 mg，餐前半小时口服	血糖控制稳定
...					

（2）暂时性（或自限性）问题目录（the temporary or self-limited problem list）：1970 年由 Bjorn 在 Weed 提出"以问题为导向记录"的基础上提出来的，一般指急性、一过性或自限性的短期问题，可以是疾病，也可以是家庭问题如家庭矛盾等，或没有造成严重影响的意外事故等。对暂时性问题的记录，可帮助全科医生及时发现可能的重要线索，记录格式如表 8-4 所示。

表 8-4 暂时性问题目录记录表

序号	问题名称	发生日期	就诊日期	处理措施	现况及转归	ICPC 编码
1	上呼吸道感染	2014-4-6	2014-4-10	休息，多饮水	5 天后痊愈	R74
2	上呼吸道感染	2015-10-6	2015-10-7	感冒清热冲剂 1 袋，每天两次；休息，多饮水	7 天后痊愈	R74
3	急性踝部扭伤	2016-5-5	2016-5-5	1. 活血止痛胶囊，2 粒，每天三次； 2. 局部治疗	痊愈	S93.4
...						

（3）主要用药清单（the list of long term medications）：以表格的形式将患者长期使用的药物名称、用量、起止时间、变更时间等记录下来，以利于提醒医生进行药物副作用的随访和监测。记录时通常按照健康问题或疾病发生的先后顺序进行，格式见表 8-5。

表 8-5 主要用药清单

药物名称	用法	用量	开始用药日期	停止/变更日期	服药依从性 1 规律；2 间断；3 不服药
1. 二甲双胍肠溶片	餐前半小时口服	250 mg	2012-3-9		1
2. ……					

3. 问题描述与病情进展记录 问题描述及进展记录是 POMR 的核心，是患者每次就诊情况记录，是将主要问题目录表中的每一个问题更加详细、准确地描述。一般采用 SOAP 格式记录，SOAP 格式层次清楚、直观明了，记录方便，也便于查找阅读。

S：代表患者主观资料（subjective data），是患者或其就诊时的陪伴者提供的主诉、症状、患者的主观感觉、疾病史、家族史和社会生活史等。医务人员对以上情况的描述按照医学术语要求尽量贴近就诊者问题的表述，避免医疗者的看法加诸其中。

O：代表客观资料（objective data），观察者（一般指医生）用各种方法获得的患者各种真实的资料，包括体检发现、实验室检查结果、心理行为测量结果以及医生观察到的患者的态度、行为等。

A:代表对健康问题的评估(assessment),是问题描述中的最重要的一部分。完整的评估应包括诊断、鉴别诊断、问题的轻重程度及预后等内容。它不同于以往的以疾病为中心的诊断,其内容可以是疾病、生理问题、心理问题、社会问题或未明确原因的症状和(或)主诉。

为统一规范化管理,所评估的健康问题名称须统一采用世界家庭医生学会(WONCA)于1997年修订的"基层医疗国际分类(International Classification of Primary Care,ICPC)"系统命名。

P:代表对问题的处理计划(plan),处理计划是针对问题而提出的,体现以患者为中心、预防为导向以及生物-心理-社会医学模式的全方位考虑,而不仅限于开出药物。计划内容一般应包括诊断计划、治疗策略(包括用药和治疗方式)、对患者的各项健康教育等。

【案例解析】

对案例导入进行 SOAP 格式描述,见表 8-6。

表 8-6 案例导入的问题描述与进展记录表

记录日期	问题序号	问题名称	S-O-A-P
2012-3-9	1	糖尿病	**S:**糖尿病 14 年,近 3 年两小腿麻木,有时有针刺样跳痛。双手麻木,全身乏力 **O:**身高 168 cm,体重 81 kg;BP 120/80 mmHg,P 78 次/分;四肢对称性"手套或袜套"样感觉障碍,双膝腱反射减弱,心电图正常;余无异常发现 **A:**根据糖尿病病史,缓慢进展的周围神经病变,为对称性,下肢重于上肢,分布如"手套或袜套"样特点,故诊断为糖尿病末梢神经病变、肥胖。应注意与营养缺乏性和代谢性周围神经炎、中毒性周围神经炎相鉴别 **P:**1.诊断计划: 　(1)血糖及肾功能检查 　(2)肌电图检查 　(3)查眼底 　2.治疗计划: 　(1)控制糖尿病 　(2)缓解疼痛:止痛药 　(3)维生素 　(4)控制体重:避免摄入高糖、高脂肪食物,限制总热量摄入,规律锻炼 　3.患者指导计划 　(1)饮食治疗的重要性 　(2)强调遵医嘱的重要性
2013-4-8	1	糖尿病	继续以 SOAP 格式进行记录

4. 病情流程表　病情流程表多用于慢性病进展情况的摘要记录,包括症状、体征、检查结果、处理措施及结果等内容。一般以时间顺序记录,方便医生对患者整个跟踪过程的了解与处理。病情流程表内容一般为事先设定好的;也可根据全科医生的意愿进行特定内容设计。表8-7 显示的就是特定疾病的病情进展记录表。

在实际工作中,通过使用病情流程表,全科医生可方便地利用表中记录的资料,快速了解患者某特定健康问题的进展,并对干预效果做出及时的评估;还可及时进行经验总结。

表 8-7 2 型糖尿病患者随访记录表

随访时间		2012.3.9	2012.4.9		
症状	多饮、多尿、多食	＋			
	头晕	－			
	心悸	－			
	其他	－.			
体征	呼吸/(次/分)	16			
	血压/mmHg	120/80			
	脉搏/(次/分)	78			
	体重/kg	81			
	肢体皮肤感染				
	眼底				
	其他				
血	空腹血糖(静脉)	11.8			
	餐后 2 h 血糖				
	HbAlc				
	……				
尿	白细胞	－			
	尿蛋白	－			
	糖	＋＋			
	……				

5. 转、会诊记录 转、会诊是全科医生与专科医生在患者照顾中协调合作的行为,也是全科医生利用医疗资源为患者提供全方位服务的必要措施。在整个转、会诊服务中,全科医生要始终提供全程服务。全科医生除接受和保存其他医生和照顾者转回来的患者资料外,对患者转诊的原因,去向,转、会诊医生,诊断结果,处理措施,效果如何等应有详细记录,使其成为健康档案中的一部分。转诊记录表见表 8-8,会诊记录表见表 8-9。

表 8-8 转诊记录表

序号	转诊日期	转诊原因	转至地点	转回时间	转回诊断	处理措施	处理结果
1							
2							
...							

表 8-9 会诊记录表

序号	会诊日期	会诊原因	会诊医生、医院	会诊诊断	处理措施	处理结果
1						
2						
...						

转诊患者中若需要住院治疗,应对住院情况列表记录,见表 8-10。

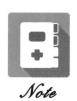

Note

表 8-10　住院记录表

序号	诊断	医院名称	科室	入院时间	出院时间	转归	住院号
1							
2							
...							

(二) 以预防为导向的记录(POHR)

全科医生的重要工作之一就是进行临床预防,临床预防服务主要包括预防接种、儿童生长发育评价、特殊人群周期性健康检查、社区居民及患者健康教育、社区危险因素筛查及评价等。目的是早期发现危险因素及患者,并进行早期干预。在执行临床预防过程中,要把采取的预防医学措施设计成表格加以记录,以便全科医生定期查阅和随访。表 8-11 为周期性健康检查记录表,表 8-12 为儿童预防接种记录表,表 8-13 为健康教育及评估记录表。

表 8-11　周期性健康检查记录表

年龄/岁	血压/mmHg		宫颈涂片		血糖(餐后2 h)		……	
	时间	结果	时间	结果	时间	结果	时间	结果
40	2013-3-9	110/70	2013-5-15	—				
41	2014-4-8	110/75	2014-4-8	—				
42	2015-3-28	110/70	2015-9-14	—				
43	2016-4-10	110/70	2016-8-16	—				
44								
……								

表 8-12　儿童预防接种记录表

制剂名称	接种序号	接种日期	疫苗批号	接种者	接种反应
卡介苗	1	2015/10/5	2015/6/3	××	正常
	2				
	3				
脊髓灰质炎疫苗	1				
	2				
……					

表 8-13　健康教育及评估记录表

日期	内　容	结　果
2015-3-7—2015-9-20	戒烟、限酒	了解吸烟对人的健康危害,对吸烟的态度有所转变,开始有意识限制吸烟量,但限酒的效果不明显
2016-4-9—2016-12-20	高糖类、高脂肪、低蛋白饮食调整	认识到合理饮食的重要性,开始调整喜吃甜食、油炸食品的习惯,增加豆制品、瘦肉等的摄入,但经评估蛋白质的摄入量仍偏低
……		

通过对居民个人健康档案的建立与分析,全科医生可以发现居民个人的如下信息:他(她)的主要问题是什么?产生问题的主要原因是什么?他(她)和周围人的关系怎样?他(她)的文

化水平和经济状况怎样？他（她）最需要我们及社会给予的支持是什么？他（她）对我们的看法是怎样的？

二、家庭健康档案

家庭是个人生长发育及健康问题/疾病的发生、发展、传播的重要环境，家庭与居民健康息息相关，一个结构完整、成员和睦、功能良好的健康家庭可以促进家庭成员的身心健康；相反，家庭结构不完整、家庭关系紧张、家庭功能有障碍的家庭可以损害家庭成员的身心健康。以家庭为单位的保健是全科医学专业的重要特色，全科医生在个体患者照顾中必须注意收集其家庭资料，即建立家庭健康档案（family health record）。通过建立家庭健康档案，及时了解家庭背景资料，并有目的地加以干预，有利于全科医生更好地完成以个人为中心、以家庭为单位的全科医疗服务。

家庭健康档案的内容包括：家庭的基本资料、家系图、家庭评估资料、家庭主要问题目录及问题描述、家庭各成员的个人健康档案等。

（一）家庭的基本资料

家庭基本资料主要记录具体成员组成和家庭成员基本资料，包括户主姓名、家庭住址和家庭成员的个人基本资料等，见表8-14。

表8-14 家庭成员基本资料表

项 目	人 员				
姓名	张××	王××	张××	刘××	张××
与户主关系	户主	妻子	儿子	儿媳	孙子
出生日期	1950-5-3	1952-8-7	……	……	……
性别	男	女	……	……	……
婚姻状况	已婚	已婚	……	……	……
文化程度	高中	小学	……	……	……
职业	干部	无	……	……	……
宗教信仰	无	无	……	……	……
是否长期患病	否	是	……	……	……
付费形式	医保	自费	……	……	……

（二）家系图

用简明扼要的符号注明性别、家庭关系等信息，用文字记录重要的事情和年龄（或出生日期）。家系图直观、明了，全科医生能迅速把握家庭基本结构及健康情况，是家庭档案非常重要的一部分。详细内容见本书第五章"第四节 家庭评估"。

（三）家庭评估资料

家庭评估资料是对家庭结构和家庭功能等评估资料的记录。通过评估，全科医生可以分析家庭和个人健康状况。目前广泛应用家系图、家庭圈、家庭关怀度指数、家庭适应度等方法进行家庭评估。详细内容见本书第五章"第四节 家庭评估"。

（四）家庭主要问题目录及问题描述

家庭主要问题目录主要记录家庭和家庭生活周期各阶段存在或发生的较为重大的生理、心理和社会问题，家庭功能评价结果等。全科医生应针对家庭面临的问题提出保健指导计划，帮助家庭成员渡过危机。家庭主要问题目录见表8-15。

表 8-15　家庭主要问题目录表

问题序号	问题名称	发生时间	结果	问题摘要	指导计划	记录时间
1	交通事故	2014-12-5	Ⅱ级伤残,下肢活动受限	住院治疗花费3万元	功能锻炼,配合针灸、按摩治疗	2015-2-24
2	和家人的关系问题	2016-5-25	缺乏交流	在交友问题上与父母意见有分歧	心理辅导加强沟通	2016-5-28
3	……	……	……	……	……	……

（五）家庭各成员的个人健康档案

家庭各成员的个人健康资料与居民个人健康档案的内容相同。

通过对家庭健康档案的建立与分析,全科医生可以发现家庭的如下信息:这个家庭的主要健康问题是什么？这个家庭成员的关系（外围关系）怎样？这个家庭的领导人是谁？这个家庭的经济与文化水平怎样？这个家庭最需要我们提供的支持是什么？

三、社区健康档案

社区健康档案（community health records）是把社区视为一个被照顾者,收集社区自身特有的特征和健康问题,并进行社区特征和健康需求评价,最终达到以社区为范围进行整体性、协调性医疗保健服务的目的。

较完整的社区健康档案一般包括:社区基本资料、社区卫生服务资源、社区卫生服务状况和社区居民健康状况等内容。

（一）社区基本资料

1. 社区的环境状况及资源分布情况　包括地理位置、范围、自然气候、环境状况、水源、交通情况、宗教及传统习俗、卫生设施和卫生条件、学校、商店等。

2. 社区的经济和组织状况　社区的经济情况包括居民的主要职业、人均收入、消费水平、恩格尔系数等;社区的各种组织机构,尤其是与全科医疗服务相关的一些组织和机构,如街道办事处、居委会、健康促进会、志愿者协会等。

3. 社区可动员的潜力　包括社区内可以被动用起来参与和支持社区居民健康服务活动的人力、物力和财力资源,人群的健康信念、求医愿望等。

（二）社区卫生服务资源

1. 社区的卫生服务机构　包括医院、社区门诊、私人诊所、防疫机构、养老机构、健康教育机构、心理门诊、康复与福利机构等,以及上述各机构的规模、服务项目、设备情况、具体地点等。

2. 卫生人力资源状况　包括社区中各类服务人员所在的专业机构、数量、学历结构、年龄结构等。

（三）社区卫生服务状况

社区卫生服务状况包括门诊量统计、就诊原因分类、常见健康问题的种类及构成、门诊疾病种类及构成;转、会诊病种及转至单位和科室,转、会诊率及转、会诊的适宜程度分析等;家庭病床数、家庭访视人次、家访原因、家庭问题分类及处理情况等;住院情况统计,包括住院率、患病种类及构成、住院的时间等。

（四）社区居民健康状况

1. 社区人口学资料 包括总人口数、年龄性别构成、负担人口比例、职业、教育程度、婚姻构成、出生率、死亡率、人口自然增长率、平均寿命、种族特征等。

2. 健康问题的分布及严重程度 发病率、患病率、残疾率及疾病构成、疾病谱、病死率、婴儿死亡率、特殊人群死亡率、社区死因顺位、社区死因谱等。

3. 健康危险因素评估 饮食习惯、锻炼习惯与方式、生活压力事件、就医行为、获得卫生服务的途径等。

分析社区健康档案可以提供如下信息：社区的主要健康问题是什么？针对主要健康问题的主要危险因素是什么？主要危险因素覆盖哪些人群？我们可以做些什么？我们要向有关部门建议什么？我们还需要什么样的支持？

第三节 健康档案的管理与应用

一、建立健康档案的要求

1. 真实性 城乡居民健康档案是由各种原始资料组成的，这些原始资料应该能够真实反映居民当时的健康状况，要如实地记录居民的病情变化、治疗过程、康复情况及疾病管理等详尽客观资料，绝不能想当然地加以描述。已经记录在案的资料，绝不能出于某种需要而任意改动。城乡居民健康档案除了具有医学效力外，还具有法律效力，这就需要保证资料的真实可靠。

2. 科学性 城乡居民健康档案作为医学信息资料，应按照医学科学的通用规范进行记录。各种图表、文字描述、计量单位使用都要符合相关规定，保证准确无误。要做到医疗卫生服务符合病历书写规范要求，经常使用的健康问题名称符合基本分类标准，健康问题的描述符合医学规范。

3. 完整性 城乡居民健康档案在记录方式上虽然比较简单，但记录内容必须完整。这种完整性表现在两方面：一是体现在各种资料必须齐全，即应该包括个人基本信息和从出生到死亡的整个过程中其健康状况的发展变化以及所接受的各项卫生服务记录；二是记录的内容必须完整，按照健康档案要求不缺项、不漏项，保持健康档案在个人社会经济状况、就医背景、病情变化、评价结果、处理计划等方面的完整性，能从生物、心理、社会各个层面去记录。

4. 连续性 城乡居民健康档案是以问题为导向的卫生服务记录方式，会使用一些专门表格，这充分体现了全科医疗的连续性等基本特色，也是与传统的以疾病为导向的卫生服务记录方式的显著区别。以疾病为导向的卫生服务记录是片段性卫生服务记录；以问题为导向的卫生服务记录是把居民的健康问题进行分类记录，每次的服务记录可以累加，从而保持了资料的连续性，而且通过随访记录表可以把健康问题的动态变化记录下来。

5. 可用性 基层医疗卫生服务健康档案的使用频率应该很高，一份理想的健康档案不应该成为一叠被隔离在柜子里、长期储存起来的、仅供参观的"死"资料，而应是保管简便、查找方便、能充分体现其使用价值的"活"资料。电子档案管理系统的开放应用，为健康档案的快速利用提供了便利，更是为逐步实现各医疗卫生机构之间数据互联互通，实现居民跨机构、跨地域就医行为的信息共享提供了条件。

二、健康档案的建立过程

（一）确定建档对象

城乡居民健康档案建档坚持以基层医疗卫生机构为主，其他医疗保健机构为辅。针对辖区内常住人群及重点人群，按照自愿与引导相结合的原则进行建档。

城乡居民健康档案管理和服务对象为辖区内常住居民，包括居住半年以上的户籍及非户籍居民。以 0～6 岁儿童、孕产妇、老年人、慢性病患者等人群为重点。建档对象主要分为两类：一类为到基层医疗卫生服务机构求助的本辖区常住居民，可在日常服务中即时建立健康档案，也可采取预约的方式在服务机构或居民家中建立；另一类是辖区内重点人群，包括 0～6 岁儿童、孕产妇、老年人、慢性病患者和重性精神病患者等，作为重点服务对象，在服务过程中即时建立、补充健康档案。

（二）确定建档方式及补充完善更新

1. 做好档案的建立与更新工作　建立真实、完整的居民健康档案对以后各项工作的开展非常重要，全科医生等社区卫生服务工作者要充分认识到建立居民健康档案的重要性和必要性。在工作实践中，完善服务流程，注重措施落实，开展专项技术培训，将集中建档和对已建档案进行更新完善结合起来，采取分工协作、边建档、边整理、边完善、边更新等措施，按要求建立和补充、完善、更新健康档案。

2. 信息采集与更新　信息采集与更新工作一般采用入户调查与日常医疗、预防和保健以及日常服务等工作相结合的方式来完成。

（1）入户调查是建立健康档案常用的方式之一。其优点是建档面广，易操作和时间、标准上的相对统一，较适用于普遍建档情况。缺点是工作量大、信息失真度高、动态性差。

入户调查前的准备对调查工作是否顺利、采集信息是否正确有重要的影响。首先，要通过有效的沟通取得社区居委会、村民委员会、辖区民警的支持和配合，让他们理解这项工作的重要意义，从而得到他们的支持和配合，便于下一步工作的顺利开展。其次，要事先对居民基本情况进行初步摸底，对建立居民健康档案目的、意义及重要性进行宣传教育。入户调查前应张贴"安民告示"，告知居民入户调查的具体时间、范围、人数、标识等重要信息，并根据多数居民的作息特点确定 2～3 个不同的入户调查时间。农村社区以农闲时为主，城市社区以双休日或晚间 8～10 时为主，必要时采取预约方式，让居民有所准备，避免"扑空"。入户调查时，至少 2 名调查人员一组，男女搭配，如果有可能，尽可能争取社区或村工作人员的陪同。一人逐项依次询问、一人记录。调查员必须预先统一培训，佩戴胸卡明确身份，调查取得的资料应分类归档。

（2）医疗服务其优点是信息采集与更新成本低，信息准确、完整、及时且动态，重点人群优先建档及档案使用效率高等；缺点是接触面窄，覆盖率低。辖区居民到乡镇卫生院、村卫生室、社区卫生服务中心(站)接受服务时，由医务人员负责为其建立城乡居民健康档案，并根据其主要健康问题和服务提供情况填写相应记录，同时为服务对象填写并发放居民健康档案信息卡。在就诊过程中通过信息化系统来实现居民健康档案数据的及时更新。

（3）疾病筛查、健康体检由乡镇卫生院、村卫生室、社区卫生服务中心(站)组织医务人员进行，体检和筛查过程中发现的主要健康问题和卫生服务需要填写相应记录，健康体检表的中医体质辨识内容由基层医疗卫生机构的中医医务人员或经过培训的其他医务人员填写。信息采集与更新要求同医疗服务同步。

（4）日常服务是信息采集与更新的重要方式。当城乡居民健康档案建档率达到一定程度时，档案信息的采集与更新主要依靠日常医疗卫生服务来实现，通过常规的医疗服务（门诊、住院)和重点人群健康管理(年度体检、定期随访)等服务行为采集与更新健康档案信息。建立"首接责任制",让所有提供服务的医务人员都应高度关注并投身于档案信息采集与更新工作中去,即"谁服务、谁完善、谁更新"的工作机制。

三、健康档案的归档与保管

健康档案的管理必须实行全过程的质量管理,确保健康档案的完整、准确、规范、安全。

1. 明确职责、分级负责 乡镇卫生院、村卫生室、社区卫生服务中心(站)负责首次建立居民健康档案、及时更新健康档案信息、保存档案;其他医疗卫生机构负责将相关医疗卫生服务信息及时汇总、更新至健康档案;各级卫生行政部门负责健康档案的监督与管理。

2. 集中存放、妥善保管 一般以家庭为单位,集中存放。居民健康档案以国家统一的行政区编码为基础实行统一编码。已建立电子健康档案的地区居民接受医疗卫生服务的信息能自动编码,并将服务记录汇总到电子健康档案中,保持资料的连续性。

健康档案管理要具有必需的档案保管设施、设备,按照防盗、防晒、防高温、防火、防潮、防尘、防鼠、防虫等要求妥善保管健康档案,指定专(兼)职人员负责健康档案管理工作,保证健康档案完整、安全。保管时应注意:①温度应保持在14～20 ℃之间,湿度在50%～65%为宜;②档案柜、架应密闭,在柜、架上安装玻璃或其他密封材料,防止光线对档案材料的破坏;③档案入柜、架前应除尘,柜、架内应保持清洁,日常清扫应采用湿扫和湿抹的办法,以减少尘埃对档案材料的侵蚀;④做好防水、防火工作;⑤在柜、架上可放置杀虫剂以驱虫,做好防鼠工作,防止其对档案材料的破坏;⑥保存电子档案的服务器、硬盘等要按照相关要求专门保管,定期检查阅读,定期转录保存。

3. 内容完整、动态更新 健康档案记录内容应齐全完整、真实准确、书写规范、基本内容无缺失。健康档案中一些内容要进行定期的总结和整理,如转、会诊记录,住院记录、手术记录,首次诊断的慢性病、意外事故、孩子出生、重要的生活事件(如丧偶和婚姻破裂)、重要的家庭医疗史等。社区健康档案一般需要每年添补或更新一次,整理分析的结果应予以公布,并展示在诊所的墙壁上。每年的社区健康档案也要持续保存,尤其是居民的健康状况资料、社区调查资料等,以利于做逐年评价及研究。

4. 规范管理、信息保密 实行专人管理,只允许特定对象查阅,一般规定不准其照顾者以外的人员阅览或拿取。转诊借用必须登记,在使用过程中要注意保护服务对象的个人隐私。电子健康档案应有专(兼)职人员维护,必要时签订信息安全保密协议,确保信息资料安全。电子健康档案建立和使用可分为初级、中级和高级三个不同层次,实行权限管理。定期更换密码,医务人员因工作变动离岗应及时注销其工作账号,确保信息安全。

四、健康档案信息化管理

基层卫生服务主要解决常见病、多发病和普遍存在的疾病的一般诊断与治疗问题。对于比较复杂、疑难、要求诊疗的疾病,还是要及时向有关上级医疗机构转诊,以免贻误。当然,有些患者在医院诊断治疗告一段落,也可以回到基层医疗服务机构继续治疗或康复。基层医疗服务机构要通过各种方式与医院实现信息共享,进而实现各地、市医疗卫生行政部门,各医疗业务机构,各级医院以及社区医疗服务的互联互通、资源共享,这样才能整合医疗资源,提高资源利用率。

实现医疗资源共享的各种方式都要求基层卫生服务信息系统建设要突出网络化,避免信息孤岛。基层医疗服务机构是卫生服务网络的网底,所以必然联想到它与整个网络结构的关系。目前,可以采取示范试点的方法,以某个(或者几个)城市为单位进行统一规划、分步实施、集中管理。在充分调查研究的基础上,重点解决基层医疗服务机构站点多、分布广、计算机基础薄弱和技术人员不足之间的矛盾,充分发挥网络的优势,这样既便于互联互通、信息共享,同时也有助于防止重复投资和无效投资,充分保证投资效益。

健康信息实现区域内互通、共享,有利于基层卫生服务工作的开展,建立完整、规范、准确的居民健康档案,将为我国健康信息的共享奠定良好的基础。

(1)健康档案建立后,用流行病学和统计学方法可分析居民健康状况指标,如患病率、死亡率等,以及影响其发生的社会生活环境或条件及生活方式和行为等暴露因素。健康档案是分析社区卫生问题存在原因的主要依据,同时也可预测卫生问题的发展趋势及可能发生的卫生问题,有助于卫生行政决策部门确定卫生工作重点及制订卫生策略。

(2)可以更好地研究社区特殊人群即妇女、儿童、青少年及老年人的生理特点及健康防病的需求并提供连续性、周全性的卫生服务;跟踪慢性病患者的疾病的发展情况,分析干预的效果和效益;早期发现并跟踪各种心脑血管疾病、糖尿病等严重危害人群健康的慢性病的易感者,并分析干预的效果;降低此类慢性病的发病率,为寻找合适的干预措施做深入的研究。

(3)连续完整的居民健康档案易于估计社区居民卫生服务需求量,合理利用现有卫生资源,控制医药费用过快增长,可以给卫生计划决策提供便利的依据,如人员设备的投入、基本药物的确定等。

(4)建立社区、家庭、个人健康档案后,可以利用这些资料进行投资效益分析,亦可将社区卫生服务的投入产出与医院服务做直观的比较。既可明确社区卫生服务的重要性,又可为制订合理、经济、高效率的社区卫生措施提供依据。

(5)应用软件的开发实现包括常见病、多发病和已经确诊疾病的候诊、出诊、转诊、定期访视、部分住院等信息管理;社区慢性病防治包括健康档案、健康普查、健康教育、常规治疗等信息管理;社区传染病防治包括免疫接种、卫生宣传、卫生环境改善、疾病治疗控制、传染病发生与发展等信息管理;社区妇幼保健包括妇女与儿童的主要疾病和影响,孕妇、儿童健康保健,社区计划生育等信息的管理;社区脆弱人群保健和心理功能损害人群的健康护理、疾病预防、病后功能重建等信息管理的功能。

(6)随着市场经济的发展,医药卫生市场也将日益开放,信息系统建成后,将有广阔的市场前景,药厂、各种保险公司都将从中获取信息资料。今后的营利性及非营利性医院也需要居民的健康档案信息,来开辟对自己有利的市场,赢得竞争。

五、健康档案的应用

无论服务地点是在基层医疗卫生服务机构还是在家庭,在提供服务前首先是调阅服务对象的健康档案,了解服务对象以往健康状况和接受的医疗卫生服务信息。在提供相关服务时,参考以往记录内容,结合本次健康情况,客观、科学、规范地给予卫生服务,并由接诊医生及时记录服务,并负责将服务记录即时录入到电子档案信息系统。

(1)已建档居民到乡镇卫生院、村卫生室、社区卫生服务中心(站)复诊时,应持城乡居民健康档案信息卡(或报姓名、身份证号码等个人信息),接诊医师通过调取和阅读个人及其家庭健康档案,获得关于患者、家庭及社区健康问题的基本印象。本次服务结束后,根据复诊情况及时更新、补充相应的记录内容。

(2)入户开展医疗卫生服务时,应事先查阅服务对象的健康档案并携带相应表单,在服务过程中记录、补充相应的内容。

(3)对于需要转诊、会诊的服务对象,由接诊医师填写健康档案转诊、会诊记录。转诊、会诊记录连同服务记录及时归档。

以上三种服务中接诊对象为非本人管辖范围居民的,诊疗情况应及时反馈给管辖范围责任医师,以便纳入该居民本人的健康档案。

（4）提供免费健康档案查阅和健康咨询。应注意严格执行健康档案的借阅制度，注意爱护资料及保密等。非本辖区责任医生及资料管理人员，不得随意翻阅已经建档的各种资料。未经资料管理人员同意，任何人不得调出、转借各种档案资料。

（5）供临床医学、预防医学、卫生服务等方面的研究使用。定期统计分析健康档案内容，能为社区卫生诊断、卫生行政决策、实施健康促进规划、科研教学等提供科学数据。

本机构工作人员定期对健康档案资料进行总结、分析、整理，撰写论文或报告，可以提高医务人员的专业水平。

（6）所有的服务记录由责任医务人员或档案管理人员统一汇总，及时归档。

城乡居民健康档案的建档格式、基本内容、建档流程、档案管理流程及基本要求等内容具体见国家卫生健康委员会《国家基本公共卫生服务规范（第三版）》。

本章小结

健康档案的建立与管理	学 习 要 点
基本概念	健康档案的概念及其特点
建立健康档案的意义	为政府的科学决策提供依据；有利于基层卫生资源的整合；为基层卫生服务工作的开展提供便利；是正确开展全科医疗服务的重要基础；为医学教学、科研工作提供素材；为评价基层卫生服务的质量提供依据；可作为司法工作的法律依据；有利于健康教育与健康促进工作模式的转变；是医疗卫生领域信息化建设的基础
建立健康档案应遵循的基本原则	逐步完善原则；资料评价前瞻性原则；客观性和准确性原则；基本项目动态性原则；重点人群优先原则；安全保密原则；自愿与引导相结合的原则；信息数字化原则；因地制宜原则
健康档案的内容	健康档案一般分个人健康档案、家庭健康档案和社区健康档案三类。每类档案又分为"基本档案"和"动态档案"两部分。"基本档案"内容主要由个人、家庭或社区基本信息组成，"动态档案"主要由卫生服务记录组成 健康档案的记录分为书面记录、电子记录等
健康档案的管理与应用	建立健康档案的要求：真实性、科学性、完整性、连续性、可用性。 健康档案建立程序包括：确定建档对象，确定建档方式及补充完善更新。健康档案的归档与保管必须实行全过程的质量管理，确保健康档案的完整、准确、规范、安全。 健康档案实行信息化管理，健康信息实现区域内互通、共享，有利于基层卫生服务工作的开展；建立完整、规范、准确的居民健康档案，将为我国健康信息的共享奠定良好的基础

能力检测

一、单项选择题

1. 健康档案的记录内容包括（　）两个部分。

A. 体检信息与预防接种信息

B. 就医信息与基本信息

C. 转诊信息与家庭信息

D. 个人基本信息与主要卫生服务信息

E. 费用支付信息与体检信息

Note

2. 下列对个人健康档案中问题目录叙述不正确的是（　　）。

A. 包括主要问题目录与暂时性问题目录　　B. 主要问题目录记录慢性病

C. 主要问题目录记录重大家庭问题　　D. 暂时性问题目录记录急性病

E. 问题目录仅记录生理性疾病

3. 健康档案中问题描述常用SOAP形式,对于SOAP代表意义的叙述,正确的是（　　）。

A. "S"表示患者主观资料　　B. "O"表示患者主观资料

C. "A"表示客观资料　　D. "A"表示对健康问题的处理计划

E. "P"表示对健康问题的评估

4. 关于家系图绘制要求的叙述,错误的是（　　）。

A. 一般包括3～4代人　　B. 一律男左女右　　C. 长辈在上,晚辈在下

D. 同辈中先长后幼　　E. 夫妻中,男左女右

5. 居民健康档案一般以（　　）为单位进行存放。

A. 个人　　B. 家庭　　C. 职业　　D. 工作单位　　E. 居住地

二、简答题

1. 建立居民健康档案应遵循哪些原则?

2. 健康档案中问题描述常用SOAP形式,SOAP的含义是什么?

3. 居民健康档案分为哪几类?

（黎逢保）

参考答案

主要参考文献

ZHUYAOCANKAOWENXIAN

[1]　何坪,夏晓萍.全科医学概论[M].2版.北京:高等教育出版社,2014.

[2]　赵拥军.全科医学导论[M].2版.北京:人民卫生出版社,2014.

[3]　周卫凤,李济平.全科医学导论[M].北京:人民卫生出版社,2016.

[4]　祝墡珠.全科医概论[M].4版.北京:人民卫生出版社,2013.

[5]　刘学政,周文敬.全科医学概论[M].北京:科学出版社,2016.

[6]　崔树起.全科医学概论[M].2版.北京:人民卫生出版社,2008.

[7]　任光圆.全科医学概论[M].2版.北京:高等教育出版社,2015.

[8]　梁万年.全科医学概论[M].2版.北京:人民卫生出版社,2007.

[9]　吕姿之.健康教育与健康促进[M].2版.北京:北京大学医学出版社,2002.

[10]　程瑞峰.全科医学概论[M].北京:高等教育出版社,2005.

[11]　陈君石,黄建始.健康管理师[M].北京:中国协和医科大学出版社,2007.

[12]　路孝琴.全科医学概论[M].北京:北京大学医学出版社,2013.

[13]　梁万年,吕兆丰.全科医学理论与实务[M].北京:人民卫生出版社,2012.

[14]　杨秉辉.全科医学概论[M].3版.北京:人民卫生出版社,2008.

[15]　刘国莲.社区常见慢性病预防与管理指南[M].银川:宁夏人民出版社,2015.

[16]　葛均波,徐永健.内科学[M].8版.北京:人民卫生出版社,2013.

[17]　贾静源.北京市海淀区社区慢性病管理策略[J].中国公共卫生管理,2008,3:288-289.

[18]　吴春容.全科医生社区发展技能(9)——如何做好社区健康教育[J].中国全科医学,
　　　2003,6(10):876-878.